Marty Klein · Sie können mich alles fragen

Marty Klein ist Ehe- und Familientherapeut sowie diplomierter Sexualerzieher. Er ist Mitherausgeber bei *Modern Bride, The New Physician, The Sexuality Library* und schreibt u. a. für *Playboy, Mc Calls, Parents, American Baby* und *New Age*.

Marty Klein

# Sie können mich alles fragen

## Ein Sexualtherapeut antwortet

Aus dem Amerikanischen
von Michael Windgassen

Kabel

Titel der amerikanischen Originalausgabe:
ASK ME ANYTHING
A Sex Therapist Answers The Most Important Questions
for the '90s
Fireside/Simon & Schuster, New York

Für Donn King, Jack Martin und David Steinberg,
die mir wohlgesonnen sind und helfen, ob ich schreibe oder nicht.


Aus dem Amerikanischen übersetzt von Michael Windgassen
Published by arrangement with the original publisher,
Simon & Schuster, New York



Umschlag: Peter Albers
Titelabbildung: Hugo van der Goes, »Sündenfall«, vor 1470
Satz aus der Frutiger (Linotronic 500)
Gesamtherstellung: Clausen & Bosse, Leck

ISBN 3-8225-0391-6

1 3 5 7 9 10 8 6 4 2

# Inhalt

## Teil IV – Sorgen und Nöte

# Danksagungen

Ich bin dankbar für die Unterstützung von Dr. Marcia Millman, Dr. Henry Ritter, Krankenschwester Carol Wells und Dr. Beverly Whipple. Sie alle haben mir viel Zeit, Wissen und Erfahrung gewidmet und durch ihre Hilfe zur vorliegenden Qualität des Buches beigetragen, wie auch dazu, daß die Arbeit daran zum Abenteuer wurde.

Dank auch an meine Fachkollegen von der *Society for the Scientific Study of Sex*. Sexualwissenschaftler zu sein bringt in prüden Zeiten wie der unsrigen oft Frustration, Betrübliches, Ärger und Selbstzweifel mit sich. Ihre Klugheit, klaren Worte und Kollegialität haben mich emotional bestärkt und intellektuell herausgefordert. Beides ist für mich unerläßlich, wenn ich gute Arbeit leisten will.

Der Lektorin Marilyn Abraham und meiner Agentin Pam Bernstein bin ich dankbar für ihre Hilfe bei der konzeptuellen Entwicklung und Gestaltung des Buches. Dank an Sheridan Hay, der in »Kamingesprächen« viel Zeit für mich erübrigt hat. Ich danke auch Jon Winokur, Robert Byrne, John Gross und Abby Adams für ihre großartige Zitatensammlung, die mir geholfen hat, die vielen amüsanten Seiten der menschlichen Sexualität darzustellen.

Schließlich danke ich meiner Frau Randi für ihre liebevolle, einfühlsame und aktive Anteilnahme an meinem Leben und meiner Arbeit. Stünde jeder Autor unter solchen Einflüssen, wären manche Bücher sehr viel besser.

# Einführung

## Zur Lektüre

Sie können sich das Buch auf verschiedene Weisen zu Gemüte führen. Von der ersten bis zur letzten Seite durchgelesen zeigt sich, daß es durchaus logisch gegliedert ist.

Sie können ihm auch gezielt Hinweise entnehmen. Ein detailliertes Register hilft bei der Suche nach spezifischen Informationen. Zur Vereinfachung bieten manche Antworten Querverweise auf sachverwandte Themen, die an anderer Stelle erörtert werden. Greifen Sie die Fäden auf.

Wenn Sie einen Partner oder eine Partnerin haben, rate ich zur gemeinsamen Lektüre. Lesen Sie einzelne Abschnitte einander vor, oder legen Sie das Buch auf den Küchentisch mit der Notiz etwa: »Liebling, schau dir doch mal die Antwort auf Frage # X an – sehr interessant!«

## Über den »Rat«

Das Buch beantwortet zwar insgesamt über vierhundert Fragen, kann aber natürlich nicht jeden Sonderfall berücksichtigen. Versuchen Sie darum, beim Lesen weniger auf den Einzelton als auf die »Musik« zu achten, auf das allgemein Zugrundeliegende im Hinblick auf Ihre jeweils eigene Situation.

Es kommt niemand umhin, aus eigener Überzeugung zu urteilen. Doch nicht selten greifen Emotionen störend in die Urteilsfindung ein. Treten solche Probleme auf, wäre zu fragen: Welche Gefühle stehen mir im Weg? Im vorliegenden Text werden Sie zahlreiche Deutungen von Gefühlen finden, die als Hilfestellungen anzusehen sind.

In einigen Antworten wird vorgeschlagen, den Partner oder die Partnerin mit den eigenen Gefühlen oder Wünschen zu konfrontieren. Ich weiß, daß es dabei zu Schwierigkeiten kommen kann, aber manche Probleme lassen sich nicht anders lösen. Um so wichtiger ist, daß Sie Ihre gute Absicht zum Ausdruck bringen und, wenn nötig, wiederholt vortragen: »Ich sage das nicht, um dich zu kränken oder in Konflikte zu bringen. Ich versuche vielmehr, dir nahezukommen, und will, daß wir zusammen glücklicher werden. Darüber zu reden kann uns helfen.«

Ich empfehle anderen oft, bei Fachleuten Rat einzuholen. Zweifellos kann eine Therapie sehr hilfreich sein; bei schwerwiegenden Problemen ist sie womöglich sogar erforderlich. Die individuelle Beratung durch einen Spezialisten vertieft den Einblick in die eigene Person und kann nach nur acht bis zwölf Sitzungen entscheidende Veränderungen herbeiführen.

Mitunter ist auch eine Partnerschaftsberatung angezeigt. Bitten Sie den Partner oder die Partnerin, Sie zu begleiten, und sei es nur für ein einziges Mal. Erklären Sie, daß sich Ihr Wunsch nach qualifizierter Beratung nicht nur aus persönlichem Kummer herleitet, sondern auch zum Ausdruck bringt, wie sehr Ihnen am Erhalt der Partnerschaft gelegen ist. Verweigert sich der andere, gehen Sie allein.

Leider kann eine Therapie sehr kostspielig sein. Vielleicht trägt Ihre Krankenversicherung einen Teil der Kosten. Versuchen Sie es in jedem Fall. Erkundigen Sie sich auch nach anderen Fördermöglichkeiten – bei einer Familienberatungsstätte etwa. Überdies wäre zu empfehlen, die Honorarforderungen einzelner Therapeuten miteinander zu vergleichen.

Wir leben Ende der neunziger Jahre, man muß nicht »krank« sein, um Therapie in Anspruch zu nehmen.

## Ärzte und Patienten

»Warum hat mir mein Hausarzt nichts davon gesagt?« »Warum hat mich meine Ärztin nicht danach gefragt?« Das sind zwei der häufigsten Fragen, die Sexualtherapeuten zu hören bekommen.

Die wenigsten Ärzte sprechen mit ihren Patienten das Thema Sexualität an, was ihnen kaum zum Vorwurf gemacht werden kann. In der Regel bleibt für den einzelnen wenig Zeit, und so kommen nur solche Probleme in Betracht, derentwegen der Patient in die Sprechstunde gekommen ist. Manche Ärzte fürchten wohl auch, den Patienten mit intimeren Fragen zu verunsichern.

Wie die meisten Menschen, so tun sich auch die meisten Ärzte schwer, offen über Sexualität zu sprechen, was, wie ich vermute, mit der medizinischen Ausbildung zu tun hat, die dieses Gebiet, wenn überhaupt, allenfalls streift. Darum kommen die wenigsten Mediziner über ihren jeweils vorwissenschaftlichen Begriff von Sexualität hinaus.

Als Patient müssen Sie zumeist von sich aus darauf zu sprechen kommen. Dazu rate ich. Schildern Sie Ihrem Arzt oder Ihrer Ärztin Antriebs- oder Funktionsstörungen, die zum Beispiel als Nebenwirkung eines verordneten Medikaments auftreten können, oder besser noch: Erkundigen Sie sich über solche möglichen Nebenwirkungen im voraus.

Das Fernsehbild vom Wunderarzt entspricht beileibe nicht der Wirklichkeit. Seien Sie darum ein kritischer Patient. Kooperation mit dem Arzt zeitigt die besten Erfolge.

## Kommunikation

Im Textverlauf ermuntere ich immer wieder aufs neue dazu, das Gespräch mit dem Partner zu suchen. Ich bin mir der Schwierigkeiten bewußt, doch es gibt für Kommunikation keinen Ersatz. Viele von uns haben nie gelernt, freimütig über Sexualität zu reden; entsprechend befangen tasten wir uns an dieses Thema heran. Doch das einzig zuverlässige Mittel zur Erfüllung sexueller Wünsche ist das offene Wort.

Wenn ich in meinen Antworten auf Ihre Fragen zur Kommunikation anrege, sollten Sie diesen Rat möglichst sofort in die Tat umsetzen. Warten Sie nicht erst eine vermeintlich günstigere Gelegenheit ab. Gäbe es wirklich günstigere Gelegenheiten, hätten Sie die Frage wahrscheinlich nie gestellt.

## Was ist normal?

Daß die in unserem Zusammenhang wohl allerhäufigste Frage »Bin ich normal?« lautet, hat zwei Gründe.

1. Wir beobachten viele wichtige Aktivitäten, aber nie oder höchst selten den Geschlechtsverkehr anderer Personen. Auch wird darüber zumeist Stillschweigen bewahrt, so daß wir keinerlei zuverlässige Informationen haben über die sexuellen Gefühle und Erfahrungen anderer.
2. Problematisch wird dieser Mangel allerdings erst durch die »Sorge um Normalität«. Medien und Kirchen verschärfen diese Sorge, indem sie mit ihren Angeboten (Waren oder Heilsversprechen) indirekt Bezug nehmen auf unsere sexuelle Unsicherheit.

Der Normalitätskomplex ist leider weit verbreitet. Es kommt darauf an herauszufinden, welche Formen er in uns annimmt und welche kreativen

Möglichkeiten bestehen, seinen behindernden Einfluß auf uns abzuschwächen. Letztlich ist nicht Normenerfüllung die Lösung, sondern der Wunsch, sexuelle Zufriedenheit zu erlangen.

Die meisten von uns ahnen nicht, wie enorm breit das Spektrum sexuellen Verhaltens ist. Anthropologen wissen zu berichten, daß nahezu jede erdenkliche Spielart weltweit und im Laufe der Geschichte da oder dort als »normal« erachtet wurde oder wird. Bisexualität ist in vielen Kulturen Standard. Im viktorianischen England war der Verkehr mit Prostituierten üblicher als Sex in der Ehe.

Was also ist normal zu nennen? Diese Frage läßt sich in verschiedenen Hinsichten stellen, was die Sache so kompliziert macht. Folgende Antworten sind häufig zu hören:

* Was sich im Rahmen des Durchschnitts bewegt.
* Was schicklich oder angemessen ist.
* Was Experten für richtig erachten.
* Was der kirchlichen Auffassung entspricht.
* Was traditionell gepflegt wird.
* Was die gesellschaftliche Norm erfüllt.

Entsprechend gehen die Vorstellungen über konkrete Fragen auseinander. Beispiel – zur Masturbation glücklich verheirateter Eheleute: Wie oft ist »normal«?

* Dem statistischen Durchschnitt gemäß, also mehrmals pro Woche.
* Nach öffentlicher Meinung: selten.
* Die Kirche sagt: nie.
* Im Sinne der Angemessenheit: je nach Grad der partnerschaftlichen Befriedigung.

Was also wäre normal zu nennen?

Ich möchte diese Frage lieber offenlassen. Als Wissenschaftler kann ich allenfalls darüber Auskunft geben, in welcher Altersstufe der Fernsehhund Lassie statistisch gesehen besonders häufig sexuelle Phantasien auslöst. Oder wie viele Leute Seitensprünge unternehmen. Oder wie viele Frauen mittleren Alters an B. denken, wenn sie mit A. im Bett liegen. Andererseits mache ich immer wieder die Erfahrung, daß viele Menschen solche Zahlen zum Prüfmaß ihrer sexuellen Eigenheiten heranziehen, und das ist ganz und gar nicht meine Absicht. Ich wünsche mir, daß jeder in Sachen Sexualität für sich selbst entscheidet, unabhängig davon, was vermeintlich üblich ist.

Heißt das: Tu, was dir gefällt? Nicht ganz. Unsere Entscheidung muß verantwortlich sein. Zu fragen wäre demnach:

* Stößt mein Wunsch auf Gegenliebe, und ist die andere Person wirklich in der Lage, frei zu sagen, was sie davon hält?
* Nutze ich den anderen womöglich aus?
* Schade ich mir selbst?

Diese Fragen zu beantworten ist sehr viel wichtiger als irgendeine Normalitätsüberprüfung. Es sollte Aufgabe der Gesellschaft sein, für Sexual- und Moralerziehung so zu sorgen, daß jeder nach den genannten Kriterien verantwortlich entscheiden kann.

Es hat nichts mit Informationsgeiz oder gar Verstocktheit zu tun, wenn ich im Verlauf des Buches nur zögernd antworte auf Fragen zur »normalen« Häufigkeit von Sex, »normalen« Qualität eines Orgasmus oder zur Normalität schlechthin. Mir schwebt eine Leserschaft vor, die selbst- und verantwortungsbewußt zu entscheiden vermag. Meine Absicht ist, Ihnen Informationen an die Hand zu geben, Sie zur kreativen Gestaltung Ihres Sexlebens und zur Kommunikation mit dem Partner oder der Partnerin zu ermutigen.

# Teil I
# Der Körper

## 1. Erogene Zonen

Der Kuß ist eine hübsche List der Natur,
mit der sie den Redefluß stoppt,
wenn Worte überflüssig werden.
– Ingrid Bergman

### 1. Was genau ist eine »erogene Zone«?

Gebräuchlicherweise bezieht sich dieser Begriff auf Brüste, Genitalien, Gesäß, Anus und Mund. Gemeint ist »eine Körperstelle, deren Stimulation zur sexuellen Erregung führen kann«. Darunter werden ausdrücklich auch Sinnesorgane erfaßt, wie zum Beispiel die Nase.

Diese Definition klingt präzise, bleibt aber tatsächlich recht vage, was durchaus angemessen ist, weil im Grunde jeder Quadratzentimeter Haut im erwähnten Sinne stimuliert werden kann.

### 2. Wieso behaupten manche, daß die wichtigste erogene Zone das Gehirn sei?

Sexuelle Reaktionen gehen im allgemeinen auf Reize unserer fünf Sinne zurück, die im Gehirn verarbeitet werden. Nur wenn das Gehirn eine Berührung, ein Geräusch oder einen anderen Stimulus als erotisch interpretiert, reagiert der Körper mit Erregung. Darum läßt sich in der Tat das Gehirn als die erogene Zone schlechthin bezeichnen.

Der Begriff *erogene Zone* scheint mir allerdings viel zu eng gefaßt und überholt zu sein. Er ist Ausdruck unserer Kultur, die die Sexualität von allen anderen Lebensbereichen abzuschneiden versucht. Schon das Wort unterstellt eine Aufteilung des Körpers nach sexuellen und »anderen« Funktionen. Eine solche Aufteilung führt zu vorschnellen Werturteilen: Der Genuß einer Stimulation von Körperstellen, die nicht unter die Rubrik »erogen« fallen (zum Beispiel das Fingerlutschen oder das Belecken von Kniescheiben), gilt in dieser Hinsicht bereits als »pervers«.

Das Wort *erogen* ist nur in sehr spezifischen Fällen wirklich angebracht. Verwenden Sie es nicht in einem Sinn, der Ihrer Sexualität Grenzen steckt.

## 3. Läßt sich der Bereich »erogene Zone« erweitern? Wenn ja, wie?

Definitiv, und zwar deshalb, weil das Gehirn, wie schon gesagt, den gesamten Prozeß sexueller Stimulation und Erregung steuert. Anthropologie, Geschichte und Erfahrung lehren uns: *Jeder* Teil des menschlichen Körpers ist der Möglichkeit nach sowohl Spender als auch Empfänger von Vergnügen.

Wie läßt sich feststellen, welche Art von Berührung Spaß macht? Die Antwort entspricht jener, die ein junger Violinist zu hören bekam, als er einen New Yorker fragte, wie man in die Carnegie Hall gelangt: »Durch Üben.«

Praktische Übung schließt Masturbation ein wie auch die experimentelle Berührung bislang vernachlässigter Stellen. Gehen Sie mit dem Partner auf Entdeckungsreise. Verlangen Sie nach Abwechslung, probieren Sie Neues aus, und laden Sie dazu auch den Partner ein.

Achten Sie darauf, was der neue Stimulus an Gefühlen bei Ihnen auslöst, und verlassen Sie sich nicht darauf, schon im vorhinein zu wissen, wie Sie reagieren. Geben Sie sich vielmehr der Empfindung hin. Atmen Sie tief durch, öffnen Sie Ihre Sinne, um den Kontakt und dessen Qualität wirklich spüren zu können. Betrachten Sie den eigenen, durch Kuß oder Berührung so stimulierten Körper. Horchen Sie auf die Geräusche, die dabei entstehen. Auch der Geruchssinn sollte beteiligt sein.

Lassen Sie sich spielerisch durch den Kopf gehen, welche Bedeutung diese neuen Berührungen für Sie haben. Sie »wissen«, daß das Streicheln der Haare ein Ausdruck für Intimität ist. Sie wissen dies, weil es Ihnen so beigebracht wurde, nicht, weil es an und für sich sexy wäre. Lassen Sie sich doch einmal an seltener bedachten Stellen kosen und küssen. Was »bedeutet« Ihnen das? Finden Sie es sexy, intim, komisch, gewagt, sinnlich?

Nehmen wir uns, um unseren Horizont zu erweitern, Säuglinge als Rollenmuster vor. Sie unterscheiden nicht zwischen sexuellen und nichtsexuellen Stellen; der ganze Körper und jede Berührung wird lustvoll wahrgenommen. Mit der bewußten Differenzierung von sexuellen und nichtsexuellen Körperstellen betritt das Kind den fragwürdigen Weg der »Zivilisierung«.

Eine flexible, vorurteilsfreie Haltung ist in diesem Zusammenhang unerläßlich. Kritischer Argwohn läßt das Experiment zumeist scheitern. Spielen Sie mit Ihrer Sexualität. Erfreuen Sie sich am neu entdeckten Genuß, und verwerfen Sie, was Ihnen nicht behagt.

## 4. Sind die Brüste des Mannes sensibel, so sensibel wie die der Frau?

Wie auf fast alle Fragen zur sexuellen Erregbarkeit heißt die Antwort auch hier: »Mitunter, bei manchen.«

In ihrer 1981 erschienenen Studie, durchgeführt an 7000 Männern, dokumentiert Shere Hite ein breites Spektrum von Einstellungen und Gefühlen bei Männern im Hinblick auf die Sensibilität ihrer Brüste. Unter anderem wurde gesagt:

»Ein Mann hat keine Brüste. Ich dachte, die Befragung richtet sich nur an Männer.«

»Ich bin verliebt in meine Tittchen.«

»An meinem Brustkasten ist nichts Erogenes.«

»Meine Brüste waren für mich die größte sexuelle Entdeckung. Darauf fahre ich voll ab.«

Wieso sind die Brüste beim Mann überhaupt erregbar? Weil sie ähnlich beschaffen sind wie die der Frau. Sie bestehen aus hochempfindlichem, erigierfähigem Gewebe, das voller Nervenenden ist. Im Zustand sexueller Erregung verändert darum das Brustgewebe Farbe und Form. Die Stimulation der Brüste würde sehr viel mehr Männern gefallen, wenn sie es nur zuließen.

Obwohl ihre Brüste feinfühliger sind, reagieren Frauen ebenso unterschiedlich auf entsprechende Reize wie Männer.

## 5. Ich bin eine junge Frau und für fast alle sexuellen Spielarten aufgeschlossen. Aber daß mir an den Brüsten herumgespielt wird, kann ich nicht leiden. Warum?

Diese Abneigung ist keine Seltenheit und hat nichts zu tun mit der Größe von Brüsten. Die Ursache liegt manchmal an einer allzu frühen Entwicklung. Wenn das Anschwellen der Brüste für ein junges Mädchen zum sozialen Problem wird, lernt es, sie zu ignorieren oder gar zu verabscheuen. Womöglich wird auch nur die Art und Weise, also etwa eine zu grobe oder zu laue Berührung als unangenehm empfunden. Mitunter ist die Abneigung einfach nur konstitutionell bedingt – jeder Körper hat halt seine Eigenart.

Viele sexuell aktiven Frauen haben kein Interesse an der Stimulation ihrer Brüste. Solange Sie Gefallen an anderen Dingen finden, schlage ich Ihnen vor, sich über diese »Mißstimmigkeit« keinerlei Kopfzerbrechen zu machen.

## 6. Meine Schamlippen sind lang und sehen gerade so wie bei einem Hühnerhalssyndrom aus. Kann es daran liegen, daß ich als Teenager womöglich zu oft masturbiert habe?

Nein. Die Schamlippen oder Labien sind mit dem Hautgewebe Ihres Halses nicht zu vergleichen. Die Form verändert sich nicht durch ein Zuviel an Sonne, Kuchen oder sexuellem Vergnügen; vielmehr ist sie vererbt. Aber wie viele junge Frauen haben schon die Schamlippen ihrer Mütter gesehen, um der Vererbung auf die Spur zu kommen?

Labien sind – wie Nasen – in Aufbau und Erscheinungsbild jeweils ähnlich, doch das einzelne Exemplar ist einmalig und einzigartig. Ihre Vorstellung davon, wie Labien aussehen »sollten«, müßte darum revidiert werden. Lassen Sie das vermeintliche »Hühnerhalssyndrom« nicht zum Problem werden. In manchen Kulturen werden Labien, wie Sie die Ihren beschreiben, hochgeschätzt.

## 7. Was ist unter einem G-Punkt zu verstehen?

Der nach dem Arzt Ernst Grafenberg benannte G-Punkt ist eine hochempfindliche Stelle an der oberen Scheidenwand, drei bis vier Zentimeter hinter dem Schambein. Bei Stimulation schwillt diese Stelle an und führt bei manchen Frauen zu einem Orgasmus, der sich von den durch klitorale Erregung hervorgerufenen Orgasmen unterscheidet. Einige wenige Frauen berichten, daß sie, wenn der G-Punkt stimuliert wird, eine Flüssigkeit aus dem Uterus »ejakulieren«.

Ob es tatsächlich zu dieser »Ejakulation« kommt, oder ob es den G-Punkt überhaupt gibt, ist in medizinischen Fachkreisen umstritten. Doch solche Debatten werden für alle Frauen, die auf diese Weise Vergnügen finden, unerheblich sein.

Um herauszufinden, ob und wo der G-Punkt bei Ihrer Partnerin vorhanden ist, führen Sie einen oder zwei Finger bis etwa zu einem Drittel tief in die Vagina und streichen in »lockender« Bewegung unter die obere Scheidenwand.

## 8. Was ist ein Hymen? Wozu ist es gut?

Der Name geht auf das altgriechische Wort *humen* zurück und bedeutet »Membran«. So nannten die Griechen auch ihren Gott der Hochzeit. Das Hymen ist eine halbmondförmige Schleimhautfalte, die die Scheidenöffnung teilweise verschließt. Nicht alle, aber die meisten Frauen kommen damit zur Welt.

Da das Hymen beim ersten Koitus für gewöhnlich zerreißt, wurde aus ihm ein traditionelles Beweismittel für intakte beziehungsweise verlorene Jungfernschaft. Darum auch die Bezeichnung »Jungfernhäutchen«. Es kann allerdings auch durch Fahrradfahren, Tampons, Sport oder schwere Arbeit verletzt oder geteilt werden.

Ist das Hymen sehr klein oder außergewöhnlich dehnfähig, bleibt es mitunter sogar nach dem ersten Geschlechtsverkehr intakt. Tatsächlich lassen sich jährlich Tausende von schwangeren Frauen das Hymen operativ entfernen.

Manche Frauen registrieren Unbehagen und/oder Blutungen, wenn beim Sex oder durch andere Aktivitäten das Hymen reißt, andere Frauen dagegen bemerken nichts dergleichen. Weil dem Symbol der Jungfernschaft gemeinhin so viel Bedeutung beigemessen wird, führt ein Ausbleiben der Blutung bei manchen Frauen zu unnötigen Problemen.

Bis auf den heutigen Tag ist die eigentliche biologische Funktion des Hymen unbekannt.

## 9. Hilfe, mein Penis ist krumm. Was kann ich dagegen tun?

Machen Sie sich keine Sorgen, denn dazu gibt es wahrscheinlich keine Veranlassung. Wie Finger, Zehen oder andere Glieder sind auch Penisse niemals völlig gerade oder ebenmäßig gebaut. Im erigierten Zustand knicken manche Penisse seitlich weg, manche nach oben oder unten. Es gibt auch welche, die von der vertikalen *und* horizontalen Achse abbiegen. Solange Sie keine physischen Beschwerden dadurch haben, kann Ihnen die einzigartige Form lieb und recht sein.

Jedoch kann auch verhärtetes, entzündliches Gewebe im Penis zu einer erheblichen Krümmung führen, die Schmerzen hervorruft bei einer Erektion. Dieses Phänomen ist als Peyroniesche Krankheit bekannt und sollte ärztlich behandelt werden.

## 10. Warum bekomme ich selbst heute noch als Erwachsener unerwünschte Erektionen? Was kann ich dagegen tun?

Wann und ob Sommersprossen, Gesichtsrötungen oder Erektionen unerwünscht sind, weiß die Natur natürlich nicht. In der Jugend sind unliebsame Erektionen gang und gäbe, denn die Erregbarkeit ist bei Teenagern bekanntlich sehr viel größer als bei Erwachsenen.

Allerdings schwillt dem jungen Mann das Glied aus den gleichen Gründen wie dem erwachsenen Mann: durch physische Stimulation, die zufällig erfolgt (durch Kleidung etwa); durch mentale oder emotionale Stimulation (Phantasie, Wollust, Schuld- oder Schamgefühle); durch urethrale Stimulation (aufgrund eines Infektes oder einer vollen Blase).

Was läßt sich gegen unerwünschte Erektionen unternehmen? Verkniffenheit hilft wenig, auch die Konzentration auf unschöne Dinge ist kein verläßliches Rezept; solche Versuche bewirken allenfalls, daß Ihnen zur verbeulten Hose auch noch die Mimik entgleist.

Therapeutisch bewährt haben sich hingegen Zahnschmerzen, Verkehrsknöllchen und die Steuerprüfung.

Wenn Sie tatsächlich der Meinung sind, daß Ihr Organ nicht richtig funktioniert, rate ich, einen Urologen aufzusuchen. Ansonsten sollten Sie froh darüber sein, daß Ihr Penis zu jugendfrischen, enthusiastischen Reaktionen in der Lage ist. Nur keine falsche Scham. Eine Erektion gar nicht erst zur Kenntnis zu nehmen, ist die sicherste Methode, sie schnell wieder loszuwerden.

## 11. Mich erregen bestimmte Düfte, die im Grunde ganz und gar unerotisch sind. Warum?

Das ist nicht ungewöhnlich. Viele Menschen berichten von entsprechenden Reaktionen auf die unterschiedlichsten Gerüche – von Nahrungs- oder Putzmitteln, Kleidern, Maschinen, Tieren, Möbelstücken oder sogar Arzneimitteln.

Woher rührt dieser Umstand? Gerüche lösen Erinnerungen aus. Womöglich haben Sie Ihren ersten Kuß in einer Küche genossen, durch die der Duft frischen Backwerks wehte. Ich küßte zum ersten Mal unter einem Mahagonischreibtisch, der kurz zuvor poliert worden war. Der heimliche Ort, an dem wir die Liebe entdeckten, der Atem einer bestimmten Person, die Seife, mit der wir uns zur Vorbereitung auf ein Rendezvous wuschen – all dies birgt Düfte, die unvergessen bleiben.

Wie der Geschmack, so umgeht auch der Geruch den kognitiven, rationalen Teil des Gehirns. Die so abgespeicherten Erinnerungen sind weniger an Gedanken als an Gefühle gekoppelt. Der Duft von Mahagonipolitur – und der Geschmack von Stachelbeermarmelade, die meine sechsjährige Freundin so gern gegessen hatte – können mich heute noch erregen.

## 12. Was sind Pheromone?

Ein Pheromon ist ein Körpersekret, mit dessen Hilfe Lebewesen chemisch in Kommunikation zueinander treten. Die Reproduktion vieler Insekten- und Tierarten (einschließlich der Rhesusaffen) ist auf diesen Wirkstoff angewiesen. Er wird über den Geruchssinn aufgenommen, der, wie die Forschung nachgewiesen hat, sehr viel mehr umfaßt als nur das Riechorgan Nase.

Über menschliche Pheromone lassen sich keine präzisen Angaben machen. Womöglich sind sie unter anderem Ursache dafür, daß Frauen, die lange Zeit zusammenleben, an denselben Tagen menstruieren. Untersuchungsergebnisse deuten darauf hin, daß der Fremdgeruch von Schweiß, vaginalen Sekreten und Sperma Einfluß nehmen kann auf unseren eigenen biologischen Rhythmus, auch dann noch, wenn wir uns aus dem Dunstkreis der anderen Person entfernt haben.

Da ansonsten zu diesem Thema keine schlüssigen Informationen vorliegen, bleibt die Frage nach der Funktion menschlicher Pheromone offen. Allerdings steckt unser Körper voll von duftproduzierenden Drüsen. Und die umsatzstarke Parfümindustrie profitiert von der nicht zu leugnenden Tatsache, daß gewisse Düfte sexuell stimulierend wirken.

Mit der Wirkung von Pheromonen, die weder zu sehen noch zu schmecken sind, läßt sich womöglich erklären, warum manche Paare, obwohl völlig zerrüttet, nicht ohne den jeweils anderen leben können.

## 13. Bei oralem Verkehr habe ich manchmal Angst, daß ich nicht nur ejakuliere, sondern auch gleichzeitig uriniere. Wie kann ich letzteres verhindern?

Ich habe frohe Kunde für Sie: Die Evolution hat Ihnen diese Sorge längst abgenommen und die Sache so eingerichtet, daß Harnsäure den Samen nicht schädigen kann. Ein raffiniertes Ventilsystem in der Urethra (also der Harnröhre, die eben auch Sperma transportiert) sorgt dafür, daß nicht beides miteinander vermengt wird. Wenn sich ein Erguß ankündigt, schließt sich der Blasenausgang, so daß kein Urin entweichen kann.

## 14. Warum reagiert jeder auf die gleiche Berührung verschieden?

Das weiß so recht niemand. Mit dem Hinweis auf »persönliche Präferenzen« ist wohl keine befriedigende Antwort gegeben.

Ihre Beobachtung ist jedoch korrekt: Was dem einen gefällt, mißfällt der anderen; dann wiederum gibt es solche, die dumpf reagieren und für all das Getue kein Verständnis haben. Beispiele für Berührungen, die die eine mag, der andere nicht, sind das Kratzen mit Fingernägeln, kräftige Massagen, Lutschen an den Zehen, Küsse auf die Ohren, Knabbern an der Brust oder Haareziehen.

Die Reaktionen des einzelnen variieren mit der Stimmung, dem Grad der Erregung oder den Jahreszeiten. So wie die Schmerzgrenze im Verlauf des Geschlechtsakts zurückgeht, wechselt auch das Empfinden auf bestimmte Berührungen.

Da jeder Mensch seine eigenen Präferenzen hat, die ihrerseits wechselhaft sind, kommt der Kommunikation eine Schlüsselfunktion zu.

## 15. Wie kann mein Mann Gefallen finden an meinem Körper – bei diesen Brüsten? Er behauptet, davon angeturnt zu werden. Ich aber bin deswegen schrecklich verunsichert.

Über den Umfang Ihrer Brüste gebe ich hier keine Auskunft, denn der ist in diesem Zusammenhang irrelevant. Nach Ansicht vieler Frauen gibt es nur zwei Arten von Brüsten – zu große oder zu kleine.

Unbestreitbar ist, daß die meisten Männer ihre Vorlieben haben, was die Oberweite einer Frau angeht. Kennen Sie die Vorliebe Ihres Mannes? Wissen Sie, ob ihm an Ihren Brüsten, abgesehen von der Größe, womöglich auch noch eine andere Eigenschaft gefällt? Der Geruch zum Beispiel, der Geschmack, Haut, Farbe oder Form. Vielleicht mag er sie, weil sie besonders empfindlich reagieren.

Oder vielleicht mag er sie, weil er Sie mag. Das ist doch kein übler Grund, oder?

## 16. Wie groß sollte ein Penis sein?

Auch wenn es keine schlechten Fragen gibt, so ist dies eine, die ich ungern beantworte. Ich will nicht den Penisneid fördern, den so viele Männer zu haben scheinen. Sie sollten der Mehrheit der Frauen glauben, der die Penisgröße wenig oder gar nichts bedeutet.

Sie ist darum so unerheblich, weil nicht die Vagina, sondern die Klitoris das weibliche Sexualorgan Nummer eins ist. Die Größe des Penis sagt nichts aus über das Zartempfinden, Fähigkeiten oder Humor seines Trägers. Wenn es denn ein männliches Organ gibt, auf dessen Größe Frauen achten, so ist es das Herz und nicht der Sterz.

Wie groß sollte also ein Penis sein? Er muß klein genug sein, um Einschlupf zu finden, und groß genug, um im Dunkeln ertastet werden zu können.

## 17. Bilde ich mir nur ein, oder ist es tatsächlich so, daß Menschen unterschiedlich schmecken?

In einem Song macht David Bowie einer Frau das in Sachen Sex schönste Kompliment: »I like the taste of your flesh.« Ja, jeder einzelne hat seinen ureigenen Geschmack, und der verändert sich im Verlauf eines typischen Tages oder Monats so wie die ganze Chemie unseres Körpers.

Das trifft natürlich ganz besonders zu auf das männliche Ejakulat und das Scheidensekret bei Frauen. Der Geschmack beider Flüssigkeiten hängt unter anderem ab von der Ernährung und dem allgemeinen Gesundheitszustand. Zum Beispiel ist der Samen von Vegetariern zumeist süßer und weniger salzig als der von Fleischessern.

Geschmack und Geruch bedingen bekanntlich einander, insbesondere an so warmen, feuchten Körperstellen wie den Genitalien. Scheuen Sie sich nicht, den Partner oder die Partnerin zu bitten, sich zu waschen – oder auch nicht. Über Geschmackssachen braucht nicht gestritten zu werden.

## 18. Ich mag es nicht, gekitzelt zu werden. Warum hält sich mein Partner nicht daran, selbst dann nicht, wenn ich sage »Laß das« ?

Kitzelei kann eine durchaus feindselige, machtanmaßende Geste sein, vor allem beim Sex. Sie löst beim Betroffenen Frustration aus und das Gefühl von Machtlosigkeit. Das zwanghafte Kichern des Gekitzelten wird oft mißverstanden. Es drückt nicht Freude aus, sondern ist lediglich ein Reflex.

Sie dürfen keinen Zweifel daran lassen, daß Sie über Ihren Körper bestimmen und diesbezüglich Regeln aufstellen, die nicht zur Disposition stehen. Machen Sie deutlich, daß bei Zuwiderhandlung der Beischlaf abgebrochen wird.

Fragen Sie Ihren Partner bei Gelegenheit: »Warum störst du immer wieder unser Liebesspiel mit dieser Kitzelei, die ich, wie du genau weißt, nicht leiden kann?« Und fragen Sie sich: »Warum erhalte ich die Beziehung zu einer Person aufrecht, die meine Wünsche nicht respektiert? Wie ernst nehme ich eigentlich meine eigenen Wünsche?«

# 2. Körperbild und Befangenheit

Sie liebten sich nur bei totaler Sonnenfinsternis,
denn erst, wenn die ganze Welt dunkel war,
legten sie ihre Kleider ab.

– Robert Byrne

Scham setzt ein als vorbegriffliche Ahnung.
Sie entstammt der kindlichen Vorstellung,
daß ein Körperteil weniger akzeptabel
sei als der Rest.

– Alayne Yates

## 19. Ich treibe gern Sex, fühle mich aber stets dabei beobachtet und bin darum gehemmt. Wie kann ich das ändern?

Viele Menschen kennen dieses Unbehagen, während des Beischlafs beobachtet zu werden, von den Eltern, »Verflossenen« oder sogar vom Herrgott. Die Ursache ist immer dieselbe: das Peinlichkeitsempfinden den sexuellen Gefühlen, dem eigenen Verhalten und Körper gegenüber.

Dieses Empfinden sollte als solches erkannt werden. Falsch wäre es zu sagen: »Wie albern von mir«, oder »So bin ich nun mal«. Denken Sie in dem Zusammenhang lieber, daß es in Ihrer Macht steht, diese Haltung zu steuern und zu verändern. Versuchen Sie zu entdecken, was Sie zum Sex und zu Ihrem Körper auf Distanz gehen läßt. Überlegen Sie, wie diese Distanz zu überbrücken wäre. Bücher, Massagen, Meditation, Therapie – all das kann Ihnen dabei helfen.

Konzentrieren Sie sich während des Beischlafs auf den Beischlaf, auf nichts anderes. Achten Sie von Moment zu Moment auf Atmung, Geräusche und Düfte. Wenn Sie dies tun, bleibt nicht viel Platz für Scham- oder Schuldgefühle. Versichern Sie sich danach einer positiven Erfahrung: »Das hat Spaß gemacht, war für mich und meinen Partner befriedigend. Mein Vergnügen am Sex hat seine Berechtigung.«

## 20. Ich mag es nicht, bei der Liebe betrachtet zu werden. Was spricht dagegen, das Licht auszumachen?

Sexuelle Liebe findet nicht unterhalb der Gürtellinie statt. Wir lieben uns mit Händen, Ohren, Nasen und allen anderen Körperteilen, die empfinden und genießen können. Sex ist nicht zuletzt ein Augenschmaus, und anscheinend schmaust Ihr Partner gern mit den Augen.

Die Befangenheit, mit der wir uns den Blicken des anderen zu entziehen suchen, rührt wohl daher, daß wir in jungen Jahren gelernt haben, Sex sei etwas Anrüchiges. Was uns im Erwachsenenalter weiterhin befangen sein läßt, ist der Vergleich der eigenen Person mit gesellschaftlich anerkannten Sexidolen wie Filmstars und Topathleten.

Ihr Partner weiß Ihren Körper zu schätzen; er beurteilt ihn nicht – im Gegensatz zu Ihnen. Wenn Sie das einstellen können, werden Ihnen Sex und Vergnügen des Partners an Ihrem Anblick sehr viel mehr Freude bereiten.

Das Licht muß nicht unbedingt eingeschaltet sein. Versuchen Sie es mit einem Kompromiß: Zünden Sie Kerzen an. Ihr flackernder Schein verhüllt ein wenig und trägt zu einer geheimnisvollen Atmosphäre bei.

## 21. Die meisten Leute sagen, daß ich recht hübsch aussehe. Mein Mann ist derselben Meinung. Aber sobald ich auch nur drei oder vier Pfund zunehme, fängt er zu nörgeln an und schläft erst dann wieder mit mir, wenn ich abgenommen habe. Was soll ich machen?

Es kommt darauf an, was Sie wollen. Sie könnten ihm zu Gefallen Ihr Gewicht zu halten versuchen. Vernünftiger wäre es, vom Karussell abzuspringen, das zwischen Versagensangst, Bestrafung und Versprechungen kreist. Dadurch würden Sie sich und Ihren Mann herausfordern, eine neue Form von Intimität zu entwickeln.

Übergewicht ist in Ihrem Fall wohl nicht der springende Punkt. Mir scheint, Sie und Ihr Mann fechten noch um die Vorrangstellung in der

Ehe. Sie beteiligen sich an diesem Spielchen, indem Sie die Kontrollversuche Ihres Mannes durchgehen lassen.

Eine Lösung des Problems wird wahrscheinlich nur eine professionelle Beratung bringen. Womöglich werden Sie Ihren Mann nur mit Nachdruck zu diesem Schritt bewegen können, wenn überhaupt. Gehen Sie nötigenfalls allein zur Beratung, wenn er sich weigern sollte. Lassen Sie auf alle Fälle keinen Zweifel daran bestehen, daß für Sie dieses Hin und Her zwischen Liebesentzug und Gewichtskontrolle nicht mehr in Frage kommt.

## 22. Kaum nehme ich fünf Pfund zu, möchte ich am liebsten im Erdboden versinken. Nimmt aber mein Mann fünf Pfund zu, fühlt er sich immer noch sexy. Warum?

Mann zu sein ist auch kein Zuckerschlecken (oder wie die Rocksängerin Patti Smith sagt: »Mann oder Frau zu sein ist gleich bescheuert«). Immerhin hat unsereins einen Vorteil; Männern ist nicht eingetrichtert worden, daß das Aussehen ihr Ansehen ausmacht. Andererseits übertreiben Männer, was die Bedeutung ihrer Erektion angeht, aber das ist eine andere Geschichte. Übrigens, die Erektion beim Mann ist, in Jahr und Tag gemessen, dauerhafter als sein Aussehen.

Viele Frauen sind dagegen der Ansicht, daß der äußere Schein A und O ihrer erotischen Wirkung sei. Diese Auffassung ist beileibe kein neurotisches Hirngespinst, sondern wird von unserer Gesellschaft permanent wiedergekäut, was zur Folge hat, daß die meisten Frauen eine Gewichtszunahme als Schande empfinden.

Ihr Mann wird auch nicht perfekt sein, aber er hat offenbar begriffen, daß seine Sexualität nicht gebunden ist an Standards für äußerliche Schönheit. Denken Sie daran: Ihr Körper soll Sie erfreuen und nicht beschämen.

## 23. Ungelogen, ich habe vierzig Pfund Übergewicht und kann mich nie richtig entspannen, wenn mein Mann die diversen Wülste und Polster meines Leibes streichelt oder kost. Was soll ich tun?

Tatsächlich fühlen wir uns mehr oder weniger alle unwohl dabei, wenn bestimmte Körperstellen, die wir an uns nicht mögen, betrachtet oder berührt werden, zumal wir davon ausgehen, daß auch der andere an diesen vermeintlichen Schandflecken Anstoß nehmen muß. Gegenteiligen Beteuerungen schenken wir keinen Glauben.

Wo Sie Wülste und Polster sehen, sieht und fühlt Ihr Mann Teile der Frau, die er liebt. Außerdem sieht und fühlt er Haut, Farbe, Formen und so weiter. Seine Empfindungen sind eindeutig erotisch, auch wenn Sie peinlich berührt und irritiert reagieren. Lernen Sie, darauf zu vertrauen, daß Ihr Mann Gefallen an Ihnen hat und Sie nicht zu kritisieren gedenkt. Wenn Ihnen das nicht möglich ist, werden Sie seine Berührungen nie wirklich genießen können und Frustrationen entwickeln, die auch auf ihn übergreifen.

Wenn Sie schlanker werden möchten, braucht das Ihr jetziges Lustempfinden nicht zu beeinträchtigen, denn die Nerven unter der Haut, deren Reizung Vergnügen auslöst, wissen nichts von Ihrem Komplex.

## 24. Mein neuer Freund liebt Cunnilingus, obwohl meine Vagina unangenehm riecht. Was soll ich tun? Wäre es ratsam, eins dieser Intimsprays zu benutzen?

Woher wollen Sie wissen, daß Ihre Vagina unangenehm riecht? Ihr Freund hat sich doch nicht beklagt, oder? Ich mag den Geruch von Brokkoli nicht, doch mein Eindruck läßt sich nicht verallgemeinern.

Die Vagina ist wie das Auge ein sich selbst reinigendes Organ. Solange Sie gesund sind, ist sie sauber und riecht wie lebendiges Gewebe, also beileibe nicht wie Blumen oder »Frühling«, wie es die Werbung für Deodorants verheißt. Ihr Freund wird Bukett und Geschmack mögen, auch wenn Sie anders empfinden.

Wenn Sie der Meinung sind, daß an Ihrem Geruch »etwas faul« ist, sollten Sie einen Gynäkologen aufsuchen. Der wird feststellen, ob gegebenenfalls eine Erkrankung vorliegt; wenn nicht, ist alles in Ordnung.

Lassen Sie auf jeden Fall die Finger von Intimsprays, die das delikate chemische Gleichgewicht der Vagina durcheinanderbringen und darum gefährlich werden können.

## 25. Wie kommt man an einen Penis, der so lang ist wie der von Long John Holmes?

Auf dieselbe Weise, wie Sie an dessen Nase gelangen: Sie müssen schon als Long John Holmes geboren werden.

Wenn wir Steffi Graf Tennis oder Michael Jordan Basketball spielen sehen, bewundern wir neidlos deren Körper und Leistung. An sie heranreichen zu wollen fällt uns nicht ein. Doch wenn wir uns Sex-Videos anschauen, vergessen wir zumeist, daß professionelle Athleten am Werk sind, die zum einen eine außergewöhnliche Physis besitzen und zum anderen geschickt in Szene gebracht werden.

Da der Penis nicht aus Muskelfleisch besteht, kann er nicht vergrößert werden. Erektionspumpen, wachstumsfördernde Cremes oder Aufbautraining bewirken da gar nichts. Glücklicherweise entscheidet die Penisgröße nicht über das Maß an sexueller Befriedigung. Wie viele Frauen kennen Sie, die Ihnen gegenüber den Wunsch nach einem größeren Penis geäußert hätten?

## 26. Ich bin eine sexuell aktive Frau und habe ein schreckliches Problem: Beim Höhepunkt mache ich ins Bett. Um es dazu nicht kommen zu lassen, halte ich mich für gewöhnlich zurück. Wie kann ich mich meinen Partnern erklären?

Zur Zurückhaltung werde ich gewiß nicht raten, im Gegenteil. Viele Frauen verlieren während des Orgasmus ein paar Tropfen Urin, weil jene Muskeln, die währenddessen so lustvoll verkrampfen, normalerweise dafür verantwortlich sind, den Harnleiter unter Verschluß zu halten. Es gibt allerdings auch Frauen, die eine kleine Menge an Flüssigkeit »ejakulieren«, wenn sie durch Stimulation des sogenannten G-Punktes zum Höhepunkt kommen.

Wie dem auch sei, erklären Sie Ihren Partnern die Situation, und ich bin mir sicher, daß sie daran keinen Anstoß nehmen. Statt heimlich zu tun, wäre es besser, ein Handtuch aufs Bett zu legen und den Ausfluß Ihrer Lust zu feiern. Gelegenheit zur Zurückhaltung gibt es allemal, aber beim Sex ist sie unangebracht.

## 27. Meine Brüste sind unterschiedlich groß, die Brustwarzen eingestülpt, und es sprießen ein paar Härchen daraus hervor. Trotzdem besteht mein Partner darauf, sie zu streicheln. Wie kann ich ihn davon abbringen?

Wenn sein Streicheln für Sie schmerzhaft oder ganz und gar unangenehm wäre, würde ich Ihre Frage gern zu beantworten versuchen. Aber Ihr Unbehagen scheint daher zu rühren, daß Sie eine bestimmte Vorstellung davon haben, wie Ihre Brüste aussehen sollten. Vielleicht wäre es angebracht, diese Vorstellung zu revidieren.

Der Beschreibung nach sind Ihre Brüste völlig normal, aber ebensowenig perfekt wie Ihre Nase oder Knie. Daß Sie lieber Idealbrüste hätten, ist verständlich, doch sollte dieser Wunsch weder Sie noch Ihren Partner am Bettvergnügen hindern. Lassen Sie lieber von Ihren ästhetischen Richtmaßen ab und erfreuen Sie sich an dem, was Sie haben – so wie Ihr Partner.

Sie haben natürlich das Recht, unliebsame Berührungen nicht zuzulassen. Sagen Sie dem Partner Bescheid, und machen Sie ihm klar, daß er die Beziehung gefährdet, falls er sich nicht nach Ihren Wünschen richtet.

## 28. Was hat es auf sich mit all den Selbstuntersuchungen, die wir nach ärztlichem Rat an uns vornehmen sollen? Mir ist aufgefallen, daß immer wieder die Geschlechtsteile in Frage stehen. Macht es die Ärzte an, ihre Patienten aufzufordern, daß sie sich befingern? Oder wie darf ich das sonst verstehen?

Laut Auskunft von George Bernard Shaw steigt das Ansehen eines Arztes mit der Anzahl prominenter Patienten, die unter seiner Obhut das Zeitliche segnen. Obwohl Ärzte mitunter recht kauzig sein können, glaube ich nicht, daß Ihr Verdacht begründet ist.

Daß von ärztlicher Seite zunehmend zur Selbstuntersuchung von Brüsten, Hoden und so weiter aufgefordert wird, ist durchaus zu begrüßen. Erreicht wird dadurch unter anderem, daß die Leute Gesundheit und Pflege ihrer Genitalien ebenso ernst nehmen oder für selbstverständlich halten wie Gesundheit und Pflege der übrigen Teile. Wir lernen so, unsere Sexorgane im wahrsten Sinne des Wortes zu be-greifen, durch Anschauung und manuellen Kontakt. Genitalien zu berühren sollte für uns ebenso selbstverständlich sein wie der Umgang mit anderen Körperteilen.

Um mehr darüber zu erfahren, wie und warum diese einfachen Formen der Selbstuntersuchung vorgenommen werden sollen, fragen Sie Ihren Hausarzt oder das Gesundheitsamt zum Stichwort Krebsvorsorge.

## 29. Ich möchte unbedingt meine Brüste vergrößern lassen. Warum versuchen alle, mir dieses Vorhaben auszureden?

Seien Sie dankbar für solche guten Freunde.

Von der plastischen Chirurgie darf nicht zuviel erwartet werden. Vor allem drastische Brustvergrößerungen führen in vielen Fällen zu Komplikationen, die weitere Eingriffe nötig machen. Es kann zur Klumpenbildung kommen, zu Verhärtungen, zu Schädigungen der Nerven, zu Narben und Schmerzen. Solche Operationen sind eben niemals »sicher« oder »reine Routine«, als welche sie oft apostrophiert werden.

Eine Soziologin an der Universität von California sagte: »Wir träumen von perfekten Körpern und sind mittlerweile überzeugt davon, daß uns die kosmetische Chirurgie damit ausstatten kann. Doch das kann sie nicht, und so zahlen viele Frauen für ihre Wunschvorstellungen mit Schmerzen und Entstellungen, die sehr real sind.«

## 30. An mir mußte eine Hysterektomie vorgenommen werden. Seither ist Sex für mich nicht mehr drin. Wie soll ich mich meinem Mann gegenüber verhalten, der nach wie vor mit mir zu schlafen wünscht?

Nach einer Hysterektomie, also der vollständigen Entfernung der Gebärmutter, fühlen sich viele Frauen ihrer Weiblichkeit beraubt. Weiblichkeit aber sitzt nicht in irgendwelchen Körperteilen, sondern in der Person als solcher.

Die sexuelle Potenz einer Frau wird durch diesen Eingriff normalerweise nicht beeinträchtigt. Im Gegenteil, er kann sie steigern, weil nun die krankheitsbedingte Behinderung wegfällt wie auch die Sorge vor einer ungewollten Schwangerschaft. Sie und Ihr Mann, so denke ich, brauchen gerade jetzt den Trost körperlicher Nähe.

Sie sollten allerdings berücksichtigen, wie lange Sie für Ihre vollständige Genesung brauchen. Vielleicht haben Sie Angst davor, durch Penetration verletzt werden zu können. Zögern Sie nicht, mit Ihrem Mann und/oder Ihrem Arzt darüber zu reden.

Problematischer ist die Entfernung der Eierstöcke. Es kann dabei zu hormonellen Schwierigkeiten kommen, die Frau und Partner zu akzeptieren haben. Wenn Sie mit den Auskünften Ihres Arztes nicht einverstanden sind, sollten Sie einen Heilpraktiker oder einen Spezialisten zu Rate ziehen. Eine Studie an sechstausend Hysterektomie-Patientinnen ist kürzlich zu dem Schluß gekommen, daß bei einem Drittel der Fälle der Eingriff unnötig war. Zyniker behaupten, die Indikation für eine Hysterektomie sei weniger medizinisch begründet als finanziell; die Krankenkasse zahlt ja. Wenn Ihnen zu einem solchen Eingriff geraten wird, empfehle ich dringend, ein zweites oder drittes Gutachten einzuholen.

## 31. Meine Ärztin sagt, daß es auch ein Sexleben nach meiner Kolotomie geben würde. Das soll doch wohl ein Witz sein, oder?

Nein, mit einer Kolotomie (der Öffnung des Dickdarms und dem Einsatz eines künstlichen Afters) braucht das Sexleben nicht zu Ende zu sein. Es bedarf allerdings kreativer Maßnahmen, praktischer Planung und nicht zuletzt einer gewissen emotionalen Umstellung. Entscheidend ist die Bereitschaft des Patienten, sich in seinen Gefühlen dem Partner oder der Partnerin anzuvertrauen. Wer noch voller Wut und Kummer über seine Krankheit ist, wird schwerlich Lust entwickeln können.

Sexualtherapeuten oder Selbsthilfegruppen können Ihnen dabei helfen, Ihre Befangenheit zu überwinden und neues Selbstvertrauen zu gewinnen.

## 32. Ich hatte vor sechs Monaten einen mittelschweren Herzinfarkt. Mein Arzt meint, ich sei geheilt. Aber ich kann mich beim Sex nicht entspannen und fürchte, daß zuviel Aufregung tödlich sein könnte.

Diese Angst ist weit verbreitet und beeinflußt Männer in unterschiedlichem Maße. Nach einer im *American Journal of Cardiology* veröffentlichten Studie leiden zehn Prozent aller männlichen Infarktpatienten unter erheblichen Erektionsproblemen.

Allerdings schaffen es die meisten, ihre sexuellen Aktivitäten in gewohntem Umfang wiederaufzunehmen. Geschlechtsverkehr und Orgasmus werden nach einer sechs- bis zehnwöchigen Karenzzeit keine Komplikationen mit sich bringen.

Die gesundheitliche Rehabilitation sollte durch planvolles Training unterstützt werden. Wie bei jedem körperlichen Einsatz, so ist auch beim Sex darauf zu achten, daß Überforderung vermieden und die Leistungsfähigkeit allmählich vorangetrieben wird.

Was zu empfehlen ist:
* Beischlafpositionen ausprobieren, die nicht anstrengen;
* Warnsignale einer Überanstrengung (wie zum Beispiel Kurzatmigkeit oder Einschlafprobleme) frühzeitig erkennen;
* berücksichtigen, daß Depressionen die Libido schwächen;
* in Erwägung ziehen, mit dem Partner zu masturbieren, bis der Koitus körperlich und seelisch leicht zu verkraften ist;
* daran denken, daß Sex wohltut, physisch wie psychisch;
* Gespräche mit dem Arzt.

Was zu vermeiden ist:
* Alkohol, deftige Mahlzeiten und Sex kurz hintereinander;
* Beischlaf bei extrem kalten oder warmen Temperaturen;
* Sex und Streß (hervorgerufen durch Versagensängste und dergleichen).

Wann kann ein Infarktpatient wieder Sexualität haben? Wenn er einmal um den Block herumgehen kann, ohne abzuschlaffen, ist er auch in der Lage zu einem gemächlichen Beischlaf. Schafft er es, problemlos Treppen zu steigen, darf er sich im Bett wieder voll verausgaben.

## 33. Ich habe eine Brustamputation hinter mir. Mein Mann sagt, daß er mich immer noch begehrt. Aber wie kann er Spaß daran haben, mit einer unvollständigen Frau zu schlafen?

Sie sind keine »unvollständige« Frau. Sie sind eine Frau mit einer Brust und werden von Ihrem Mann geliebt.

Wut, Trauer und Angst nach einer Brustamputation zu empfinden ist durchaus verständlich. Um zu einem normalen Leben zurückzufinden, müssen Sie mit diesen Gefühlen fertigwerden. Verbitterung hilft nicht weiter.

Nicht die körperliche Konstitution, sondern die psychische Disposition macht unsere Sexualität aus. Sie kennen doch sicher Frauen, die, obwohl flachbrüstig und naturtrüb aussehend, sehr wohl von Männern begehrt werden. Frauen, die sich sexy fühlen, sind sexy. Was so simpel klingt, ist zutreffend.

Als der Autorin Deena Metzger vor einigen Jahren eine Brust entfernt wurde, beschloß sie, ihre Erfahrungen zu dokumentieren und zu veröffentlichen. Ihre Narbe ziert die hübsche Tätowierung einer Weinranke. Sie schreibt:

Quer über die Brust, wo das Skalpell geschnitten hatte, verlief eine dünne rote Spur, aber jetzt windet sich um diese Narbe eine Ranke vom Arm bis zum Herzen.

Ich habe manche Narben verwunden.

Ich habe meine Brust mit derselben Sorgfalt entworfen wie ein inspiriertes Manuskript.

Vielleicht ziehen Sie ja auch die Möglichkeiten der plastischen Chirurgie in Betracht, was aber ein sehr viel komplizierteres Unterfangen ist.

## 34. Ich bin aufgrund eines Autounfalls querschnittsgelähmt und an den Rollstuhl gefesselt. Muß ich für den Rest meines Lebens auf Sex verzichten?

Nicht, wenn Sie Sex wollen. Behinderungen, die die Bewegungsfähigkeit beeinträchtigen, beeinträchtigen nicht die Libido. Wenn nach einem Unfall oder nach einer Krankheit das sexuelle Verlangen abgenommen hat, ist dafür meistens Wut, Angst, Verbitterung, Niedergeschlagenheit oder Fehlinformation die Ursache.

Behinderung vermindert weder das Bedürfnis nach, noch die Fähigkeit zur Zuneigung, Leidenschaft, Abenteuerlust und Verspieltheit. Versuchen Sie also getrost, dies zum Ausdruck zu bringen, und zwar auf eine Art und Weise, die Ihnen genehm und angemessen ist.

Andererseits können Krankheiten, Unfälle oder chirurgische Eingriffe, die das Nervensystem verletzt haben, zu einer teilweisen oder gar völligen Störung führen, was die Fähigkeit zum Orgasmus oder zur Erektion betrifft. Aber auch unter diesen Voraussetzungen kann Sexualität zur Entfaltung kommen. Entscheidend hierfür ist die Bereitschaft zum Experiment, zur Neudefinition von Sex und Befriedigung.

Lassen Sie sich nicht beirren durch Stimmen, die behaupten, daß Behinderte enthaltsam zu leben haben. In dem Kinofilm *Coming Home* weiß

Jon Voight in der Rolle eines Rollstuhlfahrers seiner Partnerin, gespielt von Jane Fonda, den aufregendsten Sex zu bieten, den sie je erlebt hat.

## 35. Ich habe nur noch einen Hoden und bin entsprechend verschüchtert. Gibt es Implantate, die dem Makel abhelfen, so daß ich mich wieder nackt sehen lassen kann?

Ja. Erkundigen Sie sich bei Ihrem Urologen nach näheren Informationen. Ich würde Ihnen jedoch dringend von diesem Vorhaben abraten.

Sie brauchen nicht befangen zu sein. Daß Sie nur einen Hoden haben, fällt doch überhaupt nicht auf. Und wen würde es kümmern? Ich hoffe, Ihr Arzt hat Ihnen erklärt, daß Ihre Männlichkeit und reproduktiven Möglichkeiten dadurch nicht eingeschränkt sind (es sei denn, Hormonwerte und Anzahl der Samenzellen wären bei Ihnen ungewöhnlich niedrig. Eine ärztliche Untersuchung kann darüber Aufschluß geben). Gleiches gilt für Männer, deren Keimdrüsen nicht in den Hodensack gesunken sind.

Sie haben die Wahl: Sie können Ihren kleinen Makel zu sexuellen und psychischen Problemen auswachsen lassen oder aber als gegeben hinnehmen wie Ihre Schuhgröße.

# 3. Menstruation und prämenstruelles Syndrom

Die Schulmedizin hat noch keine Lösung
für dein Problem gefunden.
Aber du kannst von Glück reden,
ich bin nämlich ein Quacksalber.
– ein Cartoon

## 36. Was genau ist die Menstruation?

Im Laufe eines Monats verdickt sich die Gebärmutterschleimhaut in Vorbereitung auf die Aufnahme eines befruchteten Eis. Findet keine Befruchtung statt – verschmilzt also keine Samenzelle mit dem Ei –, so wird die blutdurchtränkte Schleimhaut abgestoßen. Damit endet ein Zyklus.

Der Ausfluß, bestehend aus Blut, Gewebe und Sekreten, dauert über drei bis sieben Tage an und geschieht »in der Regel« alle achtundzwanzig Tage. Allerdings schwankt diese Zeitspanne von Frau zu Frau mitunter erheblich.

Die Menarche, das heißt die erstmalige Blutung, beginnt im Alter zwischen neun und sechzehn Jahren; der Durchschnitt liegt bei zwölf Jahren. In den Vereinigten Staaten ist der Trend festzustellen, daß das Durchschnittsalter sinkt. Die Geschlechtsreife setzt zunehmend früher ein. In vielen Kulturen wird die Menarche vorausgesehen und von feierlichen Initiationsriten begleitet. Bei uns jedoch verhüllt sich dieses Ereignis in Furcht und Ahnungslosigkeit. Es wäre besser, Jungen und Mädchen darauf vorzubereiten, sobald sie eingeschult werden.

## 37. Warum sind meine Perioden so unregelmäßig?

Für gewöhnlich vollzieht sich der Zyklus einer Frau in ungefähr gleichbleibenden Abständen. Zu unregelmäßigen Perioden kommt es häufig in jungen Jahren und vor der Menopause, dann nämlich, wenn die Produktion des Ovarialhormons, das die Menstruation reguliert, besonders stark schwankt. Streß (auch die Angst vor Schwangerschaft), Abmagerungskuren, erhebliche Gewichtsveränderungen und Krebserkrankungen können den Hormonfluß beeinflussen und zu unregelmäßigen Perioden führen. Frauen mit extremen Unregelmäßigkeiten sollten sich vom Gynäkologen untersuchen lassen.

## 38. Wieso bleibt meine Regelblutung manchmal für einen Monat aus?

Weil die Menstruation Ausdruck der Befindlichkeit insgesamt ist, kann eine ausbleibende Periode die verschiedensten Ursachen haben, zum Beispiel Streß, Tumore, hormonale Störungen, Erkrankungen im Genitalbereich und Unfruchtbarkeit. Mögliche Ursachen sind auch Magersucht, beträchtliche Gewichtsschwankungen, ein Übermaß an körperlicher Beanspruchung (viele Hochleistungssportlerinnen leiden unter chronischen Menstruationsproblemen) oder zuviel Alkohol, Nikotin usw.

## 39. Warum kommt es bei mir manchmal zu zwischenzeitlichen Blutungen?

Gelegentliche Blutungen (Schmierblutungen) außerhalb der Regel sind meist Folge von geringfügigen Hormonschwankungen und nichts, worüber Sie sich Sorgen zu machen brauchen. Sie kommen häufig vor bei heranwachsenden jungen Frauen, deren Zyklus sich noch nicht stabilisiert hat, oder vor der Menopause, wenn die Menstruation ausklingt.

Kommt es jedoch immer wieder zu Zwischenblutungen, sollten Sie sich ärztlich untersuchen lassen.

## 40. Warum habe ich während der Periode so starke Schmerzen?

Dysmenorrhoe, also schmerzhafte Regelblutung, ist eine der häufigsten gynäkologischen Beschwerden. Manche Frauen sind davon chronisch geplagt, aber sie kann auch nach vielen schmerzfreien Jahren unvermittelt auftreten. Als mögliche Ursachen wären unter anderem zu nennen: Blutstauungen, Entzündungen oder Kreislaufstörungen in Verbindung mit uterinen Muskelkontraktionen.

Lindernd wirken können Wärmflaschen, schmerz- oder krampfhemmende Medikamente und Massagen. Oft helfen auch entzündungshemmende Mittel oder die Pille, die jedoch unerwünschte Nebenwirkungen haben können. Viele Frauen berichten, daß eine Ernährungsumstellung zu erheblicher Schmerzerleichterung führt.

Masturbation und Sex, der zum Orgasmus führt, können ebenfalls Menstruationsschmerzen lindern, da sie Verkrampfungen lösen helfen und die Regelblutung begünstigen.

## 41. Was hat es mit dem prämenstruellen Syndrom auf sich? Gibt es so etwas überhaupt?

Ja. Das prämenstruelle Syndrom (PMS) ist weitverbreitet und ein durchaus reales Problem, unter dem Millionen von Frauen leiden. Dazu führen Störungen des hormonalen Gleichgewichts (Östrogen und Progesteron) in der letzten oder vorletzten Woche vor der Periode. Zu den beklagten Symptomen zählen Depressionen, leichte Reizbarkeit, Angstzustände, Migräne, Krämpfe, Schlaflosigkeit, Brustschmerzen, Rückenschmerzen und eine ausgeprägte Lust auf Süßigkeiten.

Frauen, die unter diesen durchaus ernstzunehmenden Beschwerden leiden, sollten nicht als hysterisch oder neurotisch bekrittelt werden, wie dies oft der Fall ist. Die überwiegende Mehrheit der Frauen, die davon betroffen sind, ist nicht weniger funktionsfähig als der Rest. In einem Artikel der Zeitschrift *Ms.* über die Olympischen Spiele stand zu lesen: Frauen haben in sämtlichen Phasen ihrer menstrualen Periode Goldmedaillen gewonnen und Weltrekorde erzielt.«

## 42. Was kann ich gegen mein PMS tun?

Bei vielen Frauen scheint das PMS ernährungsbedingt zu sein. Zu empfehlen ist ein Verzicht auf Koffein und Alkohol. Vermeiden Sie größere Mahlzeiten; nehmen Sie lieber im Tagesverlauf mehrere kleinere zu sich, wenig gesalzen, dafür reich an Proteinen, Kalzium und den Vitaminen B und C. Körperliche Bewegung kann ebenfalls hilfreich sein.

Überwunden werden kann das PMS letztlich nur durch die Menopause (was sich als Beispiel dafür werten läßt, daß die Natur einen ausgeprägten Sinn für Ausgleich hat).

## 43. Meine Schwester behauptet, sie sei während der Menstruation schwanger geworden. Das ist doch wohl unmöglich, oder?

Ungewöhnlich ist es schon, aber nicht unmöglich.

Normalerweise kommt es einmal im Monat zum Eisprung. Wird das Ei nach einer gewissen Zeit nicht befruchtet, stößt der Körper die unnötig gewordene Gebärmutterschleimhaut ab.

In seltenen Fällen jedoch kann während der monatlichen Ovulation ein zweiter Eisprung erfolgen. Da die weiblichen und männlichen Keimzellen bis zu zweiundsiebzig Stunden im Uterus überleben, kann es vorkommen, daß sie sich trotz der Menstruation halten, wenn diese entsprechend spät einsetzt. Kurz vor oder unmittelbar nach der Menstruation ist darum eine Befruchtung durchaus möglich.

## 44. Wie kann ich meine Töchter auf die erste Periode vorbereiten? Wann sollte ich sie darüber aufklären? Ich will sie nicht verängstigen.

Der Beginn der Menstruation, die sogenannte Menarche, liegt im Alter zwischen neun und sechzehn Jahren, durchschnittlich bei zwölf Jahren.

Sie ist der vorläufige Abschluß einer Entwicklungsphase, in der die Brüste schwellen sowie Scham- und Achselhaare wachsen.

Für ein junges Mädchen, das sich der Pubertät nähert, ist Aufklärung unverzichtbar. Unerwartete Blutungen können erschrecken und peinlich sein. Aufklärungsgespräche sollten Eltern mit ihrer Tochter führen, wenn diese etwa neun Jahre alt ist.

Zusätzlich zu den physiologischen Umständen einer Menstruation sollten folgende Punkte zur Sprache kommen:

- Mit der Menstruation bist du zur Frau herangewachsen, die Kinder kriegen kann.
- Zu Anfang der Menstruation kann es zu einem bräunlichen Ausfluß kommen. Was dann wie Blut aussieht, sind Gewebereste, die dein Körper nicht mehr braucht.
- Manche Leute machen viel Aufhebens um die Monatsblutung, oder sie tun ganz heimlich deswegen. Wir aber finden, daß sie etwas völlig Normales ist, eine natürliche Sache, zu der du uns jederzeit Fragen stellen kannst.

## 45. Ist es in Ordnung, mit einer Frau zu schlafen, die gerade ihre Menstruation hat?

Das können Sie halten wie der Dachdecker – nach Belieben. Allerdings wird eine Frau, die unter Krämpfen und Völlegefühl leidet, womöglich nicht die nötige Lust entwickeln.

Manche Leute haben praktische Bedenken gegen Sex während der Menstruation; hernach müßte eventuell die Bettwäsche gewechselt werden. Aber dagegen lassen sich Vorkehrungen treffen: Sie könnten einfach ein Handtuch aufs Bett legen oder ein Diaphragma benutzen. Das setzt natürlich voraus, daß Sie den Umstand der Blutung anerkennen und nicht etwa leugnen.

Auf einem ganz anderen Blatt stehen unterschwellige Vorbehalte. Sie sollten sich ehrlich fragen, ob und inwiefern Sie Anstoß nehmen. Besprechen Sie das Thema mit der Partnerin. Vielleicht wäre auch ein Beratungsgespräch mit dem Arzt angebracht.

Zur Zeit ist bei wechselnden Partnerschaften gerade während der Menstruation darauf zu drängen, Kondome zu verwenden.

## 46. Warum tun sich manche Religionen so schwer mit der Menstruation?

Der Historiker Gerald Larue stellt fest: »In der Bibel finden sich zahlreiche Anspielungen auf die Menstruation; sie sind samt und sonders abwertend.« Eine Frau wird während und in der Woche nach der Menses als »unrein« bezeichnet; gleiches gilt für jeden, der sie in dieser Zeit berührt. Im dritten Buch Moses (20,18) wird der Beischlaf während der Menstruation sogar als »schwere Sünde« bezeichnet, die – wie geschwisterlicher Inzest – durch Verbannung zu ahnden sei.

Menstruierende Frauen als unrein zu apostrophieren muß als Versuch zur Unterdrückung gewertet werden. Larue erwähnt, daß die römisch-katholische Kirche dieses alte Gesetz noch im Jahre 1970 bekräftigt hat, als es darum ging, Frauen den Meßdienst als Rezitatorinnen oder Kommentatorinnen zu verweigern.

Die biblische Radikalposition zum Thema Menstruation wurde von Männern etabliert, die in ihrem Urteil festgelegt waren durch jahrhundertealte Wertvorstellungen. Es scheint, daß sie Macht und Magie der Frauen fürchteten, die bluten können, ohne daran Schaden zu nehmen. Der Geschlechtsverkehr mit Frauen während der Menstruation mag auch deshalb tabuisiert worden sein, weil den jeweiligen Gemeinwesen besonders stark an Nachwuchs gelegen war.

Unsere heutigen Vorbehalte sind ein Erbe aus diesen Zeiten und drükken nach wie vor eine mehr oder weniger latente Abneigung gegen den weiblichen Körper aus. Sie schlägt sich unter anderem in einem massenhaften Angebot von Waren nieder, die geeignet sind, die normalen Körperfunktionen einer Frau zu kaschieren.

## 47. Was heißt Menopause?

Die Menopause ist das Aufhören der Regel in den Wechseljahren der Frau und signalisiert das Ende ihrer Reproduktionsfähigkeit. Die Eierstöcke stellen ihre Produktion von Hormonen und Eizellen allmählich ein. Damit fällt der zyklische Auf- und Abbau der Gebärmutterschleimhaut flach.

Bei den meisten Frauen tritt die Menopause oder das Klimakterium (griech.: Leitersprosse) im Alter zwischen vierzig und fünfundfünfzig ein.

Nach *Taber's Cyclopedic Medical Dictionary* erreichen 25 Prozent aller Frauen die Menopause mit siebenundvierzig, 50 Prozent mit fünfzig und 95 Prozent mit fünfundfünfzig Jahren. 30 Prozent verlieren ihre Geschlechtsreife durch die operative Entfernung der Eierstöcke im Alter von fünfzig Jahren.

Bei manchen Frauen setzt das Klimakterium plötzlich ein, bei anderen allmählich über einen Zeitraum von bis zu mehreren Jahren. Die Regelblutungen können dann von Monat zu Monat weniger oder die Zyklen immer länger werden.

Das Klimakterium ist oft begleitet von Hitzewallungen oder Kälteschauern (mitunter auch von beidem), Depressionen, Müdigkeit, Kopfschmerzen oder Schlaflosigkeit. Während dieser Übergangszeit kann es zum Austrocknen der Scheidenwand kommen. In dem Fall sind für einen schmerzfreien Geschlechtsverkehr Gleitmittel zu empfehlen.

## 48. Gibt es auch ein männliches Klimakterium?

Im Unterschied zu Frauen lassen sich bei Männern keine Wechseljahre klinisch-statistisch feststellen. Im Prinzip sind Männer zeugungsfähig bis ins hohe Alter.

Sie können jedoch im Alter zwischen fünfundvierzig und fünfzig Jahren klimakterische Symptome entwickeln. Mit der Produktion von Testosteron nimmt auch häufig die Lust auf Sex ab. Psychische Probleme treten oft auf, wenn Männer in diesem Alter mit jüngeren Geschlechtsgenossen zu konkurrieren versuchen, ob am Arbeitsplatz, beim Sport oder in der Liebe. Manche Männer stürzen dann in die sogenannte Midlife-Krise und erleben manische und/oder depressive Phasen, die sich häufig niederschlagen im Verlangen, den Beruf zu wechseln, neue Sexinteressen zu entwickeln oder gar das ganze Leben zu verändern, was nicht selten zu Einbrüchen in der beruflichen Laufbahn oder zu familiären Zerwürfnissen führt.

# 4. Verhütung

Manches mag besser,
manches schlechter sein als Sex.
Aber es gibt nichts,
was ihm gleichkäme.
– W. C. Fields

## 49. Wie geht man mit einem Kondom richtig um?

Ein Kondom muß unbedingt *vor* dem Koitus übergestülpt werden, weil die Tropfen an der Spitze eines erigierten Penisses voller Spermien sind (und eventuell auch voller Viren).

Das Anlegen eines Kondoms braucht nicht die Lust zu verderben, im Gegenteil. Die Franzosen zum Beispiel halten diesen Akt für einen der lustvollsten Augenblicke des amourösen Beisammenseins. Eine Frau kann ihrem Partner beim Applizieren des Gummis soviel Vergnügen bereiten, daß er von der Sache selbst kaum etwas mitbekommt. Praktisch orientierte Leute zucken mit den Achseln und beeilen sich, das vertrackte Ding überzustreifen, um das Liebesspiel möglichst schnell fortsetzen zu können.

Man (oder frau) drücke die Luft aus dem Reservoir an der Spitze des Präservativs und rolle das Gummi über den erigierten Penis wie eine Strumpfhose über den Fuß (und nicht wie eine Socke; soll heißen: das Kondom darf nicht vorher abgewickelt worden sein). Die an dieser Prozedur beteiligte Hand sollte nicht in Kontakt mit der feuchten Scheide oder dem feuchten Penis gekommen sein.

## 50. Warum gibt es so viele Sorten; sind nicht alle Gummis gleich?

Nein, der Gleichheitsgrundsatz gilt nur für die demokratisch verfaßten Anwender von Kondomen. Zum einen zählen amerikanische u. a. westliche Marken zu den dünnsten und verläßlichsten ihrer Art. Darum heißen sie in den westlichen Industrieländern »Gummis«, während in Rußland von »Galoschen« die Rede ist.

Kondome der neuesten Generation bieten eine Vielzahl von Auswahlkriterien. Einige Sorten sind mit einem Gleitmittel beschichtet oder mit Chemikalien (wie Nonoxynol-9), die Spermien und Krankheitserreger abtöten. Manche Gummis sind mit Noppen zur zusätzlichen Stimulation ausgestattet. Außerdem gibt es Kondomarten, die mit einem milden Adhäsionsmittel dafür sorgen, daß das Gummi nicht vom Penis rutscht.

Nach wie vor werden Kondome angeboten, die aus natürlichen Stoffen wie Latex oder Schafsdärmen hergestellt sind. Da solche Materialien aber relativ großporig sind und mikroskopisch kleine Erreger durchlassen könnten, ist von diesen Produkten abzuraten.

Kondome werden herkömmlicherweise nur in einer Konfektionsgröße angeboten. Seit einiger Zeit aber sind außerdem überlange Gummis auf dem Markt – wahrscheinlich für besonders großspurige Herren. Daß Miniausführungen nur wenig Absatzchancen hätten und darum auch nicht zum Verkauf stehen, wird wohl kaum verwundern.

## 51. Warum wird empfohlen, zusätzlich zu Gummis Schaumspray zu verwenden?

Empfängnisverhütendes Schaumspray schützt vor Spermien (aber auch vor Keimen), die in die Scheide gelangen können, wenn das Kondom undicht ist oder verrutscht.

## 52. Warum sträuben sich Männer so gegen den Gebrauch von Kondomen?

Nicht alle Männer sträuben sich. Die klügeren bestehen zum Teil sogar darauf.

Aber in der Tat, die Abneigung gegen Kondome ist unter Männern weitverbreitet und ihnen ebenso schwer auszutreiben wie andere Männlichkeitsattitüden.

Männer erlernen ihre traditionelle Rolle in der Jugend. Sie bekommen zu hören, daß der Gebrauch von Kondomen das sexuelle Vergnügen mindert, wie ein Regenmantel den Spaß unter der Dusche. Das gängigste Vorurteil ist, daß echte Männer die lästigen Dinger ablehnen und daß außerdem Frauen für die Verhütung zuständig sind.

Tatsächlich reduzieren Kondome ein wenig die Empfindsamkeit des Penis. Außerdem können sie bei heftigen Bewegungen abgleiten. Als nachteilig empfunden wird auch der Umstand, daß sie nach der Ejakulation möglichst bald entfernt werden sollten. Schüchterne Männer werden sich bei der Handhabung von Gummis ungeschickt anstellen.

Der Widerstand vieler Männer gegen Kondome ist jedoch, wie es scheint, nicht nur praktisch motiviert. Ich vermute, daß auch die uneingestandene Angst dahintersteckt, beim Aufsetzen des Gummis die Erektion verlieren zu können. Hinzu kommt die Sorge, daß einer Frau darüber womöglich die Lust vergeht.

## 53. Wie bringe ich den Mann dazu, ein Kondom zu benutzen?

Herkömmlicherweise über höfliche bis flehentliche Bitten oder Drohungen. Aber auch wenn Sie damit Erfolg haben, bleibt oft sowohl für Sie wie auch für den Partner ein ungutes Gefühl zurück, das den intimen Austausch nicht gerade begünstigt.

Der Gebrauch des Kondoms sollte nicht ausschließlich eine Sache des Mannes sein, sondern beide Seiten engagieren nach dem Motto: »Wir machen das gemeinsam.« Wir machen das, um kein gesundheitliches Risiko einzugehen und um eine ungewollte Schwangerschaft auszuschließen. Mit dem Kondom läßt sich beides unter einen Hut bringen.

Wir gebrauchen das Kondom nicht etwa deshalb, weil ich dir unterstelle, eine schmutzige, gedankenlose Person zu sein, die mich mit einer Krankheit anstecken könnte. Ich will mich lediglich entspannt und frei fühlen, wenn wir miteinander schlafen, und ein Kondom verhilft mir dazu. Das ist doch auch in deinem Sinne, oder?

## 54. Woran merkt man, daß ein Kondom geplatzt ist? Was wäre zu tun, wenn so etwas passiert?

Während des Geschlechtsverkehrs sollte in Abständen immer wieder überprüft werden, ob das Gummi richtig sitzt und nicht gerissen ist. Langen Sie mit zwei Fingern hin und überprüfen Sie das obere Ende des Kondoms.

Halten Sie nach der Ejakulation das Gummi am Penis fest, um beides dann zusammen herauszuziehen. Vergewissern Sie sich, daß das Ejakulat in der Kondomspitze gesammelt ist.

Wenn Sie glauben, daß ein Leck entstanden oder daß beim Herausziehen Sperma in die Nähe der Scheide geraten ist, sollten Schaumsprays, Salben oder Gels zum Einsatz kommen, und zwar sofort danach. Darum empfiehlt es sich, solche Mittel jederzeit zur Hand zu haben. Die Frau sollte keinesfalls einen Irrigator verwenden, weil dadurch das Sperma noch tiefer in die Vagina gespült werden könnte. Falls die nächste Periode ausbleibt, sollte sie zum Arzt gehen.

## 55. Ich bin verwirrt. Ist die Pille nun sicher oder nicht?

Was für alle pharmazeutischen Mittel zutrifft, gilt auch für die Pille: Sie wirkt bei bestimmten Personen unter bestimmten Umständen. Am sichersten ist sie bei gesunden Frauen unter dreißig, die nie geraucht haben. Verantwortungsvolle Ärzte werden sie jedoch all jenen Frauen vorenthalten, die an Krebs erkrankt waren oder sind, an Funktionsstörungen des Herzens leiden oder abnormal starke Regelblutungen haben.

Es gibt mittlerweile ein breites Angebot an Verhütungspillen mit unterschiedlicher hormoneller Zusammensetzung und Dosierung. Jede Frau muß für sich selbst herausfinden, ob die eine oder andere Pille verträglich und sicher ist.

Die Geburtenkontrolle per Pille hat viele Vorzüge. Sie mindert Dauer und Heftigkeit der Menses, schützt vor Akne, verringert Schmerzen bei der Ovulation und verhindert in vielen Fällen, daß Krankheiten, die durch Geschlechtsverkehr übertragen werden können, auf Uterus und Eileiter übergreifen. Forschungsergebnisse lassen vermuten, daß Verhütungspillen das Risiko von entzündlichen Unterleibserkrankungen herabsetzen. Andererseits hemmen sie die Wirkung von Antibiotika. Hochdosierte Östrogenpräparate können die Empfänglichkeit für Pilzbefall begünstigen.

Statistisch gesehen, bergen Schwangerschaft und Geburt bei einer durchschnittlichen Frau höhere Gesundheitsrisiken als die Einnahme von Verhütungspillen.

## 56. Wie pflege ich mein Diaphragma?

So sorgfältig wie zum Beispiel Ihre Kontaktlinsen, wenn Sie denn welche haben. Das Diaphragma sollte in einem geeigneten Behältnis aufbewahrt werden, nach jedem Gebrauch gründlich gewaschen, mit einer Prise Maisstärke oder ähnlichem bestäubt und regelmäßig auf Undichtigkeiten hin überprüft werden. Verwenden Sie keine ölhaltigen Produkte (wie zum Beispiel Vaseline), denn das schadet dem Gummimaterial. Auf jeden Fall sollte das Diaphragma mindestens alle zwei Jahre ausgetauscht werden.

Wenn Sie eine Geburt hinter sich oder mehrere Kilo ab- bzw. zugenommen haben, sollten Sie vom Arzt überprüfen lassen, ob Ihr Diaphragma auch dann noch richtig sitzt.

## 57. Was ist eine Zervixkappe?

Sie ist mit dem Diaphragma vergleichbar, aber erheblich kleiner, sieht aus wie ein Fingerhut und wird über den Gebärmutterhals gestülpt. In Europa schon seit langem in Gebrauch, wurde sie in Amerika erst 1988 zugelassen. Diese Kappe ist mit einem spermiziden Gel beschichtet und braucht nur während der Menstruation entfernt zu werden. Das ist der Grund, warum sie von vielen Frauen dem Diaphragma vorgezogen wird.

Die Zervixkappe muß vom Arzt angepaßt werden. Ihre empfängnisverhütende Wirkung läßt – ähnlich wie die des Diaphragmas – ein 15prozentiges Restrisiko offen.

## 58. Was genau ist unter der sogenannten Rhythmusmethode zu verstehen?

Die Rhythmusmethode ist ein Versuch der Schwangerschaftsvermeidung durch Beschränkung des Geschlechtsverkehrs auf vermeintlich »sichere« Tage im Zyklus der Frau. Die Berechnung muß folgendes berücksichtigen: Zum Eisprung kommt es normalerweise zwischen dem sechzehnten und zwölften Tag vor Beginn der Menstruation. Sperma bleibt bis zu zweiundsiebzig Stunden befruchtungsfähig. Eine reife Eizelle löst sich nach vierundzwanzig Stunden auf. Zieht man noch ein, zwei Tage zur Sicherheit ab, bleiben im Monat rund zweieinhalb Wochen, in der auf Verhütungsmittel verzichtet werden könnte.

Problematisch an dieser Methode ist, daß der Zeitpunkt der Ovulation und Menstruation kaum auszurechnen ist. Zu Unregelmäßigkeiten führen unter anderem Streß, Ernährung, Krankheit oder auch das Wetter. Außerdem würde diese Methode eine Disziplin und Zurückhaltung voraussetzen, die viele Menschen auf Dauer nicht aufzubringen vermögen.

Für die meisten Paare ist diese Art von Empfängnisverhütung allzu riskant. Anwender der Rhythmusmethode könnten auch »Eltern« genannt werden.

## 59. Wie läßt sich mit dem Fieberthermometer verhüten?

Der im Laufe einer Periode auf- und absteigende Hormonspiegel im Körper einer Frau ist von geringfügigen Temperaturschwankungen begleitet. Kurz vor der Ovulation geht die Temperatur ein wenig zurück und steigt dann während der nächsten drei Tage langsam wieder an. Wenn eine Frau tagtäglich ihre Temperatur mißt, und zwar morgens, bevor sie das Bett verläßt, können diese Veränderungen, die erhöhte Empfängnisbereitschaft signalisieren, tatsächlich registriert werden.

Aber auch diese Methode ist nicht nur wenig zuverlässig, sie erfordert außerdem sehr viel Aufwand und Kontrolle, ein geregeltes Leben und einen kooperativen Partner.

## 60. Wie funktionieren Pessare? Sind sie zu empfehlen?

Das moderne IUCD (intrauterines Empfängnisverhütungsmittel) wurde 1909 entwickelt; doch es gab schon Jahrhunderte zuvor ähnliche Mittel zur Geburtenkontrolle bei Mensch und Tier (zum Beispiel bei Kamelen).

Ein sterilisiertes kleines Plastikstück, das die Form einer Spirale, einer Schleife oder eines Ringes haben kann und mit einem etwa drei Zentimeter langen Faden versehen ist, wird in den Gebärmutterhals eingeführt. Die Wirkungsweise ist zwar nicht völlig geklärt, aber es scheint, daß die Fremdkörper im Uterus eine chemische Veränderung der Schleimhaut hervorrufen, die einer Befruchtung entgegenwirkt.

Mittlerweile raten die meisten Ärzte von diesen Mitteln ab, da ein erhöhtes Risiko für Unterleibsentzündungen und Eileiterverletzungen festzustellen ist, die zur dauerhaften Unfruchtbarkeit führen können. Frauen mit häufig wechselnden Geschlechtspartnern und diejenigen, die schon einmal eine Eileiterschwangerschaft hatten, sollten auf Pessare ganz und gar verzichten.

Suchen Sie fachkundigen Rat, falls Sie ein solches Mittel in Erwägung ziehen.

## 61. Bei wem liegt die Verantwortung für Verhütung – beim Mann oder bei der Frau?

Sie haben nur A und B genannt; die richtige Antwort lautet »C«.

An der sexuellen Liebe haben beide Partner Vergnügen; beide sollten und können gleichwohl informiert sein über Empfängnisverhütung und darum auch zu gleichen Teilen Verantwortung tragen.

Sowohl der Mann als auch die Frau sollten jeweils von sich aus auf ungeschützten Geschlechtsverkehr verzichten. Diese prinzipielle Entscheidung ist bereits zu Anfang der Beziehung fällig und sollte auf Dauer Gültigkeit haben. Alles weitere kann nur noch eine Frage der Art und Weise von Verhütung sein.

## 62. Ich befürchte, unfruchtbar zu sein. Was soll ich tun?

Es gibt zwei Möglichkeiten zur Prüfung der eigenen Fruchtbarkeit: klinische Tests oder ungeschützter Geschlechtsverkehr. Tests werden von einem Arzt durchgeführt. Bei Männern beginnt man damit, die Samenzellen zu zählen; das bedeutet, der Patient muß in ein Glas onanieren. Bei Frauen wird der Ovulationsprozeß untersucht; dazu muß allmorgendlich die Körpertemperatur gemessen werden, und zwar gleich nach dem Aufwachen.

All denjenigen, die nicht möglichst bald für Nachwuchs sorgen wollen, ist davon abzuraten, durch ungeschützten Geschlechtsverkehr die eigene Fruchtbarkeit zu testen. Doch leider gibt es immer noch viel zu viele, die es ganz genau wissen wollen, ohne die Folgen mit eingeplant zu haben.

## 63. Sterilisation klingt so endgültig, so klinisch. Wie kann man sich dazu überhaupt durchringen?

Ich gebe Ihnen recht; Sterilisation ist kein schönes Wort. Es ruft Bilder von Laboratorien, medizinischen Instrumenten und wehrlosen Versuchstieren hervor. Aber Vasektomie oder Tubenligatur klingt auch nicht viel hübscher.

Mehr als zwölf Millionen Amerikaner haben sich sterilisieren lassen; damit ist Sterilisation in den Vereinigten Staaten die Verhütungsmethode Nummer eins. Sie ist hundertprozentig sicher und hat keinerlei Nebenwirkungen.

Die Endgültigkeit dieser Maßnahme trägt zu ihrem Reiz bei. In der Sterilisation liegt die Chance, bewußter und selbstbestimmter zu leben. Eine Entscheidung dazu setzt allerdings Reife voraus, denn es geht um Entweder-Oder. Viele Paare entschließen sich zur Sterilisation, wenn die Familie eine bestimmte Größe erreicht hat. Andere sind von vornherein entschlossen, kinderlos zu bleiben. Wie dem auch sei, ein solcher Eingriff markiert einen Wendepunkt im Leben der betroffenen Person. Verantwortungsvolle Ärzte führen darum die Operation nur dann aus, wenn sich der Patient oder die Patientin vorher ausführlich hat beraten lassen.

## 64. Ist die Sterilisation tatsächlich unwiderruflich?

Die Mikrochirurgie ist mittlerweile so weit fortgeschritten, daß sich heutzutage eine Sterilisation in der Tat wieder rückgängig machen läßt. Dazu ist aber ein größerer Eingriff nötig und stationäre Behandlung im Krankenhaus. Die Kosten sind entsprechend hoch.

Auch eine komplikationslose Operation kann jedoch nicht garantieren, daß Zeugungs- oder Empfängnisfähigkeit in vollem Umfang wiederhergestellt ist. Die Erfolgsrate einer rückgängig gemachten Vasektomie liegt zwischen 18 und 60 Prozent, bei einer rückgängig gemachten Tubenligatur zwischen 20 und 90 Prozent. Ironischerweise kann die Narbenbildung infolge des Eingriffs wiederum zur Unfruchtbarkeit führen. Darum sollte jeder, der eine Sterilisation vornehmen läßt, fest und auf Dauer zu dieser Entscheidung stehen.

## 65. Warum halten viele Religionen Geburtenkontrolle für sündhaft?

Nach den Dogmen vieler Religionen gilt Sexualität ausschließlich der Vermehrung. Verhütung ist in diesem Sinne amoralisch. Diese Wertung stammt aus Zeiten, in denen Gemeinschaften nach Zuwachs strebten.

Das Christentum entwickelte etwa im dritten Jahrhundert einen ausgeprägten Argwohn gegen jede Form von Lust und Vergnügen. Religionswissenschaftler konstatieren, daß diese Haltung weniger theologisch als politisch begründet war. Da Geburtenkontrolle den Lustaspekt der Sexualität begünstigt, wurde sie als sündig abgestempelt.

Die meisten Menschen erleben heutzutage Sexualität kaum mehr unter dem Vorsatz des Kinderkriegens, was die Zahlen zur Geburtenkontrolle bestätigen: Die überwiegende Mehrheit der Menschen in den westlichen Industriestaaten (einschließlich der Katholiken) verwendet Verhütungsmittel. Obwohl die Kirche nach wie vor in dieser Sache maßregelt, sind nur noch sehr wenige ihrer Anhänger der Meinung, daß Geburtenkontrolle eine Sünde sei.

## 66. Stimmt es, daß in manchen Ländern Abtreibung eine legitime Form der Geburtenkontrolle ist?

In der ehemaligen Sowjetunion, wo Kondome und Verhütungspillen nicht überall und in ausreichender Menge erhältlich sind, bleibt vielen Familien nur die Abtreibung als Maßnahme zur Geburtenkontrolle.

Wenn man den vorliegenden Statistiken glauben kann, läßt durchschnittlich jede GUS-Bürgerin im Laufe ihres Lebens mehr als ein Dutzend Schwangerschaftsabbrüche an sich vornehmen.

Laut jüngsten Zeitungsmeldungen beliefert eine Moskauer Klinik pharmazeutische Unternehmen im Westen mit Zellgewebe, das aus abgetriebenen Föten gewonnen und unter anderem zu Frischzellenpräparaten weiterverarbeitet wird. Soviel zum doppelten Boden unserer Moral.

# 5. Altern

An mir ist noch alles dran wie vor zwanzig Jahren –
nur etwas tiefer.

– Gypsy Rose Lee

## 67. Mit welchen sexuellen Veränderungen muß ich rechnen, wenn ich auf die Fünfzig zugehe?

Prinzipiell lassen sich die Veränderungen in zwei Kategorien unterscheiden. Zum einen nehmen die meisten sexuellen Körperfunktionen ein wenig ab; zum anderen verändern sich unsere sexuellen Interessen und Bedürfnisse.

Männer bemerken den funktionellen Rückgang daran, daß Erektion und Ejakulation mehr Zeit beanspruchen und daß sie anfälliger sind für Müdigkeit, Emotionen und Ablenkungen. Die Ejakulation ist weniger kraftvoll und ergiebig. Bei der Frau kommt es hauptsächlich zu hormonellen Veränderungen. So kann zum Beispiel die Empfindlichkeit der Brust nachlassen und die vaginale Schleimhaut trockener werden.

Bei vielen älterwerdenden Menschen beiderlei Geschlechts verändert sich das sexuelle Verlangen. Bei manchen nimmt die Libido zu, bei anderen wiederum nimmt sie ab. Wie der oder die einzelne reagieren wird, ist nicht vorherzusehen.

Diese Veränderungen machen ein Umdenken nötig im Hinblick auf Sexualität. Für viele ältere Menschen verliert der Koitus an Bedeutung, während andere Aspekte in den Vordergrund treten, zum Beispiel Schmusen, Küssen oder Petting.

Allgemein läßt sich sagen, daß altersbedingte Veränderungen weniger als Verlust aufgefaßt werden sollten, sondern vielmehr als Chance, neue Möglichkeiten der Sexualität erforschen und zum Ausdruck bringen zu können.

## 68. Verändert sich das sexuelle Interesse bei älterwerdenden Männern und Frauen in gleicher Weise?

Das hängt ganz von der jeweiligen Frau und dem jeweiligen Mann ab. Es sind unter einzelnen Männern wie unter einzelnen Frauen sehr viel größere Unterschiede auszumachen als zwischen den Geschlechtsgruppen. Bei manchen Paaren gehen die sexuellen Neigungen im Alter auseinander, bei anderen aber vollziehen sich die Veränderungen, wie immer sie geartet sein mögen, im Gleichklang miteinander.

## 69. Wo liegt die Altersgrenze für ein normales sexuelles Funktionieren? Ab wann kann von Sex im eigentlichen Sinne nicht mehr die Rede sein?

Formulieren Sie die Frage, wie Sie wollen, die Antwort bleibt stets dieselbe: Es gibt keine Altersbegrenzung für »sexuelles Funktionieren«. Wer bei guter Gesundheit ist, kann bis ins hohe Alter sexuelles Verlangen und Freude am Sex haben. Es gibt keinen Grund, davon abzusehen.

Den »eigentlichen Sinn« von Sexualität persönlich und kreativ zu füllen ist ein lebenslanges Projekt. Daß dieser Sinn im zunehmenden Alter immer wieder neu zu definieren ist, sollte als Herausforderung verstanden werden, nicht als Unbill. Im *Starr-Weiner Report* gab mehr als ein Drittel aller Befragten über sechzig an, daß ihr Sexleben besser denn je sei. Wollen Sie mit diesen Leuten darüber streiten, wie Sex zu definieren ist?

## 70. Mich stört es, wenn allenthalben dazu aufgerufen wird, bis ins hohe Alter sexuell aktiv zu sein. Kann ich nicht mal ausruhen, einen Lebensabschnitt lang frei sein von sexuellen Handlungen und Gedanken?

Natürlich, wenn Ihr Partner derselben Meinung ist, oder wenn Sie alleinstehend sind.

Sex sollte keine Verpflichtung sein wie die Pflege der Zähne. Er ist vielmehr Teil der Lebensfreude – wenn auch nicht für jeden gleichermaßen. Viele Leute haben einfach keinen Gefallen daran. Sie sind womöglich traumatisiert, hatten vielleicht einen ungeschlachten Partner oder ein entfremdetes Verhältnis zum eigenen Körper. All diesen Leuten kann ich nur raten: Ignorieren Sie, was Ihnen die Öffentlichkeit in Sachen Sex einzuflüstern versucht. Verhalten Sie sich nach eigenem Gutdünken, und wenn Sie auf Sex verzichten wollen, tun Sie es.

Wenn aber Ihr Partner andere Wünsche und Vorstellungen hat, scheint mir ein schwerwiegendes Beziehungsproblem vorzuliegen. In dem Fall würde ich vorschlagen, bei Therapeuten oder Eheberatern Hilfe zu suchen.

## 71. Ich bin ein älterer Mensch und frage mich: Trifft auch in sexueller Hinsicht zu, daß »wer rastet, der rostet«?

Während der sechziger Jahre wurde in Amerika der Slogan publik: »Use it or lose it.« Die Alternative, daß man seine Geschlechtsteile benutzt oder aber verliert, ist natürlich nicht wörtlich zu nehmen. Der Spruch wurde geprägt, um mittelalte (und ältere) Menschen zu ermutigen, sexuell aktiv zu sein. Forschungsergebnisse hatten gezeigt, daß ein positives Verhältnis zur Sexualität, in jüngeren Jahren entwickelt, von Bestand bleibt bis ins hohe Alter.

»Use it or lose it« sollte bedeuten: »Sex im Alter geht in Ordnung. Setze fort, was du in jungen Jahren praktiziert hast. Es ist nicht nötig, langsamer zu treten aufgrund der Vorstellung, man müsse sich auf ein sexfreies Alter vorbereiten.«

Heutzutage, Ende der neunziger Jahre, wird über dieses Thema schon differenzierter gesprochen, aber die Grundaussage ist gleichgeblieben: Wer beizeiten Freude an der Sexualität entwickelt, sie zum Bestandteil seines Lebens macht und positive Werte daraus ableitet, wird auch im Alter aller Wahrscheinlichkeit nach sexuelle Befriedigung erfahren.

In Beantwortung Ihrer Frage wäre also zu sagen: Sie brauchen sich nicht an irgendwelchen Maximen zu orientieren. Allerdings trifft auch für die Geschlechtsorgane zu, was für alle anderen Körperteile gilt: Sie sollten nicht vernachlässigt werden. Es sei Ihnen aber unbenommen, wenn Sie in dieser Hinsicht auch mal rasten wollen. Eine Wiederaufnahme sexueller Aktivität sollte nach längerer Abstinenz jedoch behutsam vonstatten gehen. Mehr zu diesem Thema später.

## 72. Wenn Sex im Alter angebracht ist, warum wird er dann so wenig praktiziert?

Die *Hite Reports* stellen fest, daß viele Menschen über vierzig (und bis zu achtzig Jahren) von sich sagen, mehr denn je Gefallen zu haben am Sex. Um nur zwei Beispiele anzuführen: Nach *Hite* praktizieren die Hälfte aller Männer und Frauen über fünfzig oralen Sex. Der Kinsey Report spricht davon, daß ein Drittel aller Personen über siebzig masturbiert bis zum Orgasmus.

Im Alter ab sechzig scheint weniger der physiologische Mechanismus als vielmehr die Qualität einer Beziehung ausschlaggebend zu sein für den Grund an sexueller Befriedigung.

Diejenigen, deren sexuelles Interesse nachläßt, geben dafür typischerweise folgende Gründe an:

- Soziale Erwartungen, die Ausdruck finden in Schimpfworten wie »dreckiger alter Mann«, in Witzen über Potenzschwächen alter Leute oder in brüskierenden Kommentaren seitens der erwachsenen Kinder;
- die Vorstellung des älteren Menschen, daß Sex in seinem Alter unschicklich sei;
- Schwierigkeiten, nach dem Tod des Ehepartners einen neuen Partner zu finden;
- ein durch Krankheit oder andere Umstände verhinderter Partner;
- permanente Sorgen um Geld oder Gesundheit;
- Mangel an Privatheit;
- Probleme bei der Neudefinition erotischer Liebe;
- der Glaube, daß Sex nie mehr so sein werde wie früher und darum nicht lohne;
- der Glaube, daß Masturbation abnormal oder gesundheitsschädigend sei.

Konkret läßt sich über das sexuelle Verhalten älterer Menschen nur wenig in Erfahrung bringen, denn in dieser Hinsicht verstecken sie sich wie Jugendliche aus Angst vor Mißbilligung oder Strafe.

## 73. Mit meiner Ehe ging es beständig bergab. Infolgedessen wurde auch der sexuelle Austausch immer weniger, und am Ende lief praktisch überhaupt nichts mehr. Ich bin inzwischen geschieden und möchte wieder sexuell aktiv werden, habe aber Angst davor. Wie kann ich wissen, ob ich noch funktioniere?

Lassen Sie mich zunächst auf die Bemerkung eingehen, daß »praktisch überhaupt nichts mehr« lief. Auch wenn es zwischen Ihnen und Ihrem Ehepartner nicht mehr zum Geschlechtsverkehr gekommen ist, werden Sie aller Wahrscheinlichkeit nach libidinös inspiriert gewesen sein, durch Phantasien, Masturbation oder auch nur durch ein angenehmes Schaumbad. Ich gehe davon aus, daß Sie zumindest in diesem Sinne sexuell aktiv geblieben sind.

Lange Phasen ohne partnerschaftlichen Geschlechtsverkehr können nicht zum Verlust sexueller Fähigkeiten führen. Vielleicht fühlen Sie sich unbeholfen, möglich auch, daß Sie manches vergessen oder inzwischen andere Vorlieben entwickelt haben. All das gilt es zu erforschen. Voraussetzung ist, daß Sie Zutrauen zu sich haben.

Was kann ich konkret an Hilfe anbieten? Versuchen Sie es nicht auf Teufel komm raus. Wählen Sie Formen des sexuellen Austauschs, die Ihrer Person und Situation angemessen sind. Lassen Sie den Körper sprechen und seine Bedürfnisse zum Ausdruck bringen.

Denken Sie daran: Was lange geruht hat, sollte erst allmählich und behutsam wieder in Schwung gebracht werden.

## 74. Ich bin neunundvierzig, er ist dreiunddreißig. Wir lieben uns seit über einem Jahr. Warum stoßen wir überall auf Kritik? Sind Sie auch der Meinung, daß diese Beziehung nicht halten kann?

Ich weiß nicht, was andere an Ihrer Beziehung auszusetzen haben. Aber halten wir Ihren Freunden und Verwandten zugute, daß sie womöglich besorgt sind und Sie vor Kummer bewahren wollen. Solche Überlegungen sind nicht von der Hand zu weisen.

Es kann allerdings auch sein, daß manche Kritik nur von Neid und Eifersucht motiviert ist. Ihr Beispiel fordert andere heraus, über das eigene Verhalten und Gutbefinden nachzudenken. Das tut keiner gern. Hinzu kommt, daß Ihre Beziehung ein Interesse an Sex bekundet. Leider reagieren viele mittelalte Leute irritiert auf solche Bedürfnisse.

Ob Ihr Liebesverhältnis andauert? Das läßt sich nicht vorhersehen. Wie alle Beziehungen, so wird auch die Ihre Stärken und Schwächen haben und sich nur durch fortwährendes Engagement behaupten können. Daß Sie Lust und Leidenschaft mit einbringen, macht die Sache leichter. Und gewiß wird es helfen, wenn Sie weniger auf Ihr Alter achten als auf die Gefühle füreinander.

## 75. Ich bin fünfundfünfzig und mache mir nichts vor: Gleichaltrige Männer sind, wenn überhaupt, nur auf jüngere Frauen aus. Was bleibt mir also?

Ich glaube, Sie machen sich wirklich was vor, denn Tatsache ist, daß es viele angejahrte Männer gibt, die gleichaltrige oder auch ältere Frauen begehren.

Versuchen Sie nur nicht, jüngere Frauen zu imitieren. Machen Sie aus sich das Beste. Was haben Sie anzubieten? Die Antwort auf diese Frage ist weit wichtiger als Ihr Alter.

Bedenken Sie auch, daß Sexappeal nicht von einem perfekten Körper ausgeht. Zugegeben, im Spiegel der öffentlichen Meinung wirken ältere

Menschen, insbesondere Frauen, nicht gerade sexy. Doch echte Anziehungskraft haben alle, die sich als attraktiv empfinden.

Wer würde sich nicht über das Älterwerden grämen? Niemand wird gern an seine Endlichkeit erinnert. Über Falten und graue Haare läßt sich nicht hinwegsehen. Aber das Äußerliche ist nur ein Teil der Person und verliert mit zunehmendem Alter an Bedeutung.

Wenn Sie das meiste aus Ihrer Sexualität zu machen wünschen, sollten Sie sich nicht verstellen. Schließen Sie Freundschaften. Befriedigen Sie sich selbst. Suchen Sie engeren Kontakt zu denen, die Sie interessieren. Und denken Sie daran: Nicht alle Männer sind auf »junge Dinger« aus. Die reiferen unter ihnen wünschen sich eine erfahrene Frau.

## 76. Meine verwitwete Mutter hat einen neuen Freund und wohnt bei ihm die meiste Zeit. Soll ich die beiden in einem Zimmer schlafen lassen, wenn sie mich besuchen?

Ja, ja, wie die Alten sungen, so zwitschern auch die Jungen. Den Kopf, den sich Ihre Eltern früher über Ihre Bettgeschichten machten, machen Sie sich heute in bezug auf Ihre Mutter.

Wahrscheinlich ist Ihre Mutter genauso in Verlegenheit wie Sie. Wenn Sie, Ihre Mutter oder Sie beide nicht akzeptieren können, daß sich die Libido nicht einfach in den Ruhestand abschieben läßt, dann sollten Sie, so traurig es ist, zwei separate Schlafzimmer freihalten. Die eigene Prüderie ist um Ausflüchte nie verlegen: Die Kinder sollen nichts davon wissen (wieso nicht?); es ist peinlich; das gehört sich nicht; so was macht doch einen schlechten Eindruck. In Wahrheit wollen wir nicht konfrontiert werden mit der elterlichen oder kindlichen Sexualität. Dahinter steckt die Furcht, sich der eigenen Sexualität zu stellen, und weil das mitunter unerquicklich ist, schauen viele von uns lieber weg.

Ob die beiden in einem Zimmer schlafen sollen? Wenn Sie es genau wissen wollen: ja. Wenn Sie aber lieber Ihre Gefühle unter Verschluß halten wollen, würde ich sagen: nein. In diesem Fall wäre es allerdings ratsam, die eigene Unsicherheit zuzugeben und auf Begründungen zu verzichten, die andere nur verletzen würden.

Es läuft darauf hinaus, daß wir genau die Typen sind, vor denen wir unsere Eltern immer gewarnt haben.

## 77. Ich bin ledig und fortgeschrittenen Alters. Ab wann kann ich auf Kondome zur Verhütung verzichten?

Niemals, es sei denn, Sie haben eine Vasektomie hinter sich oder eine Untersuchung, die ergeben hat, daß die Anzahl der Keimzellen in Ihrem Sperma für eine Befruchtung nicht ausreicht. Normalerweise produziert der Mann zeit seines Lebens Spermien – millionenfach. Er kann selbst dann noch Kinder zeugen, wenn ihm sonst nichts mehr gelingt.

Die Frau dagegen produziert nur während ihrer fruchtbaren Lebensphase reife Eizellen. Diese Phase endet für gewöhnlich Mitte Vierzig, wenn ihre Periode länger und länger wird. Eine Frau sollte bis zu einem Jahr nach der letzten Regelblutung Verhütungsmittel in der einen oder anderen Form verwenden.

Geburtenkontrolle ist natürlich nur dann notwendig, wenn Sie den Koitus vollziehen. Aber vielleicht erwägen Sie ja auch andere Möglichkeiten sexueller Ausdrucksweise. Bitte denken Sie jedoch daran, daß Kondome nicht zuletzt das Risiko der Ansteckung von Geschlechtskrankheiten herabsetzen.

## 78. Ich stehe kurz vor dem Klimakterium. Soll ich mir die Gebärmutter entfernen lassen? Würde Sex dadurch weniger interessant?

Die Menopause an sich macht eine Hysterektomie beileibe nicht notwendig.

Eine Hysterektomie ist die operative Entfernung des Uterus, mit oder ohne Gebärmutterhals. Dieser Eingriff führt zur Sterilität und zum Abbruch der Menstruation. Er hat keine Auswirkung auf den Ablauf der Menopause, da die Eierstöcke normalerweise erhalten bleiben.

Manche Frauen reagieren auf eine solche Prozedur mit psychischen und sexuellen Störungen; die Mehrheit jedoch hat keine Probleme damit. Viele Frauen behaupten sogar, daß die Hysterektomie ihre sexuellen Beziehungen günstig beeinflußt habe, da ihnen nun die Angst vor einer ungewollten Schwangerschaft abgenommen worden sei.

Eine Hysterektomie schützt vor möglichen und behebt akute Erkrankungen des Uterus, aber sie ist und bleibt ein gravierender Eingriff, der allzu oft unnötigerweise vorgenommen wird. Wie vor allen Operationen sollten auch in diesem Entscheidungsfall weitere ärztliche Gutachten eingeholt werden.

## 79. Meine Freundin hat ihre Menopause erreicht und sagt, daß ihr das nichts ausmache. Ist sie ein Sonderfall, oder tut sie nur so?

Die Menopause wirkt sich auf Frauen jeweils unterschiedlich aus. Während sich manche in dieser Zeit verstärkt mit Alter und Sterblichkeit konfrontiert sehen, empfinden andere Erleichterung darüber, daß sie nun von Verhütungssorge und Menstruationsbeschwerden befreit sind.

Zu letzteren zählt offenbar Ihre Freundin. Sie hat vielleicht eine günstige Veranlagung oder eine gelassene Haltung, die den Wechsel nicht dramatisch nimmt, sondern lediglich als einen weiteren Schritt auf einer noch weiten, interessanten Wegstrecke.

# 6. Sexuelle Gesundheit

Ein Arzt muß jahrelang studieren
und viele schlaflose Nächte durchstehen,
was seiner ersten Frau große Opfer
abverlangt.

– Roy G. Blount, Jr.

## 80. Kann die verordnete Einnahme von Medikamenten das Sexleben beeinflussen?

Das medizinische Wissen um sexuelle Nebenwirkungen von Medikamenten oder anderen Therapiemaßnahmen ist nach wie vor erschreckend gering, doch eines scheint klar zu sein: Eine Vielzahl der gängigen Medikamente kann sich tatsächlich in dieser Hinsicht nachteilig auswirken; dazu gehören insbesondere Arzneien zur Behandlung von Herzerkrankungen, Bluthochdruck, Arthritis, Krämpfen und Magen-Darm-Störungen.

Konkret bedeutet dies – der Reihenfolge nach: Beruhigungsmittel (wie Valium) können zur Lustlosigkeit führen, Antihypertonika (wie Propanolol) zu Erektionsproblemen, Psychopharmaka (wie Chlorpromazin) zu Ejakulationsproblemen, Antidepressiva (wie Tofranil) zu vermindertem Orgasmus oder Zytostatika (wie Leukeran) zu menstruellen Störungen bzw. Veränderungen an Hoden oder Brust.

Eine systematische Studie zu diesem Thema gibt es jedoch noch nicht. Nebenwirkungen zum Nachteil der Sexualität werden anscheinend weniger ernstgenommen, oder aber die Verantwortlichen scheuen davor zurück, diese Frage zu diskutieren. Die unbefriedigende Situation wird dadurch verschärft, daß Patienten ihre sexuellen Belange nur selten mit den Ärzten besprechen. So bleiben beide Seiten ignorant und befangen.

## 81. Mein Bruder behauptet, durch ein bestimmtes Medikament impotent geworden zu sein, was sich jedoch wieder legte, als ihm der Arzt ein anderes Präparat verschrieben hatte. Wie ist das möglich?

Wahrscheinlich gehört das zweite Präparat zu einer anderen Wirkstoffgruppe. Es kann durchaus sein, daß ein Organismus das eine nicht verträgt, das andere aber sehr wohl.

Ähnliches trifft auch auf eine Reihe von blutdrucksenkenden Medikamenten zu: Beta-Blocker, Kalziumantagonisten, ACE-Hemmer oder harntreibende Mittel. Die Einnahme des einen Medikaments kann Probleme hervorrufen, die des anderen wirkt womöglich wie erwünscht.

Die Moral der Geschichte: Wer ein Arzneimittel verordnet bekommt, sollte sich bei seinem Arzt oder Apotheker über mögliche sexuelle Nebenwirkungen informieren lassen. Ihr Bruder war offenbar so schlau; das Ergebnis spricht für sich.

## 82. Was soll das ganze Gerede über Gleitmittel? Wir sind manchmal so erregt, daß wir nicht mehr unterbrechen wollen. Mitunter ist auch einfach kein Gleitmittel zur Hand.

Die richtige Sekretbildung ist kein Luxus, sondern eine Frage der Gesundheit. Wenn sie nicht ausreicht, kann es an Vagina oder Penis zur Wundbildung oder gar zu Infektionen kommen.

Normalerweise sorgt das Vorspiel für eine hinreichende Produktion an Sekreten. Es reicht nicht, einfach nur Sex zu wollen oder dem Partner zu gefallen. Der Körper der Frau muß erst darauf vorbereitet werden, und das dauert mitunter bis zu einer halben Stunde.

Manche Frauen fühlen sich in dieser Hinsicht unter Druck gesetzt und glauben, reichlich sekretieren zu müssen, um damit ihre Weiblichkeit unter Beweis zu stellen. Andere meinen, daß, wenn der Wille da ist, auch der Körper für den Koitus bereit sei. Beides trifft nicht zu.

Viele Paare behelfen sich mit künstlichen Gleitmitteln. Ihr Beispiel sollte

Schule machen bei all denjenigen, die zu Hautreizungen neigen oder aufgrund mangelnder Sekretion bei der Penetration Schwierigkeiten haben. Ihnen rate ich, die auf dem Markt erhältlichen Mittel auszuprobieren.

## 83. Bilde ich mir nur ein, oder kann es tatsächlich sein, daß ich nach jeder überstandenen Erkältung eine vaginale Infektion bekomme?

Es spricht für Ihre Beobachtungsgabe, daß Sie einen solchen Zusammenhang vermuten. Die Erklärung dafür liegt womöglich in der Behandlungsmethode, die Sie gewählt haben, um die Erkältung auszukurieren.

Antibiotika lassen das bakterielle Gleichgewicht in der Vagina durcheinandergeraten; sie töten nämlich nicht nur die schädlichen, sondern auch die nützlichen Bakterien ab. So kann es zum Beispiel zur vermehrten Bildung von Sproßpilzen (z. B. Candida) in Mund oder Vagina kommen, zur sogenannten Hefeinfektion.

Um eine solche Infektion zu verhindern, sollten Sie das nächste Mal Ihre Erkältung ohne Antibiotikum zu kurieren versuchen. Oder nehmen Sie, sobald das Antibiotikum abgesetzt wurde, ein geeignetes Präparat ein, das eine vermehrte Pilzentwicklung unterbindet. Als Hausmittel hat sich Yoghurt bewährt. Streichen Sie damit zweimal täglich die Vagina ein. Eine Teelöffelmenge genügt. Yoghurt enthält nämlich selbst jene Bakterien, die auch in der Vagina vorkommen, und stellt die natürliche Genitalflora wieder her, die durch die Einnahme von Antibiotika gestört wurde.

In jedem Fall möchte ich Ihnen dringend von einer Spülung abraten. Wie schon an anderer Stelle bemerkt, schaden Irrigatoren mehr, als sie nutzen könnten.

## 84. Stimmt es wirklich, daß Preiselbeersaft gegen Blaseninfektionen hilft?

Unbearbeitete Preiselbeeren bewirken in dieser Hinsicht gar nichts. Es verhält sich vielmehr so: Preiselbeersäfte, wie sie in Geschäften zu kaufen sind, enthalten jede Menge Benzoesäure als Konservierungsmittel. Sie erhöht den Säuregehalt im Vaginalbereich und wirkt somit entzündungshemmend.

Sie könnten nun fragen: Warum hilft dann nicht auch Zitronensaft? Antwort: Der ist nicht sauer genug. Der relative Mangel an Zitronensäure kann sogar zu einer alkalischen Reaktion führen, die noch anfälliger für eine Infektion macht.

Wenn Sie eine Blasenentzündung haben, sollten Sie viel Wasser trinken, um entsprechend oft Wasser zu lassen mit dem Ziel, die Erreger auszuschwemmen.

## 85. Was versteht man unter einer Flitterwochen-Zystitis? Können auch Singles davon betroffen sein? Wie kommt es dazu?

Zystitis heißt Blasenentzündung, die auch auf die Urethra (Harnröhre) übergreifen kann. Auslöser sind Bakterien, die oft durch Geschlechtsverkehr übertragen werden.

Die Zystitis tritt sehr häufig auf, vor allem bei Frauen. Hauptsymptom ist ein dauernder Harndrang, unabhängig von der Notwendigkeit, Wasser lassen zu müssen. Zusätzlich kommt es zu brennenden Schmerzen. Ärzte verschreiben in der Regel Antibiotika. Aber wie wir gesehen haben (Frage 83), kann dies zu weiteren Problemen führen.

Von einer »Flitterwochen«-Zystitis ist die Rede, weil bei besonders häufigem Geschlechtsverkehr die Gefahr einer solchen Entzündung zunimmt. Ursache kann aber auch der Beischlaf nach längerer Abstinenz sein oder häufig wechselnde Partner.

Um Blaseninfektionen zu vermeiden, empfiehlt es sich, möglichst oft Wasser zu lassen. Dadurch werden die Erreger aus der Harnröhre geschwemmt. Trinken Sie also viel Wasser, am besten vor und nach dem Geschlechtsverkehr. Und verzichten Sie auf Chemikalien, die Vagina und Urethra reizen, auf Irrigator oder Intimsprays. Überdies rate ich dazu, gegebenenfalls Gleitmittel zu verwenden, damit beim Geschlechtsverkehr die Schleimhaut nicht wund gerieben wird.

## 86. Was ist die Prostrata? Warum haben ältere Männer so oft damit zu schaffen?

Mit Verlaub, es heißt »Prostata«, nicht »Prostrata«. Bemerkenswert, daß dieses Wort so oft falsch ausgesprochen wird.

Die Prostata ist eine etwa walnußgroße Drüse, die die männliche Harnröhre am Blasenausgang umschließt wie eine Faust, die einen Strohhalm gefaßt hält. Diese Drüse (auch Vorsteherdrüse genannt) produziert 95 Prozent des Ejakulats.

Schwillt eine erkrankte Prostata an (Prostatitis), kommt es zu einer Verengung oder mitunter sogar zum Verschluß des Blasenausgangs bzw. der Harnröhre. Das Urinieren ist dann schmerzhaft, wenn nicht gar unmöglich. In einem solchen Fall sollte sofort der Arzt aufgesucht werden. Liegt eine Infektion vor, können Antibiotika schnell Abhilfe schaffen.

Bei vielen Männern schwillt die Prostata mit dem Alter. Oft empfiehlt sich ein chirurgischer Eingriff, bei dem Gewebeteile abgeschabt werden, damit die Harnflüssigkeit wieder ungehindert abfließen kann. In schwerwiegenden Fällen, zum Beispiel wenn sich ein Tumor gebildet hat, muß die ganze Drüse entfernt werden.

Da nach herkömmlichen Operationsverfahren die Harnröhre in Mitleidenschaft gezogen wird, kommt es im nachhinein häufig vor, daß das Ejakulat nicht durch den Penis nach draußen abgeht, sondern in die Blase zurückweicht, was zwar unangenehm und gewöhnungsbedürftig ist, die Orgasmusfähigkeit aber nicht beeinträchtigt. In Ausnahmefällen führt der chirurgische Eingriff zu Erektionsproblemen, dann nämlich, wenn die Genitalnerven beschädigt wurden.

## 87. Ich finde es schrecklich, wie der Arzt meine Prostata untersucht. Was tut er eigentlich?

Normalerweise steckt er Ihnen einen Finger, der mit einem gleitfähigen Fingerling aus Gummi überzogen ist, in das Rektum, um die Oberfläche der Prostata nach Abnormitäten abzutasten. Das dauert nur wenige Sekunden. Seien Sie froh, daß Ihr Arzt gewissenhaft genug ist, einen solchen Test vorzunehmen.

Die Untersuchung bewirkt beim Patienten oft Erregung, Irritation und

Harndrang zugleich, was in dieser Kombination unangenehmer sein kann als der Eingriff als solcher. Mitunter kommt sogar eine Erektion zustande, was verständlicherweise als peinlich empfunden wird. Aber anstatt aus Verlegenheit zu schweigen, sollten Sie lieber mit dem Arzt darüber reden.

Wie dem auch sei, durch tiefes, langsames Ein- und Ausatmen können Sie das Unbehagen während dieser Untersuchung lindern.

## 88. Muß ein monogames Paar Regeln für sicheren Analverkehr beachten?

Allerdings, und zwar mehrere. Erstens sollten jede Menge Gleitmittel verwendet werden. Zweitens sind langsame, vorsichtige Bewegungen angezeigt, ist heftiges Stoßen zu vermeiden. Drittens sollte niemals auf den analen der vaginale Koitus folgen, ohne daß vorher Penis, Finger, Vibrator (oder was auch immer) gründlich gewaschen worden sind.

Der Analkoitus hat seine Kehrseiten (auch im erweiterten Sinne des Wortes). Es ist wahrscheinlich der Hauptübertragungsweg für HIV, das AIDS-Virus. Paare, die nicht strikt monogam sind, sollten darauf verzichten. Andererseits kann Analsex für beide Partner als Ausdruck höchster Intimität sehr stimulierend sein.

Analsex wird hierzulande von einer Minderheit praktiziert. Wenn er Ihnen nicht zusagt, denken Sie nicht weiter darüber nach. Anderenfalls, und wenn Sie nicht strikt monogam sind, rate ich dringend zur Verwendung eines Kondoms.

# 7. Geschlechtskrankheiten

Im Unterschied zur Liebe
währt Herpes auf Dauer.
– ein Glückskeks

## 89. Wie soll ich bei meinem Partner das Thema Geschlechtskrankheiten ansprechen?

So wie Sie alle wichtigen Themen ansprechen sollten – deutlich, direkt und mit Nachdruck. Entschuldigungen sind nicht nötig. Hüten Sie sich vielmehr vor Sexualpartnern, die über Gesundheit und Vorsorge *nicht* reden wollen.

Vielfach ist es einfacher, diese Themen außerhalb des Schlafzimmers zur Sprache zu bringen. Schaffen Sie eine Gelegenheit, die Ihnen angemessen erscheint. Geeignet wäre zum Beispiel ein Spaziergang im Park, eine Autofahrt oder ein gemeinsames Essen. Erklären Sie, daß es Ihnen nicht darum geht, sich vor einer gedankenlosen Person zu schützen, sondern vielmehr darum, Voraussetzungen für einen entspannten, ungetrübten erotischen Austausch zu schaffen. Einen beispielhaften Dialog finden Sie in Kapitel 18.

## 90. Ich habe mir eine Geschlechtskrankheit eingehandelt und kann kaum mehr in den Spiegel sehen. Ich fühle mich so schmutzig. Wer könnte an mir noch Gefallen haben?

Daß Sie sich »schmutzig« fühlen, zeugt von Angst und Unwissenheit. Es gibt keine mehr oder weniger schmutzigen Erkrankungen. Ihr Körper fällt eine solche Wertung gewiß nicht. Sie entstammt vielmehr stigmatisierenden Vorurteilen, die in der Öffentlichkeit grassieren.

Solange Sie sich schmutzig fühlen, werden Sie auch nur an solche Partner geraten, die entsprechend mit Ihnen umgehen. Suchen Sie lieber einen Therapeuten auf, eine Selbsthilfegruppe, oder informieren Sie sich durch geeignete Lektüre. Wenn Sie der eigenen Person Respekt entgegenbringen, werden Sie auch Menschen treffen, die über Ihre Krankheit hinwegsehen und Sie wertschätzen.

## 91. Zu welchem Zeitpunkt soll ich einem potentiellen Partner gestehen, daß ich eine Krankheit habe, die durch Sex übertragbar ist? Ich will verantwortlich sein, möchte aber niemanden verschrecken.

Einer neuen Bekanntschaft gleich zu Anfang sensible Details anzuvertrauen ist nicht unbedingt zu empfehlen. Es wäre allerdings ratsam, Sie klären den Partner auf, bevor beiderseits der Wunsch nach Sex wach wird. Das kann natürlich heikel sein, zumal viele gerade dann, wenn die Lust kommt, schüchtern und einsilbig werden.

Wenn Sie also spüren, daß es zu knistern beginnt, wäre es gut, dem anderen reinen Wein einzuschenken. Die meisten Menschen werden Ihre Offenheit zu würdigen wissen. Erklären Sie, daß Sie aufrichtig sein und freimütig informieren wollen, damit dem anderen Gelegenheit bleibt, eine freie Wahl zu treffen.

Ihr Ziel ist es, Kommunikation zu ermöglichen. Fragen Sie sich: Wann und wie würden *Sie* gern informiert werden.

## 92. Wie soll man den anderen am günstigsten nach seiner oder ihrer sexuellen Vergangenheit befragen?

Ratgeber zu »Safer-sex« bieten folgende Vorschläge zu diesem Thema an:

* sich entspannen,
* Fragen stellen,
* selbstbewußt sein,
* das persönliche Recht auf sicheren Sex in Anspruch nehmen.

Wenn Sie eine andere Person nach ihrer sexuellen Vergangenheit befragen, möchten Sie Informationen über allgemeines Verhalten und spezielle Praktiken in Erfahrung bringen, die für Ihre Gesundheit relevant sein könnten. Mit Neugier hat das nichts zu tun. Diskretion und Klarheit sind gleichermaßen notwendig. Zugegeben, die Sache ist nicht einfach.

Im folgenden sind einige Empfehlungen aufgelistet; die Reihenfolge ist unerheblich.

* Fragen Sie den Partner, was er oder sie unter dem Begriff »Sexuelle Vergangenheit« versteht.
* Sagen Sie deutlich, daß Sie nicht kritisieren oder urteilen wollen.
* Bringen Sie Ihre Sorgen und Bedenken zum Ausdruck.
* Machen Sie deutlich, daß diese Sorgen nicht durch die Person des anderen hervorgerufen werden, durch ihr Aussehen oder Benehmen etwa.
* Geben Sie zu, daß das Gespräch auch für Sie unangenehm ist.
* Bitten Sie den Partner um Vorschläge zur Entkrampfung des Gesprächs.
* Seien Sie offen, was die eigene Person betrifft, und ermutigen Sie den Partner, Fragen zu stellen.
* Bekennen Sie sich zu dem Wunsch nach Sexualität wie zu dem Bedürfnis, Informationen zu erhalten, mit deren Hilfe Sie entscheiden können, wie diese Ihren Vorstellungen entsprechend gestaltet werden soll.

## 93. Gibt es einen Zusammenhang zwischen Geschlechtskrankheiten und Sterilität?

Etliche Krankheiten, die durch Sex übertragen werden, verursachen in der Tat nicht nur Unannehmlichkeiten und Schmerzen, sondern führen mitunter auch zu Schädigungen der Reproduktionssysteme, oft ohne Kenntnis der Betroffenen.

Erkrankungen, die die Fruchtbarkeit beeinträchtigen oder gänzlich aufheben können, sind zum Beispiel Chlamydia, Gonorrhöe, manche Formen von Herpes oder andere Virusinfektionen wie etwa AIDS.

## 94. Was bedeutet *safe sex*? Worin besteht der Unterschied zu *Safer-sex*?

Unter *safe sex* sind alle sexuellen Spielarten zu verstehen, die den Austausch von Körperflüssigkeiten vermeiden; dazu gehören: gemeinsames Masturbieren, Telefonsex, ein genüßliches Mahl oder auch der Koitus von Partnern, die beide ohne Zweifel frei sind von ansteckenden Krankheiten.

Der Ausdruck *Safer-sex* steht für alle sexuellen Aktivitäten, die einen gewissen Riskikofaktor beinhalten, der von den Partnern zur Kenntnis genommen wird. Wie hoch das Risiko ist, läßt sich dabei nicht eindeutig bestimmen, auch nicht mit wissenschaftlichen Methoden. Zu solchen Aktivitäten zählen der kondomgeschützte Koitus sowie der Zungenkuß.

Viele unterscheiden nicht zwischen *safe* und *safer*; manche sagen *safe* und meinen *safer*. Zwar senken Latexkondome das Risiko einer Anstekkung um ein Erhebliches, doch sie garantieren nicht hundertprozentige Sicherheit, sind also nicht im eigentlichen Sinne *safe*.

## 95. Es scheint, daß ich mir ständig Pilzinfektionen einhandle. Wie kommt das?

Sproß- oder Hefepilze sind bei Frauen keine Seltenheit und machen normalerweise kaum Beschwerden. Unter bestimmten Umständen jedoch nehmen diese Pilze überhand und führen zu einer Infektion, die als Candida oder Moniliose bezeichnet wird. Sie verursachen eine dicklich weiße vaginale Absonderung, Juckreiz und Schwellungen. Bei infizierten Männern kommt es zu einer brennenden und juckenden Harnröhreninfektion.

Gründe für häufig auftretende Pilzinfektionen können Diabetes oder Schwangerschaft sein, das Einnehmen von Pillen zur Geburtenkontrolle oder Antibiotika, aber auch Diäten, die viel Milchprodukte, künstliche Süßstoffe oder Zucker beinhalten. Das Tragen enger Jeans oder Nylonstrumpfhosen, die wenig luftdurchlässig sind, können ebenfalls zur vermehrten Pilzbildung führen.

Eine Therapie dauert für gewöhnlich eine bis zwei Wochen und setzt Cremes, Tabletten oder Zäpfchen ein. Weil der Pilzbefall von einem Partner auf den anderen überspringen kann, sollten sich beide gleichzeitig einer Behandlung unterziehen und bis zur vollständigen Heilung Verzicht üben.

## 96. Was sind Chlamydien? Was ist daran so problematisch?

Chlamydien sind mikroskopisch kleine Organismen, die Uterus, Gebärmutterhals, Eileiter und Harnröhre (bei Männern wie bei Frauen) befallen, sich mitunter jahrelang darin aufhalten und die Reproduktionsorgane schädigen können. Symptome sind nicht immer festzustellen. Nur ein Drittel aller am Gebärmutterhals infizierten Frauen klagen über symptomatische Beschwerden. Dieser Umstand begünstigt die Übertragung auf den Partner.

Symptome sind unter anderem eitrige Ausscheidungen, Brennen und Harndrang. Laut Kinsey-Report von 1990 zählt die Infektion durch Chlamydien zu den häufigsten durch Sex übertragenen Krankheiten in den Vereinigten Staaten. Nach Schätzungen kommt es jährlich zu mindestens vier Millionen neuer Fälle.

Weil oft keine Symptome zu bemerken sind, wäre zu raten, daß sich jede sexuell aktive Frau jährlich auf Chlamydien untersuchen läßt, zumal es mittlerweile zuverlässige Tests gibt.

## 97. Was ist Herpes?

Herpes ist eine weitverbreitete Viruserkrankung. Sie verursacht eine Bläschenbildung der Haut und ist von grippeähnlichen Symptomen wie Kopfschmerzen, Fieber und Müdigkeit begleitet. Herpes kann behandelt, nicht aber geheilt werden. Wahrscheinlich sind Millionen von Menschen davon betroffen, ohne unter den genannten Symptomen zu leiden.

Herpes ist über lange Zeitabschnitte unauffällig und kommt nur gelegentlich zum Durchbruch (bei vielen ungefähr dreimal im Jahr). Aber leider kann der Virus auch im Latenzzustand übertragen werden.

Der Ausbruch meldet sich in der Regel mit einer oder mehreren kleinen Blasen im Umfeld von Penis oder Vulva. Diese Bläschen sind mit einer klaren, hoch infizierlichen Flüssigkeit gefüllt. Wenn sie platzen, bleibt eine schmerzhafte offene Wunde zurück, die, wenn sie geschont wird, nach fünf bis zehn Tagen verkrustet und verheilt.

Es scheint, daß Herpes eine sehr alte Krankheit ist und schon unter den Griechen, den Römern und zur Zeit Ludwigs XV. bekannt war.

## 98. Wann ist bei Herpes die Ansteckungsgefahr am höchsten?

Wenn sich bereits Bläschen ausgebildet haben. Riskant ist aber wohl auch das Frühstadium, wenn sich die ersten Juckreizungen bemerkbar machen. Ob darüber hinaus auch zu anderen Zeiten Ansteckungsgefahr besteht, ist unter Medizinern umstritten.

Zur Ansteckung kommt es leicht, sobald die infektiöse Flüssigkeit auf wunde Haut- oder Schleimhautstellen einer anderen Person trifft. Herpes kann aber auch durch Schwangerschaft und Geburt übertragen werden.

## 99. Worin besteht der Unterschied zwischen Herpes 1 und Herpes 2?

Diese Unterscheidung bezieht sich hauptsächlich auf den jeweiligen Sitz der Erkrankung. Obwohl beide Arten am ganzen Körper auftreten können, wird Herpes an den Lippen (Herpes labialis) meist dem ersten Typus zugerechnet, Herpes an den Genitalien (Herpes genitalis) dem zweiten Typus.

## 100. Was kann man gegen Herpes unternehmen?

Das Herpes-Virus steckt im menschlichen Nervensystem und reagiert auf Streß. Zur Vorbeugung und Behandlung empfehlen sich also Ruhe, Entspannungsübungen oder alles, was zum Abbau von Streß beiträgt, nicht zuletzt auch das Vermeiden von Ärger und Konflikten.

Speisen mit einem hohen Anteil an der Aminosäure Arginin scheinen einen Ausbruch zu begünstigen; darum ist es angezeigt, den Verzehr von Nüssen, Schokolade, Alkohol und Koffein einzuschränken. Vielen Betroffenen hilft das Mittel Aciclovir (Zovirax), um Dauer und Intensität eines Ausbruchs zu minimieren. Leider hat dieses Medikament die Nebenwirkung von Kopfschmerzen.

## 101. Was genau ist eigentlich AIDS?

AIDS steht für »*a*cquired *i*mmuno*d*eficiency *s*yndrome«, übersetzt: erworbenes Immunschwächesyndrom. »Erworben« bedeutet nicht etwa, daß dieses Syndrom vererbt würde; es wird vielmehr durch Infizierung übertragen. »Immunschwäche« heißt, das Abwehrsystem kann seiner Funktion zur Bekämpfung von Krankheiten nicht in vollem Umfang nachkommen. Der Begriff »Syndrom« bezeichnet das Zusammentreffen verschiedener charakteristischer Krankheitsbilder, wozu unter anderem Infektionen und ungewöhnliche Tumore gehören.

## 102. Wofür steht die Abkürzung HIV?

Für »*h*uman *i*mmunodeficiency *v*irus«. Die Abkürzung bezeichnet also das für die Immunschwäche verantwortliche Virus beim Menschen. Eine von diesem Virus infizierte Person wird auch als HIV-positiv apostrophiert. 50 Prozent aller HIV-Träger entwickeln das Immunschwächesyndrom innerhalb von fünf Jahren. Infizierte können das Virus aber auch schon dann übertragen, wenn es noch nicht zum Ausbruch der Krankheit gekommen ist.

## 103. Was ist ARC?

ARC ist die Abkürzung für »AIDS-*r*elated *c*omplex« (das Lymphadenopathie-Syndrom). Darunter werden all jene Symptome gefaßt, die HIV-Träger vor Ausbruch der Krankheit entwickeln können, zum Beispiel dauerhaft geschwollene Drüsen an mehreren Körperstellen.

Aus ARC wird AIDS, wenn die betroffene Person Tumore oder Infektionen bildet, die für Nicht-Infizierte ungefährlich wären.

## 104. Wie läßt sich feststellen, ob man AIDS hat?

Die meisten AIDS-relevanten Symptome treten auch in anderen Zusammenhängen bei Nicht-Infizierten auf: Müdigkeit, Gewichtsverlust, Durchfall, Nachtschweiß, Verwirrung. Weniger häufig sind weiße Flecken im Mund und rötlich-violetter Ausschlag auf der Haut oder Schleimhaut.

Eine Blutprobe erbringt den Nachweis. Ein solcher Test kann aber auch bestimmen, ob eine Person HIV-infiziert ist oder nicht; er sagt nichts über Ausbruch oder Verlauf der Erkrankung aus. Es dauert mehrere Monate, bis der infizierte Körper mit der Produktion von Antikörperchen reagiert (und die werden durch den Test ermittelt). Darum ist es erst drei bis sechs Monate nach einer Infizierung möglich, diese zu bestimmen.

Wenn also in dieser Zeit weiterhin ungeschützter Sex praktiziert wird oder unsaubere Injektionsnadeln zum Einsatz kommen, mißt der Test nicht den aktuellen Gesundheitszustand, sondern den, der einmal war.

## 105. Warum sind so viele homosexuelle Männer von AIDS betroffen?

Das ist längst nicht mehr der Fall. Es scheint allerdings zuzutreffen, daß in den ersten Jahren nach Bekanntwerden der Krankheit das Virus hauptsächlich durch Analverkehr übertragen wurde, also durch jene Sexualpraktik, die vor allem bei homosexuellen Männern beliebt ist. Dabei kann das feine Gewebe im Rektum reißen und das Blut des einen mit dem Samen des anderen in Kontakt kommen.

In Afrika ist die überwiegende Mehrzahl aller AIDS-Kranker heterosexuell. Steigender Drogenkonsum und häufig wechselnde Geschlechtspartner haben zu Beginn der neunziger Jahre in den westlichen Industrieländern dazu geführt, daß AIDS unter Heterosexuellen rapider zunimmt als bei Homosexuellen, zumal in homosexuellen Kreisen mittlerweile strenger auf *Safer-sex* geachtet wird.

## 106. Wie kann durch Drogenkonsum AIDS übertragen werden?

Häufig wird das AIDS-Virus durch Blut übertragen. Über eine Injektionsnadel, an der noch Blutreste einer infizierten Person kleben, kann der Erreger in den Blutkreislauf einer anderen Person gelangen.

Weil Injektionsnadeln teuer oder schwer zugänglich sind, ist es in Fixerkreisen üblich, die Nadel kreisen zu lassen. Zur sogenannten Risikogruppe gehören also nur diejenigen Drogenkonsumenten, die ihre Drogen intravenös spritzen und dabei gebrauchte Nadeln verwenden.

Drogen wie Alkohol, Marihuana und Kokain erhöhen das Ansteckungsrisiko nur indirekt und insofern, als sie enthemmend wirken, so daß im Rausch alle guten *Safer-sex*-Vorsätze mitunter aufgegeben werden.

## 107. Wie läßt sich AIDS behandeln?

Es gibt Medikamente, die das Immunsystem unterstützen und das Virus an seiner Ausbreitung hindern. Bei manchen AIDS-Patienten schlagen diese Medikamente mit gutem Erfolg an. Dazu zählt AZT (Azidothymidin). Es hat jedoch eine Reihe von Nebenwirkungen und muß für den Rest des Lebens eingenommen werden. Die Kosten für dieses Präparat belaufen sich auf etwa DM 15000 im Jahr.

Strenge Diät, möglichst viel Ruhe und sinnvoll veränderte Lebensgewohnheiten stärken das Immunsystem und tragen somit zur Verbesserung der Situation des Patienten bei.

## 108. Bilde ich mir bloß ein, oder trifft es tatsächlich zu, daß AIDS und andere Geschlechtskrankheiten für manche Meinungsmacher willkommene Gelegenheiten bieten, um Propaganda zu machen?

In der Tat sind solche Töne bei einigen Konservativen unüberhörbar. Sie sehen in AIDS und anderen Geschlechtskrankheiten göttliche Strafen für sittenwidriges Verhalten und verlangen nach scharfen Gesetzen zur Eindämmung.

Diese Leute machen Stimmung für ihre politischen Ziele – und nicht nur auf Kosten der Betroffenen, verhindern sie doch, daß junge Menschen lebenswichtige Informationen erhalten durch geeigneten Sexualkundeunterricht in der Schule sowie Fernseh- oder Radiowerbung für Verhütungsmittel.

## 109. Das ganze Gerede über AIDS hat mir den Spaß am Sex verdorben. Wie kann ich dennoch entspannt genießen?

Sie leiden unter dem sogenannten EFRAIDS-Syndrom: »Exaggerated Fear Reaction to AIDS«, also der übertriebenen Angstreaktion auf AIDS. Das ist heutzutage durchaus verständlich, hat aber im Grunde nur nachteilige Folgen, sowohl für Sie als Person als auch für das Gemeinwesen.

AIDS und andere Geschlechtskrankheiten dienen manchen Leuten als Vorwand, Sex zu vermeiden oder zu kritisieren. Aber nicht Sex ist das Problem, sondern ein bestimmtes Sexualverhalten.

Nehmen Sie Abstand von riskanten Praktiken: Analverkehr, ungeschütztem Koitus oder dem Gebrauch verschmutzter Injektionsnadeln. Entwickeln Sie einen Sinn für *Safer-sex*: Geschlechtsverkehr mit Kondom oder Spielarten, die auf den Koitus verzichten.

AIDS zwingt uns einzusehen, daß intime Gespräche zum sexuellen Austausch dazugehören. Und das ist gut so. Wir sollten mit unseren Partnern über unsere Sorgen reden und Sicherheitsmaßnahmen vereinbaren.

Entscheiden Sie, welche Spielarten für Sie unter den Gesichtspunkten Schutz und Spaß in Betracht kommen, und für alles weitere wünsche ich viel Vergnügen.

# Teil II
# Lust und Frust

## 8. Libido

> Wer dreimal am Tag eine Mahlzeit zu sich nimmt, wird verstehen, warum sich Kochbücher dreimal besser verkaufen lassen als Sexbücher.
>
> – L. M. Boyd

### 110. Was ist ein normales Maß an sexueller Lust?

Wäre es richtig, die Lust eines siebzehnjährigen Jungen, einer fünfunddreißigjährigen Frau und eines fünfzigjährigen Mannes mit demselben Maßstab zu messen? Es gibt in dieser Hinsicht keine »Normalität«.

Nicht nur, daß die Lust von Person zu Person unterschiedlich ausgeprägt ist, sie wechselt auch bei ein und derselben Person von Woche zu Woche, Jahr für Jahr. Streß, Launen und der allgemeine Gesundheitszustand lassen unser Verlangen ständig schwanken. Empfinden Sie zum Beispiel Lust auf Sex, wenn Sie gerade Ihre Steuererklärung bearbeiten? Die Vorstellung, einem »normalen« Maß an sexuellem Verlangen genügen zu müssen, führt zwangsläufig zu Problemen.

Wenn wir über Lust sprechen, stellt sich vielmehr die Frage: Lust worauf? Auf einen Partner, der gerade geduscht hat, betörend lächelt und bereit für Sie ist? Oder auf einen, der kritisch, selbstsüchtig und grob ist? Die lustbetonten Vorlieben sind jeweils ganz andere.

## 111. Wie ist zu erklären, daß Sexualität heutzutage sehr viel interessanter zu sein scheint als noch vor – sagen wir – vierzig Jahren?

Trifft diese Beobachtung wirklich zu? Immerhin ist ohne jeden Zweifel festzustellen, daß heute sehr viel freier über Sexualität geredet wird, und ich glaube auch, daß tatsächlich ein größeres Interesse besteht. Die Gründe sind, wie mir scheint, folgende:

* Das Fernsehen liefert Sexualität frei Haus.
* Die Arbeitsplätze sind gemischtgeschlechtlich; Mann und Frau verbringen dort den größten Teil ihrer Tageszeit und tauschen sich untereinander aus.
* Private Rückzugsmöglichkeiten, Verhütungsmittel und Heilerfolge bei traditionellen Geschlechtskrankheiten lassen Sex weniger heikel und beängstigend sein.
* Religiöse Dogmen und das Ideal der Kleinfamilie, die für eine Unterdrückung der Sexualität gesorgt haben, verlieren an Einfluß.
* Die Pubertät setzt immer früher ein; die Neugier in jungen Jahren gestattet sich zunehmend vorehelichen Sex.
* Nach heutigen Wertvorstellungen ist die sexuelle Ausstrahlung ein Leitmotiv und ebenso erstrebenswert wie Wohlstand.
* Die Werbung sexualisiert buchstäblich jeden Aspekt des Lebens; die Öffentlichkeit wird wie nie zuvor mit sexuellen Anspielungen überschüttet.

Dennoch bleiben wir skeptisch, was diese Frage angeht, und erinnern uns an einen Ausspruch Flauberts: »Wir verleumden unsere Zeit aus Unkenntnis der Geschichte. Die Menschen ändern sich nie.«

## 112. Welche Rolle spielt die »Chemie« bei der Entstehung sexuellen Verlangens?

Darüber rätseln nach wie vor Poeten, Philosophen, Geistliche, Biologen und Psychologen. Nicht zuletzt auch Sexualwissenschaftler.

Viele Menschen meinen, daß Liebe der Anlaß für sexuelles Verlangen sei. Für sie zählt die »Chemie« nur insofern, als sie ihre Liebe zu begründen hilft. Andere aber machen die Erfahrung, von Personen angezogen zu sein, die als feste Partner nicht in Betracht kämen. Vielleicht erklärt sich in dieser Hinsicht manches durch die Wirkung von Pheromonen, die in Frage 12 zur Sprache kamen.

Einer der guten Aspekte eines solchen Angezogenseins ist der Anstoß, unsere Phantasien zu erforschen. Ohne Rücksicht auf die Vernunft bei der Wahl eines geeigneten Partners können wir unseren libidinösen Wünschen und Vorstellungen freien Lauf lassen. Wen kümmert es, ob das Objekt unserer Begierde launisch ist oder als Erzieher eines Kindes versagen würde?

Viele von uns sehnen sich danach, »chemischen Reaktionen« entsprechen zu dürfen, obwohl wir wissen, daß der Preis dafür sehr hoch sein kann, denn wir müßten bereit sein, mögliche Konsequenzen außer acht zu lassen, nur für den Moment zu leben und mit Ausschließlichkeit unsere Sinnlichkeit zu genießen; anders ausgedrückt: Liebe ist blind; Lust ist blond.

## 113. Wieso sind manche Leute an Sex überhaupt nicht interessiert?

Jeder Mensch kommt mit einer eigenen libidinösen Veranlagung auf die Welt, die später durch verschiedene Faktoren entweder verstärkt oder abgeschwächt wird.

Zu den einflußreichsten Faktoren dieser Art gehören frühe traumatische Erlebnisse: Mißbrauch, schlechte Erfahrungen mit dem ersten Sexualpartner bis hin zur Vergewaltigung. Lusthemmend wirken sich aber auch Erziehungsweisen aus, die zu der Vorstellung führen, Sexualität sei schlecht, schmutzig oder gefährlich.

Als weitere Gründe wären zu nennen:

* das Unbehagen an der Leidenschaft,
* Angst vor dem Verlust von Selbstbeherrschung,
* Angst vor Intimität,
* allgemeine Antriebslosigkeit,
* pauschale Vorbehalte dem anderen Geschlecht gegenüber,
* Unstimmigkeiten mit dem Partner,
* Mißfallen an Vorlieben und Verhaltensweisen des Partners.

Von gedämpftem oder gesteigertem Verlangen zu sprechen macht nur Sinn, wenn das eigene Bedürfnis in Relation gesetzt wird. Ohne einen Partner, der nach mehr Sex verlangt, würde eine Person nie auf den Gedanken kommen, womöglich libidinös unterentwickelt zu sein.

In diesem Zusammenhang fällt mir eine Szene aus dem Film *Annie Hall* ein, in der zwei Partner unabhängig voneinander von ihren jeweiligen Therapeuten gefragt werden, wie oft sie Sex haben. »So gut wie nie«, jammert Woody Allen, »ungefähr dreimal in der Woche.« Diane Keaton beklagt sich: »Unentwegt, ungefähr dreimal in der Woche.«

## 114. Wie wichtig sollte Sex für eine Liebesbeziehung sein?

Erwarten Sie von mir keine konkrete Auskunft. Die liefern andere. Die Kirche zum Beispiel findet, daß Sexualität eine untergeordnete Rolle zu spielen habe. Alex Comforts Buch *Freude am Sex* rückt diese Frage in den Mittelpunkt einer beglückenden Partnerschaft.

Ich dagegen bin der festen Überzeugung, daß in diesem Zusammenhang von »Sollen« nicht die Rede sein kann. Manche Paare sind glücklich, obwohl sie nur selten oder überhaupt keine Sexualität haben. Andere sind im Bett äußerst aktiv, haben aber ansonsten nur wenig Austausch. Wiederum andere feiern von Zeit zu Zeit eine ohnehin schon befriedigende Liebe, indem sie miteinander schlafen. Nicht zuletzt ist die Dauer einer Partnerschaft mitentscheidend: Mit den Jahren läßt die sexuelle Aktivität nach.

Von Ausnahmen abgesehen, ist Sexualität für eine Liebesbeziehung zweitrangig, wenn beide Partner zufrieden sind, um so wichtiger aber, je weniger Harmonie vorhanden ist.

## 115. Warum werden sexuell aktive Männer eher bewundert und sexuell aktive Frauen eher verschmäht?

Dieser Widersinn ist Erbe einer Kultur, die über Jahrhunderte von Männern geprägt wurde. Die Mehrheit unserer Bevölkerung tut sich nach wie vor schwer mit der Vorstellung, daß Frauen ähnliche sexuelle Ansprüche erheben wie Männer.

In Ermangelung eines akzeptablen Modells weiblicher Sexualität verschmähen wir sexuell aktive Frauen. Der Vorwurf lautet häufig: »Diese Frau vergnügt sich mit Männern, obwohl sie gar nicht romantisch liebt.«

Wenn ein Mann seiner Lust frönt, haben wir vollstes Verständnis und klatschen Beifall, denn er bringt damit seine Männlichkeit zum Ausdruck. Dagegen widerspricht eine sexuell aktive Frau der herkömmlichen Vorstellung weiblicher Tugenden und erntet Anfeindungen von Vertretern beider Geschlechter.

## 116. In meinem Büro sitzt ein Kollege, der ständig über Sex redet. Ist anzunehmen, daß er auf Worte auch gern Taten folgen lassen würde?

Das Thema Sex wird aus unterschiedlichen Gründen angesprochen. Ich vermute, daß Ihr Kollege sexuell frustriert ist und den Frust verbal kompensiert.

Möglich, daß es ihn nach mehr Sexualität oder erotischen Experimenten gelüstet. Es kann aber auch sein, daß er das Gerede darüber als eine psychologisch sichere Form sexuellen Ausdrucks für sich bevorzugt. Wenn Sie nicht daran teilhaben wollen, wäre es gut, Sie lassen ihn ohne Umschweife wissen, daß Ihnen seine Auslassungen zu diesem Thema mißfallen. Verzichten Sie aber darauf, über ihn zu urteilen oder sich hinterrücks zu beschweren.

## 117. Kann ein Seitensprung das Verhältnis zum eigenen Ehepartner aufpeppen?

»Das siehst du falsch, Mabel; ich wollte nur unserer Ehe wieder auf die Sprünge helfen...«

Manche Paare erfahren eine sexuelle Belebung der Ehe, wenn auf indirekte Weise andere Personen mit ins Spiel kommen. Viele Ehemänner leben auf, sobald sie erfahren, daß ihre Frau auch von anderen Männern begehrt wird. Manche fahren sogar darauf ab, von der Ehefrau Details einer Liebschaft zu hören. Frauen dagegen scheinen davon nichts wissen zu wollen.

Mitunter kann ein Seitensprung bislang unbekannte Aspekte der persönlichen Sexualität offenlegen. Es kommt zum Beispiel nicht selten vor, daß eine Frau ihren ersten Orgasmus in einer außerehelichen Affäre erlebt. Eine solche Erfahrung kann durchaus auch eine Bereicherung für die Ehe sein, wenn sich der Partner darauf einläßt. Wenn nicht, ist in vielen Fällen ein Scheitern der Beziehung vorprogrammiert.

Seitensprünge sind allerdings kein probates Mittel zur Förderung einer Ehe. Eine solche Rechnung hat zu viele Unbekannte. Es gibt andere und geeignetere Möglichkeiten, die durch Eheberatung oder durch die Lektüre von Ratgebern zur Sexualität zu erfahren sind.

## 118. Manchmal ist mir danach, einfach nur berührt und umarmt zu werden. Ist das eigentlich schon ein sexueller Wunsch? Wie kann ich erkennen, was ich wirklich will? Was ist, wenn mein Partner aus einem anderen Grund nach Sex verlangt?

Berührt oder umarmt werden zu wollen ist etwas anderes als das Verlangen nach Sexualität. Uns ist selbstverständlich, daß Kleinkinder intensiver Körpernähe bedürfen. In einer besseren Welt würde es auch unter Erwachsenen mehr Zärtlichkeit dieser Art geben.

Leider erfahren viele Menschen diesen engen Kontakt ausschließlich durch Sex. Das ist traurig. Denn wenn der Wunsch nach Nähe im Geschlechtsverkehr gesucht wird, obwohl einem nach Sex gar nicht zumute ist, bleiben oft beide Partner unbefriedigt.

Sie können getrost davon ausgehen, daß das Bedürfnis, berührt oder umarmt zu werden, völlig legitim ist. Sprechen Sie einen solchen Wunsch offen aus. Berührungen sind nicht bloß Vorspielmittel zum Zweck der Erregung für den Koitus, sondern ihnen kommt ein befriedigender Selbstzweck zu.

Wir alle sollten lernen, unsere Partner zu bitten, daß sie uns in den Arm nehmen, wenn uns danach ist. Ein solcher Liebesdienst braucht nicht mit Sex vergolten zu werden. Wenn Ihr Partner an solchen Berührungen wenig interessiert ist, sollte er wenigstens bereit sein für Positionen, die Ihnen den Körperkontakt bieten, den Sie sich wünschen.

## 119. Meine Frau beklagt sich immer darüber, daß es mir im Bett nur um Sex geht und nicht um sie. Was ist daran verkehrt? Sind in der Hinsicht alle Frauen so eigen?

Das Verlangen nach »Sex pur« scheint häufiger bei Männern als bei Frauen anzutreffen zu sein – noch, denn es macht sich ein Wandel bemerkbar.

Sie und Ihre Frau vergeuden Zeit in der Debatte darüber, ob purer Sex in Ordnung geht oder nicht. Sie sollten lieber bereden, was sich jeder einzelne von Ihnen vom Sex verspricht und dann Spielarten entwickeln, die für beide befriedigend sind. Für einen solchen Informationsaustausch gibt es keinen Ersatz. Der Streit über richtiges oder falsches Verhalten verhindert eine sinnvollere Aussprache.

Es scheint, daß sich Ihre Frau mehr persönliche Zuneigung erhofft. Sie könnten ihr in diesem Wunsch entgegenkommen, indem Sie während des Geschlechtsverkehrs Augenkontakt aufnehmen, ihren Namen flüstern oder das Gesicht streicheln.

Es ist nicht verkehrt, »Sex pur« zu wollen; aber ebenso berechtigt ist der Wunsch, sich während des Koitus mit dem Partner seelisch verbunden zu fühlen. Die Herausforderung besteht darin, beide Bedürfnisse im Liebesspiel miteinander zu vereinbaren. Wenn das nicht klappt, sollten die Partner zumindest hin und wieder dem Wunsch des anderen nachzukommen versuchen, ohne dazu aufgefordert oder gedrängt zu werden.

## 120. »Nymphomanie« – was bedeutet das eigentlich genau? Was steckt dahinter? Wo trifft man auf Frauen, für die Sex so viel bedeutet?

Es gibt Lästermäuler, die eine Frau, sobald sie einmal mehr will als der Partner, schon als nymphomanisch bezeichnen.

Die Nymphomanin ist ein populäres Klischee so wie »das brave Mädchen aus gutem Haus« oder »die Hure mit dem goldenen Herzen«. Sie – so will es der Mythos – kann von Sex nicht genug kriegen. Viele Männer sehen darin ein Ideal, sind aber schnell in Verlegenheit gebracht, wenn sie tatsächlich einer überdurchschnittlich libidinösen Frau begegnen.

Der Begriff »Nymphomanie« wird mittlerweile nur noch von konservativen Psychiatern verwendet. Er bezeichnet einen pathologisch gesteigerten Sexualtrieb, der nie Erfüllung findet. Eine solche, äußerst seltene, Disposition ist in der Regel begleitet von manischen Depressionen. Sehr viel häufiger ist der Befund einer sexuellen Frustration, die dadurch entsteht, daß eine Frau dem Partner gegenüber ihre Wünsche nicht zu artikulieren vermag.

## 121. Was bedeutet »Frigidität«? Wie ist sie zu diagnostizieren? Was läßt sich dagegen tun?

Früher wurde einer Frau schon dann das Etikett der »Frigidität« angehängt, wenn sie den sexuellen Wünschen des Mannes nicht entsprechen wollte. Daß dieser Mann womöglich grob, egoistisch oder unmanierlich war, wurde gar nicht erst in Erwägung gezogen.

Heute sprechen Sexualtherapeuten angemessenerweise von sexueller Zurückhaltung oder Antriebshemmung. Im Unterschied zu früher ist eine solche Diagnose nicht mehr geschlechtsspezifisch; sie kann auf Frauen wie auf Männer zutreffen.

Therapeuten versuchen, den psychischen Ursachen solcher Antriebshemmungen auf den Grund zu gehen. Vielfach sind bei den Betroffenen verhohlene Ressentiments gegen den Partner festzustellen. Oft läßt sich ein solcher Befund auch auf unüberwundene Traumata aus früherer Zeit zurückführen, die immer noch seelische Schmerzen bereiten. Mitunter kann eine Antriebshemmung aber auch organisch bedingt und Symptom einer anderen Störung sein, zum Beispiel einer Schilddrüsenfehlfunktion.

# 9. Technik

Im Sex gilt MachisNo.
– Zsa Zsa Gabor

## 122. Wie wichtig sind sexuelle Techniken?

Ich glaube, es bedarf keiner besonders ausgefeilten Technik, um den Partner zu beglücken. Andererseits kann eine schlechte Technik – wie ungestümes oder ewig gleiches Vorgehen – leicht das Gegenteil bewirken.

Um uns davor zu hüten, sollten wir auf Hinweise des Partners achten (»bitte, nicht so fest«) und Feingespür entwickeln (dem anderen ins Ohr zu schreien: »Ich komme!« wird wohl niemandem gefallen).

Viel wichtiger als technische Raffinesse ist es, die Sinne auf das körperliche Erleben zu richten. Denken Sie weniger an das, was vermeintlich richtig ist; es kommt vielmehr auf das an, was guttut. Mit mentaler Entspanntheit läßt sich sehr viel mehr Vergnügen gewinnen als mit einem ausgeklügelten Technikprogramm.

## 123. Was gehört denn noch zum Sex dazu, wenn Technik nicht alles ist?

Technisch ist das, was Sie tun, um Erregung und Befriedigung zu stiften. Aber zur Entfaltung einer erotischen Atmosphäre gehören noch andere, weniger leicht manipulierbare Voraussetzungen, unter anderem: Entspanntheit, Sinn für Humor, Vertrauen, Schönheitsempfinden und Bereitschaft, an sich und dem anderen neue Seiten zu entdecken. Wie lassen sich diese Voraussetzungen schaffen? Indem man sich nicht verstellt und mit dem Partner kommuniziert.

## 124. Was meinen Sie damit, wenn Sie behaupten, daß es so etwas wie ein Vorspiel im Grunde gar nicht gebe?

Gerade unter jungen, ungeduldigen Männern scheint die Meinung vorzuherrschen, daß das Vorspiel eine mehr oder weniger lästige Pflichtübung sei, um dann endlich zum »Hauptspiel«, dem Koitus überzugehen.

Es wäre wünschenswert, daß wir alle einen sehr viel umfassenderen Blick auf Sexualität gewinnen. Koitus und Orgasmus sind nur *Optionen* einer Vielzahl von sexuellen Möglichkeiten. Wenn wir dies alles dem vermeintlichen »Eigentlichen« unterordnen, berauben wir uns der tiefen Befriedigung, die Küsse und Liebkosungen zu bereiten vermögen.

Das Wort »Vorspiel« hat einen abwertenden Unterton. Kein Wunder, daß viele diesen »Programmteil« möglichst schnell abzuhaken versuchen. Wenn sexuelle Handlungen jedoch einen Sinn haben, so nur den, daß sie genossen werden. Öffnen Sie Ihre Sinne, geben Sie sich Ihren Gefühlen hin, und vergessen Sie alles, was über diesen Moment hinausgeht. Das ist kein Vorspiel, das ist Sexualität.

## 125. Wie kann ich mir bessere sexuelle Techniken aneignen?

Der Wille zur Verbesserung ist prinzipiell lobenswert, aber in diesem besonderen Zusammenhang durchaus fraglich. Womöglich brauchen Sie gar keine bessere Technik. Wenn Sie jedoch Probleme mit der Sexualität haben, sollten Sie die zu beheben versuchen – durch Therapie oder Lektüre. Eine verbesserte Technik ergibt sich dann von selbst. Falls Sie eine Liebesbeziehung unterhalten, rate ich außerdem, daß Sie mit der Partnerin offen darüber reden, was entspannen und wohltun könnte. Lesen Sie auch gemeinsam ratgebende Bücher und diskutieren Sie darüber.

Die Kulturen der Welt empfehlen Theorien und Techniken zur gesteigerten Freude am Sex. Überliefert sind uns zum Beispiel der indische Kamasutra, das Quodoshka-System der Cherokee oder die Kopfkissen-Bücher aus China. Der indische Mystiker Rajneesh lehrt eine Sexualphilosophie und detaillierte Praktiken. In fast allen Sprachen erhältlich sind Bücher über Tantra und ekstatischen Sex.

Auch von heutigen Sexfilmen können Techniken abgeschaut werden. Allerdings sind solche Darstellungen nicht für bare Münze zu nehmen. Niemand sollte die vermeintliche Potenz der Akteure zur Norm erheben. Immerhin lassen sich aus diesen Filmen ein paar Anregungen beziehen.

Helfen können auch Sexualtherapeuten oder geeignete Workshops vor Ort.

## 126. Ich achte auf gute Technik, doch manchmal bin ich schlecht in Form. Wie kann ich erreichen, immer gut zu sein?

Das können und brauchen Sie nicht.

Sexuelle Befriedigung ist keine Frage einer großartigen Vorleistung. Im Gegenteil, sie stellt sich eher ein, wenn Sie entspannt sind, emotional bei der Sache, im Einklang mit dem Körper und begierig darauf, Lust zu empfinden.

Alltagssorgen, Enttäuschungen und Schmerzen schlagen sich naturgemäß auch auf unser sexuelles Verlangen und Verhalten nieder. Es wird immer wieder Tage geben, an denen Sie weniger gut in Form sind. Kümmern Sie sich nicht weiter darum. Richtig ist: »Nur die Mittelmäßigen sind immer Spitze.«

## 127. Was macht einen guten Küsser aus?

Unterwerfen Sie sich nicht dem Zwang, gut sein zu müssen. Es kommt vielmehr darauf an, unbeschwert Genuß zu empfinden und achtzugeben auf Signale des anderen.

Wenn Sie aber auf einem konkreten Rat bestehen, empfehle ich, was zum erquicklichen Küssen nötig ist, nämlich:

- ein sauberer, frischer Mund;
- Freude am Küssen, ungeachtet dessen, was folgen mag;
- eine bequeme Position;
- Sensibilität für die Bedürfnisse des anderen;

– das dem Partner oder der Partnerin vermittelte Gefühl, daß er oder sie Ihr ein und alles ist;
– der Verzicht darauf, ein besonders guter Küsser sein zu wollen.

Vielleicht hatte Chico Marx die richtige Technik. »Ich habe diese Frau nicht geküßt«, sagte er einmal zu Groucho. »Ich habe ihr in den Mund geflüstert.«

## 128. Wie läßt sich im voraus einschätzen, ob eine Person gut im Bett ist?

Darauf gibt es keine Antwort. Was Sie unter Liebeskunst verstehen, mag für andere langweilig oder gar abstoßend sein. Allerdings wären Hinweise zu nennen, die darauf schließen lassen, daß der Koitus mit einer bestimmten Person weniger befriedigend sein könnte. Zum Beispiel:

* egozentrisches Verhalten,
* Unzufriedenheit mit dem eigenen Körper,
* Humorlosigkeit,
* die Vorstellung, daß Sex schmutzig sei,
* Reinlichkeitsfimmel,
* die Auffassung, daß Sex Zeitverschwendung sei,
* die Unart, sich für alles zu entschuldigen.

## 129. Mein Mann findet, daß ich zu lange für das Vorspiel brauche. Kann er damit recht haben?

Ihre Frage weist auf eheliche Probleme hin und läßt vermuten, daß Vertrauen und Selbstwertgefühl gestört sind.

Unter »Vorspiel« verstehen Sie und Ihr Mann wahrscheinlich Liebkosungen, die auf Koitus und Orgasmus vorbereiten. Wenn Sie beide Spaß daran hätten, könnte es gar nicht lang genug sein.

Am »Vorspiel« läßt sich schnell herummäkeln, wenn es als lästige Notwendigkeit erachtet wird wie etwa das Aufwärmen eines Automotors.

Wie kommt der Eindruck der Lästigkeit zustande? Entweder es ist an sich wenig vergnüglich, oder die Sinne sind ausschließlich auf den Orgasmus gerichtet statt auf den Austausch von Zärtlichkeit und Intimität. Dem Mangel an Vergnügen ließe sich durch Gespräche abhelfen. Ist letzteres der Fall, wäre professionelle Hilfe angezeigt.

Sei's drum, Sie und Ihr Mann haben – aus welchen Gründen auch immer – unterschiedliche Vorstellungen über Dauer und Umfang des »Vorspiels«. Sie sollten sich in Ihrem Dafürhalten nicht irritieren lassen durch Vorgaben, die Ihr Mann oder vermeintliche Experten machen. Ihr entschiedener Wunsch müßte zumindest als »Ausgangsposition für Verhandlungen« akzeptiert werden.

Erklären Sie Ihrem Mann, daß Sie weder entspannt genug noch bereit seien für Sex, wenn er Ihre Bedürfnisse nicht ernst nimmt. Gäbe es womöglich auch Zärtlichkeiten auszuprobieren, an denen Sie beide Spaß haben könnten?

## 130. Es gibt, wie ich höre, die unterschiedlichsten Stellungen. Wozu der ganze Aufwand? Welche ist die beste? Womit sollte ich es mal probieren?

Es gibt in der Tat Dutzende von Koitusstellungen. Sie unterscheiden sich im Hinblick auf Augenkontakt, klitorale Stimulation, Tiefe und Winkel der Penetration, Eignung bei Schwangerschaft und so weiter. Positio observa nennen sich alle Stellungen, bei denen die Partner einander anschauen, ob im Liegen, Stehen, Sitzen oder Hocken. Bei der Positio aversa sitzt, hockt oder steht der Mann hinter der Frau.

Es gibt keine »beste« Position. Die Paare sollten tun, was ihnen im Moment am besten behagt. Wenn dieser Moment vorüber ist, läßt sich ein Wechsel vornehmen, ganz beiläufig.

Empfehlungen sind nur dann angebracht, wenn besondere Umstände berücksichtigt werden müssen wie zum Beispiel Fettleibigkeit oder Handicaps. Ansonsten können Sie nach Belieben und Behaglichkeit variieren.

Auf seine zynische Art meint Billy Wilder, daß immer mehr Amerikaner die »Hündchenstellung« darum vorzögen, weil so besser ferngesehen werden könne.

## 131. Letzte Woche haben wir zum ersten Mal die 69er Position ausprobiert. Ich wäre fast erstickt. Wie macht man es richtig?

Sie sprechen von der Stellung, in der beide Partner gleichzeitig Oralsex miteinander treiben. Das Zusammenspiel auf diese Weise ist natürlich um so günstiger, je besser beide Seiten anatomisch zueinander passen. Sie sollten einmal die Plätze tauschen oder es Seite an Seite probieren, um herauszufinden, welche Position für Sie am bequemsten ist.

Beteiligte an dieser Spielart geraten mitunter so sehr in Fahrt, daß sie vergessen, den Kopf des anderen zwischen den Beinen zu haben. Wenn Sie in einer solchen »Zwangslage« sind, machen Sie den Partner darauf aufmerksam. Schöpfen Sie Luft, halten Sie inne, wenn Ihnen danach ist, und genießen Sie entspannt, verwöhnt zu werden. Nehmen Sie die Hand zu Hilfe, wenn Sie dem Partner ohne Unterbrechung Lust verschaffen wollen.

## 132. Was hat es mit jenen sexualtherapeutischen Übungen zur technischen Fortbildung auf sich?

Da wären zwei Arten zu unterscheiden. In der einen Therapieform geht es vor allem um Kommunikation. Die Teilnehmer lernen, darüber zu reden, was ihnen beim Sex gefällt und was nicht. Eine typische Aufgabe lautet etwa: »Zählen Sie dem Partner oder der Partnerin drei Dinge auf, die Ihnen an seinen oder ihren Umarmungen gefallen, und erwähnen Sie einen Aspekt, den Sie gern geändert hätten.«

Der anderen Therapieform liegen die in den sechziger Jahren von Masters & Johnson entwickelten Übungen zugrunde, die dazu dienen, Berührung und Erregung tatsächlich wahrzunehmen, anstatt den Körper und seine Reaktionen zu beobachten, zu reflektieren und zu bewerten. Diese Übungen finden im Rahmen von Workshops statt mit dem Ziel, das Körperempfinden der Teilnehmer zu sensibilisieren. Sie werden zum Beispiel aufgefordert zu einer gegenseitigen zweiminütigen Handmassage, die ein jeder ohne Hintergedanken auf sich wirken lassen soll.

Solche Aufgabenstellungen klingen oft trivial und wären ohne weiteres auch zu Hause nachzuvollziehen. Doch Supervision und Diskussionsleitung durch ausgebildete Therapeuten machen aus diesen Übungen sinnvolle Maßnahmen zur persönlichen und partnerschaftlichen Veränderung.

## 133. Meine Freundin behauptet, ich wäre nie richtig bei der Sache. Was soll das heißen?

Fragen Sie Ihre Freundin oder nehmen Sie sie beim Wort.

Womöglich wird Ihr sexuelles Erleben beeinträchtigt durch Schuldgefühle, Scham oder Furcht. Vielleicht lassen Sie sich aufgrund dieser Gefühle leicht ablenken, von Geräuschen etwa oder von Gedanken anderer Art.

Ursache für mangelnde Präsenz ist häufig ein kritisches Verhältnis zur eigenen Sexualität. Allzu oft werden Technik, Leistung, Verlangen und Phantasien hinterfragt oder in Zweifel gezogen. Solche Grübeleien trüben den Genuß an Intimität und Sex.

## 134. Es sind inzwischen zehn Jahre vergangen, und doch geht mir mein erster Freund nicht aus dem Sinn. Noch keiner hat mich so sehr angemacht wie er. Wieso?

Einer der bedauerlichsten Umstände im Leben ist die Tatsache, daß wir nur eine erste Liebschaft haben. Wenn Sie mit der Ihren eine gute Erfahrung gemacht haben (was beileibe nicht die Regel ist), wird wohl nichts, was darauf folgt, an sie heranreichen.

Warum Sie noch keiner so sehr angemacht hat wie er? Sie waren damals zehn Jahre jünger und entsprechend leichter zu beeindrucken. Ihnen fehlte jeder Vergleich. Sie verdanken diesem Mann den Eintritt in eine völlig neue Erlebniswelt. Heute, nach zehn Jahren, sehen Sie sein Küssen und Kosen in verklärtem Licht. Alles, was weniger günstig war, ist vergessen. Kein Mann, dem Sie jetzt begegnen, könnte da mithalten.

Mit Sicherheit gibt es auch in Ihrem Umkreis viele attraktive, warmherzige, ledige Männer. Sind Sie denen gegenüber ebenso aufgeschlossen wie dem Freund von damals? Wenden Sie auch heute noch so viel Zeit für Sex auf wie früher, bereiten Sie sich mit ähnlicher Begeisterung darauf vor? Es liegt nicht zuletzt an Ihnen, ob eine Erfahrung heute glücklich ist oder enttäuschend.

Denken Sie einmal darüber nach, was Sie wollen und zu erstreben wirklich bereit sind. Übrigens, es soll auch Frauen geben, die jahrelang nach einem perfekten Liebhaber gesucht haben, bis ihnen schließlich klarwurde, daß sie im Grunde immer schon auf eine perfekte Liebhaberin aus waren.

## 135. Welche Art der Manipulation eignet sich an Klitoris, Penis oder Hoden?

Auf diese und alle ähnlichen Fragen heißt die Antwort: Das hängt ganz von der Person ab. Manche mögen eine leichte Berührung, andere den etwas festeren Zugriff, und wiederum andere lieben es, hart rangenommen zu werden. Das jeweilige Empfinden ist auch erregungs- oder stimmungsbedingt und von Zeit zu Zeit verschieden.

Allgemein läßt sich sagen, daß Frauen ein behutsames Streicheln der Klitoris wünschen, das sich mit dem Erregungsgrad zunehmend verstärkt. Männer scheinen durchschnittlich an einer festeren Behandlung des Glieds Gefallen zu haben. Viele mögen es auch, wenn ihre Hoden umfaßt oder gestreichelt werden. Doch Vorsicht, ein allzu fester Zugriff kann sehr schmerzhaft sein. Es kommt vor allem darauf an, die Vorlieben des Partners zu kennen. Und wie sind sie in Erfahrung zu bringen? Richtig: Durch Kommunikation!

## 136. Warum wird Oralsex auch »Blasen« genannt?

Um ehrlich zu sein, das weiß ich auch nicht. Das Wort ist jedenfalls mißverständlich. Geblasen wird nicht. Sie lecken, saugen und knabbern. Wenn Sie nur blasen, wird der Partner aller Voraussicht nach enttäuscht sein.

## 137. Mein Mann findet, daß meine Art zu lieben nicht »feminin« sei. Was meint er damit?

Weil jedermanns Definition von »Weiblichkeit« anders ist, sollten Sie ihn selbst fragen.

Viele Männer erwarten von der Frau ein passiv reagierendes Verhalten, das auf eigene Initiative verzichtet und zurückhaltend ist, was Geräusche, Gerüche und Bewegungen angeht. Vielleicht ist es das, was Ihr Partner meint. Oder womöglich wünscht er sich, daß Sie heftiger reagieren, lauter stöhnen, gieriger küssen.

Vielleicht würde er gern Komplimente hören, Worte der Bewunderung für seine potente Männlichkeit. Es wäre gut, wenn er seinen Wünschen Ausdruck verliehe, statt Ihre Art zu kritisieren. Weisen Sie ihn darauf hin. Selbstvertrauen macht sexy.

## 138. Wie ich gehört habe, stehen manche auf Leder und Ketten. Macht es diese Leute tatsächlich an, Schmerzen zu empfinden?

Wie die meisten Fragen zur Sexualität, so läßt sich auch diese weder mit ja noch nein beantworten. Sie schneidet ein sehr komplexes Thema an, denn die Leder-und-Ketten-Freunde bilden nur eine kleine Fraktion innerhalb der zahlreichen Gruppen von Menschen, die an Sexpraktiken Gefallen finden, die bewußt auf Gewaltmittel zur Steigerung der Lust setzen. Dazu gehören Peitschen, Knebel, verbale Verunglimpfungen, entsprechende Rollenspiele und eben auch Ketten oder Leder.

Der Schmerz ist nicht das Wesentliche dieser Aktivitäten, sondern vielmehr das Wissen darum, daß die Schmerzschwelle um so höher ansteigt, je erregter die empfindende Person ist. Um diesen Umstand dreht sich das Spiel. Vielleicht haben Sie schon einmal selbst, ohne sich dessen bewußt zu sein, den Partner in der Hitze der Leidenschaft auf eine Weise traktiert, zu der Sie unter normalen Umständen kaum fähig wären.

Zweifellos finden manche Gefallen an sexuellen Schmerzen. Sie lieben es, nach vorher festgelegten Spielregeln und in einem emotional geschützten Rahmen dominiert und gefesselt zu werden. Die Mehrheit derer, die solche Praktiken favorisieren, spitzt die Konflikte und das Machtverhältnis in einer durchschnittlichen Beziehung zu, geht an die Grenzen des Erträglichen und findet Lust an der ungehemmten Verwendung sexuellen Vokabulars.

## 139. Analsex reizt und ängstigt mich zugleich. Was läßt sich tun, um zu verhindern, daß es weh tut?

Um Analsex genießen zu können, sind drei Gebote zu erfüllen; erstens, zweitens und drittens: Gleitmittel verwenden. Da der Anus im Unterschied zur Vagina von sich aus keinen Schleim produziert, muß mit geeigneten Präparaten für Ersatz gesorgt werden. Speichel hilft wenig, da er zu schnell absorbiert wird und nicht schleimig genug ist. Außerdem wären Mengen an Speichel nötig, die kein Mensch ohne weiteres produzieren könnte.

Analsex kann vergnüglich, intim und abenteuerlich sein. Die Bewegungen sollten zu Anfang sehr verhalten sein, denn das Kontraktionssystem braucht Zeit, um sich auf Umfang und Penetrationswinkel des Penis oder anderer Objekte einzustellen. Anstatt in Erwartung von Schmerzen zu verkrampfen, sollten Sie sich durch bewußte, ruhige Atmung zu entspannen versuchen.

Ein Kondom ist unerläßlich, es sei denn, Sie leben absolut monogam. Unterbrechen Sie sofort, wenn Sie einen scharfen Schmerz fühlen. Der Penis muß, bevor er zurück in die Scheide oder in den Mund findet, gründlich gewaschen werden.

## 140. Warum haben es Männer immer eiliger als ich?

Vielleicht sind sie zu sehr auf den Koitus fixiert, während Ihnen noch am Küssen und Kosen gelegen ist. Womöglich brauchen Frauen insgesamt mehr Anlaufzeit, um richtig in Fahrt zu kommen. Experten streiten darüber, ob Biologie oder kulturelle Einflüsse für diesen Unterschied zwischen Mann und Frau verantwortlich sind. Jedenfalls sehen fast alle darin einen Grund zur Klage.

Sagen Sie Ihrem Partner klar und deutlich, daß Sie das Beisammensein in jeder Phase genießen möchten und nicht nur den Koitus. Machen Sie auch für ihn das zärtliche Spiel so angenehm wie möglich, und er wird bestimmt keine Eile mehr haben.

## 141. Mein Partner lacht immer dabei. Warum? Wie kann ich ihm das abgewöhnen?

Warum sollte man sich im Bett das Lachen verkneifen?

Befangene, schüchterne Menschen fühlen sich schnell ausgelacht, auch wenn das Lachen bloß ein harmloser Ausdruck von Vergnügen ist. Gehen Sie nicht gleich in die Defensive; wenn Ihnen nicht klar ist, warum der Partner lacht, so fragen Sie ihn und glauben Sie, was er antwortet.

Manche meinen, jede sexuelle Situation fest im Griff zu haben. Das Lachen des Partners wird von Ihnen als Störung empfunden, als ein nicht vorschriftsmäßiger Zwischenfall von zweifelhafter Bedeutung. Um es anders auszudrücken: Diese Leute brauchen mehr Lockerheit.

Vielleicht ist Ihr Partner einfach nur überschwenglich. Erfreuen Sie sich an seinem Lachen wie an schöner Musik.

## 142. Manchmal unterbricht meine Partnerin mittendrin, weil ihr irgendwas gegen den Strich zu gehen scheint. Wie kann ich sie davon abbringen?

Warum wollen Sie sie davon abbringen?

Sie können froh sein, eine Partnerin zu haben, die Sex nicht bloß über sich ergehen läßt, sondern darauf aus ist, möglichst viel Lust dabei zu empfinden, und dazu müssen die Voraussetzungen stimmen. Wenn aber andererseits die Unterbrechungen über längere Zeit immer einem bestimmten Muster folgen, hat Ihre Freundin womöglich Probleme mit dem, was im Bett abläuft. Sprechen Sie mit ihr darüber, sagen Sie ihr, was Ihnen mißfällt, und fragen Sie sie, was am gewohnheitsmäßigen Ablauf verändert werden könnte.

## 143. Wie wirkt sich Alkohol auf den Sex aus?

So wie alle Beruhigungsmittel:

* die Motorik leidet,
* das Empfinden läßt nach,
* das Hör- und Sprechvermögen ist geschwächt,
* Erektions- und Orgasmusreflexe sind herabgesetzt.

In Kinofilmen mag der Konsum von Whiskey sexy sein, unser Körper aber reagiert auf Alkohol gegenteilig.

# 10. Spiel und Experiment

Ich glaube nichts – alles ist heilig
Ich glaube alles – nichts ist heilig
– Tom Robbins

## 144. Ich bin bereit, Neues auszuprobieren; aber was ist, wenn mein Partner ein solches Ansinnen mißversteht, mich zum Beispiel für allzu erfahren hielte und sauer darauf reagierte?

Diese Frage wird häufig gestellt. Jüngste Untersuchungen belegen, daß viele Menschen mit ihren sexuellen Erfahrungen hinterm Berg halten, weil sie fürchten, den gegenwärtigen Partner damit brüskieren zu können. Folglich werden auch Wünsche nach Experimenten zurückgehalten.

Wenn Sie fälschlicherweise vorgeben, unerfahren zu sein, wären Experimente natürlich gewagt. Aufrichtigkeit, was die eigene Vergangenheit anbelangt, ist auch schon darum wichtig.

Es scheint, daß Ihr Partner Sie nur dann akzeptiert, wenn Sie einem ganz bestimmten Bild entsprechen. Wenn Sie immer nur auf seine Vorstellungen eingehen, wird das Thema Dominanz und Unterlegenheit in Ihrer Partnerschaft stets eine gewichtige Rolle spielen. Sie sollten beizeiten einzuschätzen wissen, ob Ihr Partner womöglich von jenem Schlage ist, der nur sich und seine Vorstellungen gelten läßt und allein darüber entscheiden will, was im Bett zu geschehen hat. Ich kann nur raten, daß Sie sich mit diesem Problem kritisch auseinandersetzen.

Was wäre, wenn Ihr Partner Sie für »allzu erfahren« hielte? Es gälte nachzufragen: »An welchem Maßstab gemessen?« Wenn die Antwort lautet: »An meinem«, wäre eine Trennung das Gescheiteste. Über jede andere Antwort läßt sich streiten. Verzichten Sie aber auf alle Fälle darauf, sich zu entschuldigen oder zu verteidigen.

## 145. Meine Freundin sagt: »Komm, laß uns mal was Neues ausprobieren.« Auch ich habe Lust dazu, fürchte aber, daß sie mir später Vorhaltungen machen könnte. Was soll ich tun?

Ihre Frage schneidet das Thema Vertrauen an; es entscheidet maßgeblich über Erfolg oder Mißerfolg sexueller Experimente. Vertrauen kann entstehen, wenn klare Absprachen eingehalten und günstige Erfahrungen gemacht werden im Zusammenhang mit gemeinsam unternommenen Wagnissen.

Vertrauen läßt sich nicht erzwingen. Bauen Sie darauf, daß es sinnvoll ist, neue Erfahrungen zu machen. Halten Sie Rückschau auf den bisherigen Verlauf Ihrer Beziehung und auf bereits unternommene Experimente. Diskutieren Sie mit der Partnerin mögliche Folgen eines Wagnisses, die jeweils zu erwartenden Reaktionen darauf, was Sie beide wünschen und in neuen Situationen suchen. Stellen Sie alle Fragen, die Ihnen einfallen, und dann lassen Sie sich auf das Abenteuer ein – oder auch nicht.

## 146. Zu experimentieren ist schön und gut; aber mein dicker Bauch behindert mich nicht nur physisch. Was soll ich machen?

Nehmen Sie Ihren Bauch nicht so schwer. Nicht er behindert, sondern die verlegene Art, mit der Sie ihn tragen.

Die öffentliche Meinung ist ziemlich schroff in der Behauptung, daß uns dicke Bäuche, kleine Brüste und verschiedene andere Idealmaßdifferenzen sexuell disqualifizieren. So fürchten wir, daß wir uns mit unseren nackten, nicht ganz perfekten Tatsachen der Lächerlichkeit preisgeben.

Falsch, falsch, falsch. Über unsere Sexualität entscheidet nicht, wie wir aussehen, sondern wer wir sind und was wir tun. Wenn Sie sich für Ihren Bauch schämen, sollten Sie nicht ihm die Schuld daran geben, sondern Ihrer Einstellung. Es gibt unzählige dickbäuchige Personen mit Sexappeal. Ihr Geheimnis? Sie glauben einfach nicht daran, daß Bäuche unattraktiv oder gar lächerlich sind. Je tiefer Sie Ihr Haupt sinken lassen, desto bauchlastiger werden Sie. Also, Kopf hoch.

## 147. Im Bett will mein Mann einfach alles nachmachen, was er so von anderen hört. Ist das nicht ein bißchen unpraktisch?

Offenbar hat Ihr Gatte einen Überschuß an »Testeron« – er will alles austesten.

Unpraktisch? Ja und nein. Interessanter wäre die Frage, warum er diesen Hang hat. Hat er Komplexe? Treibt ihn die Sorge, daß er womöglich etwas versäumen könnte? Oder findet er einfach nur Geschmack an Neuem?

Ihre Fragestellung läßt vermuten, daß Sie Ihrem Mann weniger Lust am Experiment als vielmehr andere Motive unterstellen. Fühlen Sie sich genötigt? Sind Sie seiner Extravaganzen überdrüssig? Haben Sie Angst, sich immer weiter vom konventionellen Sex wegdrängen zu lassen? Solche Gefühle müssen respektiert werden; Sie sollten also mit Ihrem Mann darüber reden.

## 148. Ich bin es leid. Hat man irgendwann einmal genug experimentiert?

Darüber befinden Sie allein. Sie sind es leid, haben also genug.

## 149. Unsere Erfahrungen sind sehr begrenzt. Woher sollen wir Ideen für sexuelle Experimente nehmen?

Die Ideensuche dürfte nicht schwerfallen. Anregungen sind überall zu finden. Schwerer zu finden ist der Mut, sie aufzugreifen, denn mitunter heißt es dann, das vorgefaßte Bild von der eigenen Sexualität zu revidieren. Wenn Sie dazu bereit sind, finden Sie Anregungen in

* Erotikfilmen und -magazinen,
* der eigenen Phantasie und der Ihres Partners,
* erotischen Erzählungen,
* Gesprächen mit Freunden, wenn Sie denn welche haben, die darüber reden können,
* und unter Berücksichtigung dessen, was Ihren Sinnesorganen gefallen könnte, der Nase, der Zunge und so weiter. Sicherlich ist so der Einfall entstanden, mit Früchten im Mund zu küssen.

## 150. Meine Frau ist zu Experimenten bereit – nicht aus eigenem, sondern ausschließlich mir zum Gefallen. Wie kann ich erreichen, daß sie selbst mehr Lust daran entwickelt?

Wer an sexuellen Experimenten kein Interesse zeigt, ist entweder voll zufrieden mit der gewohnten Art oder aber prinzipiell skeptisch, was das erreichbare Maß an Befriedigung angeht. Solche Leute sind darum – wenn überhaupt – nur schwer zu Veränderungen zu bewegen.

Falls Sie es dennoch versuchen wollen, rate ich, behutsam vorzugehen. Drängen Sie nicht. Fragen Sie Ihre Frau, für welche Neuerungen sie aufgeschlossen wäre, und stellen Sie Ihre eigenen Wünsche einmal für einen oder zwei Monate zurück.

## 151. Wer sich einmal auf Experimente einläßt, tut sich doch schwerer, Lust zu entwickeln. Ist es nicht so?

Oder anders formuliert: Wird es nicht zunehmend schwierig, ständig neue Spielarten zu finden? Durchaus, aber was wäre daran schlimm?

Seien Sie getrost: Die Bandbreite sexueller Möglichkeiten ist unbegrenzt – das hat der Sex anderen Vergnügungsarten voraus. Der stete Wunsch nach Veränderung ist durchaus verträglich mit unserem allgemeinen Wohlbefinden, ja, er kann es sogar befördern, weil wir auf diesem Weg immer mehr über uns und unsere Ausdrucksmöglichkeiten in Erfahrung bringen.

Von einem Zwang, ständig nach neuen Kicks suchen zu müssen, kann auch nicht die Rede sein. Viele Forscher auf diesem Gebiet kehren auf bekanntes Terrain zurück und wiederholen in Abwandlungen das Repertoire ihrer Vorlieben. Denken Sie daran: Es geht nicht um neue Kicks, sondern um Befriedigung. Für den, der darauf aus ist, ist das Experiment ein Mittel und kein Selbstzweck.

## 152. Meine Frau und ich haben vor kurzem aus Lust und Laune was ganz Abwegiges ausprobiert. Ihr hat es mehr gefallen als mir, und jetzt drängt sie ständig auf Wiederholung, wozu ich aber nur selten aufgelegt bin. Wie soll ich mich verhalten?

In Ihrem Fall sind Höflichkeit und Takt gefragt. Sie sollten mit Ihrer Frau eine Art Stillhalteabkommen vereinbaren. Sagen Sie ihr, daß es Ihnen lieb wäre, wenn die neue Variante aus dem Spiel bliebe, bis Sie wieder dazu bereit seien. Sie werden angenehm überrascht sein, wie sehr sich durch ein passendes Wort an passender Stelle Spannungen im sexuellen Miteinander abbauen lassen. Ermutigen Sie zwischenzeitlich Ihre Frau zu neuen sexuellen Abenteuern, an denen Sie beide gleichermaßen Gefallen finden könnten.

## 153. Ich würde im Bett gern kreativer sein. Wie aber werde ich dieses schrecklich einengende Gefühl los, meine Mutter könnte mir zusehen?

Ich habe eine schlechte Nachricht für Sie: Ihre Mutter sieht immer zu. Sie haben wie die meisten Menschen das kritische Urteil der Mutter verinnerlicht und als Erwachsener deren Gängelband selbst in die Hand genommen. Sie sollten es auch mal loslassen können, wenn Ihnen daran gelegen ist, mehr Freude am Sex zu genießen.

Sie werden staunen, wieviel an emotionaler Energie frei wird, wenn Ihnen dies gelingt. Anstatt immer wieder mit Ihren Experimentiergelüsten zu hadern, sollten Sie eine Auswahl treffen nach dem Motto: Manches erlaube, anderes verbiete ich mir.

Eine Therapie kann auch in dieser Hinsicht viel bewirken. Oder geeignete Lektüre. Ich empfehle Nancy Fridays *Wie meine Mutter* und Virginia Satirs *Kommunikation, Selbstwert, Kongruenz*.

## 154. Ich sorge mich. Was ist, wenn wir eine ausgefallene Spielart entdecken und abhängig davon werden?

Hinter dieser oft gestellten Frage stecken zwei Befürchtungen. Zum einen haben wir Angst, womöglich feststellen zu müssen, daß wir anders geartet sind als vorher angenommen oder gar solchen Leuten entsprechen, die wir immer als schmutzig und verdorben bezeichnet haben. Nicht guter oder schlechter Sex steht hier in Frage, sondern unser Urteil über verschiedene Aspekte der Sexualität.

Zum anderen fürchten wir um unsere Souveränität. Doch diese Sorge ist unnötig. Sexualität ist keine fremde Macht, der wir ausgeliefert wären. Sie entscheiden darüber, was Sie wollen und was nicht, und berücksichtigen dabei die Bedürfnisse des Partners.

## 155. Können wir wirklich alles ausprobieren, oder gibt es bestimmte Grenzen, die einzuhalten sind?

Obwohl die öffentliche Meinung immer wieder gern enge Grenzen zu ziehen versucht, glaube ich, daß es im Grunde nur zwei Beschränkungen gibt, die es ernstlich zu bedenken gilt.

Erstens: die körperliche Unversehrtheit. Wie weit dürfen zum Beispiel Sadomaso-Praktiken gehen? Ich bin der Auffassung, daß Verletzungen unbedingt vermieden werden müssen, denn die Stimulation durch Schmerz kann im Moment so erregend sein, daß nicht mehr vernünftig einzuschätzen ist, welcher Preis dafür fällig wird.

Zweitens: das Funktionieren der Beziehung. Wir alle wissen, daß Sex unter Freunden die Freundschaft gefährden kann, auch wenn der Beischlaf in der Stimmung des Augenblicks von beiden Seiten gewünscht wurde. Gleiches trifft auch für das Verhältnis zwischen Sexualpartnern zu. Manche berichten davon, daß sie den Respekt vor dem anderen verloren haben, der Praktiken ins Spiel brachte, die sich im Überschwang anboten, aber im nachhinein zu einer herben Ernüchterung führten.

Ich will damit nicht sagen, daß der Koitus mit einem Freund/einer Freundin oder das gewagte Abenteuer mit dem Geschlechtspartner abzulehnen wäre. Obwohl das eine wie das andere sehr beglückend sein kann, gilt es Vorsicht walten zu lassen und abzuschätzen, welche emotionalen Schwierigkeiten dadurch hervorgerufen werden könnten.

## 156. Mein Mann hat schon des öfteren den Wunsch nach einem »flotten Dreier« geäußert. Ich kann mir das auch aufregend vorstellen, habe aber Angst davor. Wie läßt sich ein Versuch wagen, ohne die Ehe in Gefahr zu bringen?

Kommunikation ist der Schlüssel für den sicheren Bestand einer Beziehung. Es darf vor allem nicht dazu kommen, daß eine Seite die andere unter Druck setzt. »Dreier« bergen viel emotionalen Sprengstoff. Wenn Sie sich darauf einlassen wollen, so handeln Sie in eigenem Interesse und nicht nur dem Partner zuliebe. Bedingen Sie sich aus, den Versuch, wenn er denn gewagt wird, gegebenenfalls abbrechen zu dürfen. Lassen Sie keinen Zweifel daran, welche Grenzen für Sie gelten, und überlegen Sie, was Ihnen und Ihrem Partner möglicherweise zuwiderlaufen könnte.

Dreier gestalten sich unterschiedlich. Sie können geplant sein oder spontan zustande kommen, dem *queen-size-* (zwei Männer) oder *king-size*-Format (zwei Frauen) entsprechen, wobei entweder alle beteiligt oder nur zwei aktiv sind, während der dritte Partner zuschaut.

Es scheint, Sie haben die erste Hürde bereits genommen, nämlich mit dem Partner über ein solches Experiment gesprochen. Tauschen Sie Ihre Phantasien und Wünsche weiter aus. Machen Sie sich über Methoden

Gedanken: Soll ein Bekannter oder eine Bekannte eingeladen werden? Wollen Sie in einen Nachtclub gehen und nach einem bzw. einer Fremden Ausschau halten? Oder wäre es womöglich vorzuziehen, eine(n) erfahrene(n) Prostituierte(n) ins Spiel zu bringen?

Beim ersten Mal sind unter anderem folgende Gebote einzuhalten:

* Alkohol nur soviel, daß die Kommunikationsfähigkeit nicht leidet;
* von Dritten absehen, auf die einer der Partner eifersüchtig ist;
* keine dritte Person einladen, der nicht zuzutrauen ist, daß sie mit dem Partner richtig umzugehen versteht;
* Experimente vermeiden, die nur dazu angetan wären, die eigene Freizügigkeit unter Beweis zu stellen;
* niemanden zu irgend etwas drängen;
* nicht darauf verzichten, Einhalt zu fordern, wenn das Experiment schiefzugehen droht;
* erst dann anfangen, wenn die Erwartungen jedes einzelnen geklärt sind.

Bedenken Sie, daß Ihre Erfahrungen ganz anders geartet sein können als das, was Sexfilme vorspiegeln. Und nehmen Sie den »Dreier«, wenn es denn dazu kommt, nicht allzu ernst; Sie sollten schon dabei lachen können.

## 157. Ich bin ein Mann und spiele mit dem Gedanken, mich einmal von einem anderen Mann berühren zu lassen. Bin ich schwul?

Vielleicht, wahrscheinlich aber nicht.

Viele Männer sind neugierig darauf, zu erfahren, wie es ist, von einem anderen Mann stimuliert zu werden. Hinzu kommt, daß Masturbation oft als befriedigender empfunden wird als Koitus oder Oralsex.

Die sexuelle Orientierung entwickelt sich in der Kindheit. Schwule Männer entdecken ihre Homosexualität meist schon vor dem zwölften Lebensjahr. Viele quälen sich mit den Gedanken an eine vermeintliche Homosexualität so lange herum, daß sie daran Schaden nehmen, obwohl sie tatsächlich dem anderen Geschlecht zugetan sind.

Verzichten Sie darauf, Ihre Gedanken und erotischen Phantasien zu beurteilen. Erfreuen Sie sich vielmehr daran und handeln Sie ein bißchen auch nach Lust und Laune.

## 158. Ich wäre bereit für Experimente, wenn mich der »normale« Geschlechtsverkehr mehr befriedigen würde. Warum versteht das mein Partner nicht?

Mögliche Antworten wären:

* Vielleicht weiß Ihr Partner nichts von Ihrer Unzufriedenheit.
* Ihr Partner glaubt, daß Experimente auch für Sie mehr Befriedigung brächten.
* Ihr Partner findet keinen Gefallen mehr am »normalen Geschlechtsverkehr«.
* Ihr Partner definiert »normal« und »experimentell« anders als Sie.

Wie dem auch sei, Gespräche sind unerläßlich. Sie müssen sein, auch wenn Zorn und Frustration im Wege stehen. Für den Anfang empfehle ich: Sie erklären dem Partner, daß es Ihnen großen Spaß machen würde, öfter »normalen« Sex mit ihm zu zelebrieren.

## 159. Letztes Jahr war ich mit einer sehr erfahrenen Frau zusammen, die mich mit vielen neuen Dingen bekanntgemacht hat, unter anderem mit Exhibitionismus. Doch dann mußte ich feststellen, daß sie mich nach Strich und Faden belog und betrog. Ich wandte mich von ihr ab, fühle mich jetzt aber beschmutzt und mißbraucht. Wie kann ich mich davon erholen?

Es geht Ihnen in dieser Frage nicht um Sexualität, sondern um persönliche Integrität. Sie sind verletzt und empört. Lassen Sie Ihren Gefühlen getrost freien Lauf, aber versuchen Sie, den jetzigen Frust und die Lust von einst auseinanderzuhalten. Sie bereuen nicht das, was Sie getan haben, sondern sind enttäuscht darüber, wie sich diese Beziehung entwickelt hat.

Es ist die Wahl der Partnerin, die Ihnen heute zu schaffen macht, nicht die Wahl einer Sexpraktik. Verurteilen Sie diese nicht, nur weil Sie an die falsche Partnerin geraten sind.

## 160. Ob wohl viele Leute Spaß daran haben, im Fahrstuhl oder auf Parkplätzen Liebe zu machen? Ich muß gestehen, daß mich daran nicht zuletzt der Gedanke reizt, erwischt zu werden.

Diese Neigung teilen Sie in der Tat mit vielen. Sie hat nichts mit Exhibitionismus zu tun, also jener zwanghaften Zeigelust, ohne die sich keine Befriedigung einstellt.

Der Kitzel am Risiko, entdeckt zu werden, ist etwas anderes. Er bereichert das sexuelle Erleben um ein erregendes, geheimnisvolles Moment. Sexologen behaupten sogar, daß eine solche zusätzliche Stimulans sehr wichtig ist, insbesondere für Paare, die über die anfängliche »Lustphase« hinaus sind.

Manche verschaffen sich diesen Kitzel, indem sie auf Verhütungsmittel verzichten, mit Fremden ins Bett gehen, bizarre Praktiken oder Sadomasochismus betreiben mit dem Risiko, im Entdeckungsfall den guten Ruf zu verlieren und nachteilige Konsequenzen in Kauf nehmen zu müssen.

Fraglos haben solche erotischen Abenteuer ihren eigenen Reiz, doch es sollte bei aller Risikofreude immerhin noch soviel Vernunft walten, daß die eigene Person und alle Beteiligten keinen Schaden nehmen.

## 161. Was sind »Jack-off-Partys«? Soll ich es wagen, auch einmal dahin zu gehen? Von wem könnte ich mich einladen lassen?

Jack-off-Partys (kurz: »JO«) haben ihren Ursprung in der Schwulenszene, werden seit Mitte der 80er Jahre gefeiert und gelten der sexuellen Lust unter sicheren Bedingungen. Bei einigen solcher Veranstaltungen sind auch heterosexuelle Männer zugelassen und neuerdings manchmal auch Frauen. Im letzteren Fall ist dann von Jack-and-Jill-off-Partys (»JJO«) die Rede. Auf diesen Partys vergnügen sich die Gäste mit *Safer-sex*, das heißt, gestattet sind Masturbation, Massage, Voyeurismus, Exhibitionismus und gummigeschütztes Genitalspiel. Ohne Empfehlung ist nur schwer an eine Einladung zu kommen. Aber vielleicht finden Sie in einschlägigen Zeitschriften eine Kontaktadresse, über die Sie es versuchen können.

Ob Sie es wagen sollen? Wenn Sie sich guten Sex auch ohne Koitus vorstellen, Zurückweisung wegstecken können, viel Sinn für Theater haben und sich in sexuellen Situationen zurechtfinden, die jenseits Ihrer Kontrolle liegen – *vielleicht*. Aber es muß nicht sein.

## 162. Ich habe davon gehört, daß manche Paare offen über Phantasien reden. Das klingt aufreizend. Aber wie bringe ich meine Frau dazu?

Bringen Sie sich zunächst einmal selbst dazu, Ihrer Frau ein paar Phantasien zu schildern. Die sollten fürs erste nicht zu schrill sein. Schwärmen Sie zum Beispiel davon, mit einer fremden Frau zu tanzen und dabei in Erregung zu geraten. Wenn Ihre Geschichte ankommt, fahren Sie fort. Vergewissern Sie sich später, nach ein paar Tagen etwa, ob Ihre Frau tatsächlich Gefallen daran hatte. Wenn ja, haben Sie es geschafft.

Mehr darüber erfahren Sie in Kapitel 13.

## 163. Was ist autoerotische Asphyxiation? Empfehlenswert?

Eine extrem gefährliche Form der Masturbation, bekannt auch unter den Namen Selbsterstickung oder Selbsterhängung. Ihre »Anhänger« gehen typischerweise folgendermaßen vor: Sie steigen auf einen Stuhl, befestigen einen Strick unter der Decke und legen eine Schlinge um den Hals. Dann stimulieren sie sich und steigen, dem Orgasmus nahe, vom Stuhl, um eine Weile am Strick zu baumeln. Die Kombination aus sexueller Erregung und Mangel an Sauerstoff soll besonders lustvoll sein, vor allem dann, wenn der Orgasmus richtig getimed ist. Die Inszenierung sieht natürlich eine rechtzeitige Rückkehr auf den Stuhl vor, also ehe Bewußtlosigkeit oder gar Tod eintreten.

Doch manchmal ist der Orgasmus so heftig, daß der Benommene vergißt, sich in Sicherheit zu bringen, oder er stößt, mit den Beinen strampelnd, den Stuhl um. Wer sich auf diese Weise ums Leben gebracht hat, ist für Hinzukommende ein grausiger Anblick.

Von Zeit zu Zeit wenden sich besorgte Eltern an die Öffentlichkeit und warnen übertreibend, daß jeder Teenager in Gefahr stehe, sich auf diese Weise umzubringen. Das FBI schätzt die Anzahl der Opfer auf 500 bis 1000 pro Jahr.

Ob so etwas zu empfehlen ist? Die Sache klingt vielleicht interessant, führt aber mitunter zum Tod. Ich würde es nicht ausprobieren. Selbsterhängung ist wohl die einzige gefahrvolle Sexvariante, die durch Kondome nicht sicherer wird.

# 11. Masturbation

Masturbation: Um dafür die Hände freizubekommen, hat der Neandertaler den aufrechten Gang erlernt.

## 164. Wie oft wird im Durchschnitt masturbiert?

Das ist ganz unterschiedlich und hängt ab von Alter, Gesundheit, emotionaler Befindlichkeit und anderen Umständen. Viele Menschen masturbieren fast täglich, manche sogar zwei- oder dreimal am Tag, andere wiederum nur einmal pro Woche oder Monat. Es gibt aber auch etliche, die nie masturbieren. All diese Fälle sind durchaus als »normal« zu bezeichnen.

Ideal wäre, daß wir Selbstbefriedigung genießen könnten, wann und wie lange es uns gefällt. In Wirklichkeit aber masturbieren die meisten allzu hastig aus Angst, vom Ehepartner, von Eltern oder Kindern »erwischt« zu werden.

Experimentieren Sie nach Möglichkeit mit verschiedenen Weisen und Rhythmen der Selbstbefriedigung. Lassen Sie sich Zeit dafür. Allerdings wäre zu beachten, daß darüber nicht in Vergessenheit gerät, was an Terminen und Verpflichtungen wahrzunehmen ist. Und ganz wichtig: Lassen Sie es nicht soweit kommen, daß Sie nur noch sich selbst genügen.

## 165. Ich habe gehört, wie mein Verlobter einem Freund gegenüber sagte, daß er »natürlich« auch nach unserer Ehe weiter masturbieren werde. Muß ich mir deswegen Sorgen machen?

Verheiratete Leute masturbieren aus dem gleichen Grund wie Singles. Sie schätzen die Zuverlässigkeit der Befriedigung, den explosiven Orgasmus, die sexuelle Unabhängigkeit, wodurch Genuß ermöglicht ist, auch wenn der Partner kein Interesse zeigt.

Es scheint, daß Ihr Verlobter eine gesunde Lust auf Solo-Sex hat. Keine Sorge. Haben Sie Verständnis dafür und seien Sie bereit herauszufinden, welche Rolle Masturbation in Ihrer Ehe spielen könnte.

## 166. Hat Masturbation irgendwelche schädlichen Auswirkungen?

Allenfalls jene, daß Sie all denen zu mißtrauen lernen, die behaupten, Masturbation sei gefährlich.

In medizinischen Ratgebern der Vergangenheit wurde immer wieder die These vertreten, daß Selbstbefriedigung auf Kosten der Gesundheit ginge – eine Prognose, die jeder wissenschaftlichen Fundierung entbehrte. Die Behauptung einer möglichen geistigen Schädigung ging zum Beispiel auf die Beobachtung zurück, daß geistig Verwirrte zum Teil exzessiv masturbieren. Hätte man den Wissenschaftlern ebenso leicht auf die Finger schauen können, würde wahrscheinlich längst eine ganz andere Einschätzung der Selbstbefriedigung gelten.

Bis in die fünfziger Jahre hinein wurden zu diesem Thema nur Mythen verbreitet, so zum Beispiel in dem *Handbuch für Pfadfinder* aus jener Zeit, das dem religiös motivierten Verbot mit einer pseudowissenschaftlichen Erklärung Nachdruck zu verleihen suchte.

Heutige Wissenschaftler sind einhellig der Auffassung, daß Masturbation weder physisch noch psychisch schädlich ist. Im Gegenteil, viele erkennen darauf, daß das Vergnügen, die körperliche Bewegung und der Streßabbau bei der Selbstbefriedigung der Gesundheit zuträglich sind. Glücklicherweise ist eine entsprechende Verordnung rezeptfrei.

## 167. Würde mein Partner weniger masturbieren, wenn er mehr Befriedigung am Sex mit mir fände?

Darauf kann Ihnen nur Ihr Partner antworten, und ich empfehle, daß Sie sich um diese Auskunft bemühen. Mir scheint, die sexuelle Kommunikation zwischen Ihnen läßt nicht nur dies zu wünschen übrig.

Allgemein läßt sich sagen: Masturbation ist Sex und nicht bloß eine Ersatzhandlung in Ermangelung partnerschaftlicher Befriedigung. Letzteres wird zwar oft behauptet, was Sie aber nicht irritieren sollte. Vielmehr ist festzustellen, daß diejenigen, die regelmäßig masturbieren, auch mehr Gefallen am Sex mit dem Partner finden.

Solange Ihr Partner nicht dermaßen häufig masturbiert, daß er keine

Zeit mehr für Sie hat, können Sie ihn getrost gewähren lassen. Erklären Sie ihm jedoch, auf welche Weise und in welchem Umfang Sie sexuell berücksichtigt werden möchten, und sprechen Sie Möglichkeiten miteinander ab, die für ein geteiltes, verdoppeltes Glück in Frage kommen.

## 168. Wie kann ich meinen Partner davon überzeugen, daß gegen Selbstbefriedigung nichts einzuwenden ist?

Gegen die eigene oder die Ihres Partners?

Wenn es um die eigene geht, erklären Sie dem Partner, was Ihnen daran so sehr gefällt. Diskutieren Sie über die Einwände der Gegenseite, insbesondere über die Frage, ob sich der Partner womöglich zurückgewiesen fühlen könnte.

Wenn der Partner oder die Partnerin Probleme damit hat, sich selbst zu befriedigen, können Sie allenfalls darauf hinweisen, daß auch Sie masturbieren und daß es keinerlei Bedenken dagegen gibt. Wenn nötig, ermutigen Sie Ihren Partner dazu, einen Experten ins Vertrauen zu ziehen.

Letztlich müssen wir es unseren Partnern überlassen, ihre Konflikte selbst zu lösen, auch wenn es schwerfällt, den anderen – zumal wie in diesem Fall unnötigerweise – leiden zu sehen.

## 169. Auch auf die Gefahr, daß Sie mich für beschränkt halten, möchte ich fragen, ob sich Frauen tatsächlich selbst berühren. Wenn ja, wie und wo?

Ja, Frauen masturbieren fast ebenso häufig wie Männer. Zum Einsatz kommen nicht nur die Hände, sondern auch fließendes Wasser, Kissen, Dildos und Vibratoren. Und vor allem Phantasie. Laut *Hite Report* favorisieren die meisten Frauen entweder eine klitoriale oder vaginale Stimulation. Einige wenige finden an beidem gleichermaßen Gefallen.

## 170. In einem Buch las ich den Vorschlag, daß sich Ehepartner vor den Augen des jeweils anderen masturbieren. Sollten wir, meine Frau und ich, so etwas auch mal ausprobieren?

Von »Sollen« kann in dieser Hinsicht keine Rede sein. Sie könnten aber eine solche Anregung aufgreifen, sich selbst und dem Partner zuliebe, um Ihre sexuellen Möglichkeiten zu erweitern und mit dem anderen das Erlebnis intimer Selbstoffenbarung zu teilen.

Besprechen Sie eine solche Option mit Ihrer Frau oder starten Sie einfach einen Versuch, wenn die Gelegenheit günstig erscheint. Sie könnten auch die Hand Ihrer Frau nehmen, sie an ihre Scham führen und sagen: »Nur zu, sei so frei«, oder: »Ich bin sicher, so wird es uns auch gefallen.«

## 171. Es ist viel die Rede von Vibratoren. Wenn es wirklich stimmt, daß sie so großartig sind, müßte dann nicht jede Frau nur noch darauf abfahren?

Für die meisten Frauen bedeutet Sex mehr als das schnellstmögliche Erreichen des Höhepunkts.

Andererseits greifen immer mehr Frauen immer öfter auf einen Vibrator zurück, weil der stets verfügbar und zuverlässig ist. Das kann sehr befreiend wirken, die Wertschätzung der eigenen Sexualität befördern und sogar dazu führen, daß eine frustrierende Beziehung neu bewertet wird.

Einige wenige Frauen, die sich an die harte, mechanische Vibration gewöhnt haben, reagieren mitunter ungeduldig auf die weichere Stimulation durch Penis, Hand oder Zunge. Therapeuten raten diesen Frauen, daß sie den Gebrauch eines Vibrators allmählich reduzieren und dem Partner explizit erklären, wie sie stimuliert werden möchten.

## 172. Ich habe, wenn ich masturbiere, die wildesten Phantasien, was mir im nachhinein peinlich ist und sagar ein wenig angst macht. Ist das normal?

Daß während der Selbstbefriedigung wilde Phantasien freiwerden, macht doch gerade ihren Reiz aus, zumal niemand zugegen ist, der emotional zu berücksichtigen wäre. Sie können sich also ganz unbefangen einem imaginierten Abenteuer hingeben.

Warum können uns solche Vorstellungen im nachhinein Probleme bereiten? Im Augenblick höchster Lust sind sie uns willkommen, bleiben unhinterfragt. Denken wir aber später darüber nach, hat sich der emotionale Kontext verschoben. Aspekte wie Aggressivität oder Voyeurismus verzerren das Bild.

Ihre Phantasien erschrecken Sie womöglich deshalb, weil Sie fürchten, daß sie Ihre *wahren* Begierden widerspiegeln. Dem ist aber nicht so. Wir alle bringen Phantasien auf, die von unseren eigentlichen Interessen weit entfernt sind. Phantasie ist nicht gleich Wunschbild.

## 173. Vom Verstand her weiß ich, daß an Masturbation nichts auszusetzen ist. Trotzdem melden sich bei mir immer wieder Schuldgefühle. Was kann ich dagegen tun?

Solange den Kindern eingeredet wird, daß Selbstbefriedigung »pfui« ist, werden die Praxen der Therapeuten nie leer sein. Genausowenig wie die Gefängnisse, denn viele Gewaltverbrechen und Sexualdelikte gehen von Menschen aus, die repressiv erzogen wurden und mit sexuellen Schuldkomplexen zu kämpfen haben.

Die Psychologie kennt verschiedene Ansätze zur Behandlung sexueller Schuldgefühle. Übereinstimmung besteht jedoch darin, daß solche Komplexe selbstzerstörerisch wirken und entschärft werden können.

Versuchen Sie, zu der Überzeugung zu gelangen, daß Masturbation – wie die bewußte, gesunde Ernährung, regelmäßiger Sport und Körperpflege – aus Liebe zur eigenen Person vollzogen wird. Sie verdienen diese Liebe und ungeschmälerten Genuß.

## 174. Ich bin beileibe kein Sexmuffel, aber warum erlebe ich die stärksten Orgasmen immer nur durch Masturbation?

So wie Sie empfinden viele. Shere Hite berichtet von einer Umfrage, in der die Mehrheit aller Männer und Frauen zur Auskunft gegeben hat, daß sich die intensivsten Orgasmen durch Masturbation einstellen.

Warum wohl? Daß die eigene Hand besseren Zugriff findet als die des Partners, kann doch kaum verwundern. Wir sind, wie Woody Allen weiß, die besten Liebhaber unserer selbst, weil wir im stillen Kämmerlein ausgiebig üben konnten.

## 175. Manchmal masturbiere ich nur deshalb, weil ich frustriert bin und auf die schnelle ein Glücksgefühl brauche. Ist das schlecht?

Den Beweggrund kennen viele, doch die wenigsten bekennen sich dazu. Dabei ist daran nichts zu beanstanden, solange es auch noch andere Gründe gibt, sich etwas Gutes zu tun. Falsch wäre es, ausschließlich einer »Strategie« der Problembewältigung zu vertrauen, sei es, daß man aus Kummer Völlerei betreibt, die Mutter anruft oder eben masturbiert.

Ich glaube nicht den strengen Stimmen derer, die behaupten, daß Masturbation zur eskapistischen Aufmunterung auf ein Suchtverhalten schließen ließe.

## 176. Ich habe davon gehört, daß zu viel Masturbation auf eine Sexsucht schließen läßt. Das macht mir Sorgen. Wie ist festzustellen, ob eine solche Sucht vorliegt?

So etwas wie eine Sexsucht gibt es nicht. Suchtverhalten ist krankhaft und nicht zu verwechseln mit einer Willens- oder Entscheidungsschwäche, denn diese läßt sich beheben. Die Sucht aber ist prinzipiell unheilbar und kann allenfalls unterdrückt werden.

Vielleicht masturbieren Sie zwanghaft, das heißt, Sie tun es auf eine Weise, die andere Lebensvollzüge behindert, oder Sie tun es in Reaktion auf sexuellen oder emotionalen Frust.

Wenn all dies bei Ihnen nicht der Fall ist, erkenne ich kein Problem mit der Masturbation. Wenn das eine oder andere zutrifft, könnte ein Problem vorliegen, das womöglich auf einen sexuellen Schuldkomplex zurückzuführen ist. Der Abbau eines solchen Schuldgefühls (zum Beispiel mit Hilfe einer Therapie) könnte den zwanghaften Aspekt der Masturbation zurückdrängen.

## 177. Kann Masturbation zu einer Verringerung der Spermienzahl führen? Kann meine Virilität darunter leiden?

Nein. Die Hoden produzieren unablässig Spermien. Es ist schlechterdings unmöglich, so viel Sperma zu ejakulieren, daß sich eine ernstzunehmende Senkung der Spermienzahl daraus ergeben könnte.

Erektion und Orgasmus kommen durch unwillkürliche Reflexe zwischen Gehirn, Blutgefäßen und Lendenmuskeln zustande. Selbstbefriedigung nimmt keinen nachteiligen Einfluß darauf, es sei denn, sie ist begleitet von Schuld- oder Angstgefühlen.

## 178. Ich habe an der Selbstbefriedigung so großen Spaß, daß ich mir gar nicht mehr die Mühe mache, mich nach einem Sexpartner umzusehen. Ist das verkehrt?

Ihre Frage hat nur am Rande mit Sexualität zu tun. Sie berührt vielmehr Themen wie Isolation, soziale Fähigkeiten, Angst vor Intimität, Mißtrauen gegen andere und so weiter.

Gewiß ist partnerschaftlicher Sex komplizierter als Selbstbefriedigung. Es gilt, einen interessierten Partner zu finden, mit dieser Person vertraut zu werden, seine oder ihre Bedürfnisse zu berücksichtigen, miteinander zu reden und auch nach der sexuellen Begegnung Kontakt zu halten. In einer solchen Beziehung spielen Angst, Kummer, Mißtrauen und Enttäuschung stets eine Rolle.

Hat partnerschaftlicher Sex für Sie einen Gewinn, der die damit verbundenen Schwierigkeiten überwiegen könnte? Wenn nicht, wünsche ich Ihnen eine neue, positive Erfahrung mit einer anderen Person oder aber den Mut, jene emotionalen Probleme zu lösen, die Sie daran hindern, partnerschaftlichen Sex als befriedigend zu erleben.

Und denken Sie daran: Sie brauchen sich nicht für ein Entweder-Oder zu entscheiden. Sie können beides praktizieren, Sex mit anderen und allein.

## 179. Warum masturbieren manche Männer in aller Öffentlichkeit? Wie sollte man sich demgegenüber verhalten?

Masturbation in der Öffentlichkeit ist eine Form von Exhibitionismus, ein zwanghafter Akt, der den Entblößer seiner Genitalien sexuell erregt.

Eine andere Variante des Exhibitionismus ist die einfache Zeigelust. Der Entblößte will schockieren. Durch Nichtbeachtung ist eine solche Person schnell zu entmutigen.

Bei Exhibitionisten handelt es sich fast ausschließlich um Männer. Was treibt sie dazu, sich auf diese Weise zu entblößen? Ursache ist wahrscheinlich eine Kombination aus Haß gegen andere und einer extremen Unsicherheit, was die eigene Männlichkeit angeht. Exhibitionismus ist eine ziemlich traurige Art, einer vermeintlich feindseligen Umwelt zu sagen: »Leck mich doch ...«

Der beste Schutz für Kinder gegenüber Exhibitionisten ist eine unverkrampfte Sexualerziehung. Sie sollten nicht auf den Gedanken kommen, daß sie dieses ungewöhnliche Verhalten bei anderen provozieren und daß der Anblick fremder Genitalien schädlich sein könnte. Wenn Ihr Kind von einem solchen Erlebnis berichtet, sagen Sie ihm, daß der betreffende Mann seelische Probleme hat, in seiner geistigen Entwicklung zurückgeblieben ist und am besten nicht beachtet werden sollte.

## 180. Warum schauen sich Männer beim Masturbieren gern Sexheftchen oder -filme an? Finden Frauen auch Gefallen daran? Woher rührt der Unterschied zwischen Mann und Frau im Verhältnis zur Pornographie?

Rund 20 Millionen Männer konsumieren jährlich ein oder mehrere Sexmagazine bzw. -videos. Die darin enthaltenen Darstellungen verhelfen ihnen zur gesteigerten Erregung. Sie genießen die Vorstellung, mit den Darstellern oder Darstellerinnen Sex zu treiben.

Auch Frauen finden Gefallen an solchen Vorlagen, wenngleich in sehr viel geringerer Anzahl. Erklärungen für das unterschiedliche Rezeptionsverhalten gehen weit auseinander. Sind Frauen an Sex weniger interessiert? Wohl kaum. Ist für sie in sexueller Hinsicht eher der emotionale Kontext als das stimulierende Bild von Bedeutung? Möglich. Kann es sein, daß sich Frauen ein Interesse an Erotika nicht zugestehen wollen aus Sorge, als »unweiblich« kritisiert zu werden? Durchaus. Fürchten Frauen, daß ein solches Interesse von ihren Partnern mißverstanden, verabscheut oder gar bestraft werden könnte? Mitunter.

Viele Frauen konsumieren eine Art von Pornographie, die weniger offenkundig ist und darum unverfänglicher erscheint: triviale Liebesromane, voll von erotischen Szenen, mit stereotypen Geschlechterrollen und Frauenbildern, die ebenso unrealistisch sind wie die Abbildungen in »Männermagazinen« oder Sexfilmen.

## 181. Verbietet die Bibel Masturbation?

Nicht direkt. Bezug genommen wird in diesem Zusammenhang oft auf das erste Buch Moses (38,7–11), in dem davon die Rede ist, daß Onan, nachdem sein Bruder Ger kinderlos gestorben war, von seinem Vater Juda aufgefordert wurde, mit der Schwägerin Thamar Nachkommen zu zeugen. Doch wenn Onan »einging zu seines Bruders Frau«, ließ er den Samen »auf die Erde fallen und verderben«. Was er tat, mißfiel dem Herrn, und er ließ ihn sterben.

Manche behaupten, Onan sei dafür bestraft worden, daß er sich selbst befriedigte. Diese Unrichtigkeit wiederholt sich in der Alltagssprache, die die Wörter »Masturbation« und »Onanie« (das auf die biblische Gestalt zurückgeht) synonym verwendet. Onan vollzog allem Anschein nach einen »Koitus interruptus« (den Abbruch des Beischlafs vor dem Samenerguß). Bestraft wurde er nicht, weil er sich selbst befriedigt hätte, sondern weil er sich einer göttlichen Anordnung widersetzte und die Zeugung verhütete.

Wir sollten all denen keinen Glauben schenken, die diese Geschichte vortragen, um eine so normale Sache wie die Selbstbefriedigung zu verdammen. Die katholische Kirche nahm letztmalig in der Enzyklika von 1975 zu dieser Frage Stellung. Zwar erkennt sie an, daß die Masturbation unter sozialen und psychologischen Gesichtspunkten zur menschlichen Entwicklung gehöre, dennoch aber als »ein schwerwiegendes, intrinsisches Fehlverhalten« abzulehnen sei.

## 182. Manchmal, wenn mein Mann spitz ist, ich aber nicht, greift er zur Selbsthilfe, was mich derart in Stimmung versetzt, daß ich meinen Sinn schnell ändere. Ist das abartig?

Ganz und gar nicht. Sie können froh darüber sein, daß Sie und Ihr Partner sexuell offenbar auf derselben Wellenlänge liegen. So kommt seine »Selbsthilfe« auch Ihnen zugute.

Ihr Beispiel verdeutlicht, daß es viele gute Gründe gibt zur Masturbation.

# 12. Orgasmus

Orgasmus: der perfekte Kompromiß zwischen Liebe und Tod.
– Robert Bak

## 183. Was ist ein Orgasmus?

Der Orgasmus ist der Höhepunkt gesteigerter Lust, im allgemeinen begleitet von einem Ablassen sexueller Spannung und anderen unwillkürlichen Reaktionen.

Tatsächlich ist das Phänomen noch nicht hinreichend erklärt. Eine rätselhafte Kombination aus physischen und emotionalen Faktoren veranlaßt das Nervensystem, jene Reflexe auszulösen, die wir Orgasmus nennen.

Zu diesen Reflexen zählen: erhöhte Herz- und Atemfrequenz; gerötete Haut, vor allem im Gesicht und auf der Brust; verkrampfte Finger und Zehen; konvulsivische Bewegungen im Beckenbereich; Erektion der Brustwarzen; Kontraktion der Muskeln an Anus, Vagina und Prostata. Der Penis stößt Samen aus, einige wenige Frauen »ejakulieren« aus der Urethra.

## 184. Warum tut ein Orgasmus so gut?

Aus dem gleichen Grund, warum Schokolade, Sonnenuntergänge und schöne Musik guttun. Das menschliche Nervensystem ist halt so geschaltet.

Der Orgasmus läßt uns einige ganz besondere Gefühle erfahren. Wärme strahlt vom Becken über den ganzen Körper aus. Entspannung und Befriedigung stellen sich ein wie auch das Gefühl innigster Verbundenheit.

Darüber hinaus haben viele beim Orgasmus die beglückende Erfahrung einer spirituellen Dimension, das Erlebnis körperlich und geistig eins zu sein und in Verbindung zu stehen mit dem gesamten Kosmos.

## 185. Haben alle Menschen die Fähigkeit zum Orgasmus?

Alle, bis auf diejenigen, die durch Geburtsfehler, Unfälle oder Krankheit daran gehindert sind. Dennoch leiden manche Männer und eine nicht geringe Anzahl von Frauen an einer sogenannten Anorgasmie, also der Schwierigkeit bzw. Unfähigkeit, einen Orgasmus zu erleben. Oft steckt nicht mehr dahinter als eine falsche oder nicht ausreichende Stimulation. Ursache kann aber auch eine mangelnde Vertrautheit mit dem eigenen Körper und seinen Reaktionen sein. In ganz wenigen Fällen liegen einer solchen Unfähigkeit Funktionsstörungen im Blutkreislauf oder Nervensystem zugrunde.

Eine Anorgasmie ist meistens psychisch bedingt und auf unbewußte Ängste zurückzuführen; zum Beispiel die Angst vor dem Verlust der Selbstbeherrschung oder vor der Hingabe an den anderen (der womöglich angesehen wird als Stellvertreter für »alle Männer« oder »alle Frauen«). Solche Ängste können das Ergebnis einer rigiden Erziehung sein, früher traumatischer Erlebnisse oder erlittenen Mißbrauchs.

Einem Kind einzureden, daß Sex schlecht oder gefährlich sei, führt mit großer Sicherheit zur Beeinträchtigung seiner Orgasmusfähigkeit im Erwachsenenalter.

## 186. Woher weiß ich, ob ich tatsächlich einen Orgasmus erlebt habe?

Für einen Mann erhebt sich diese Frage kaum, denn die Antwort liegt, wenn auch nicht auf der Hand, so doch in dem sichtbaren Erguß sowie im Phänomen der Schrumpfung des Gliedes.

Es handelt sich also wohl eher um die Frage einer Frau. Nach populärer Ansicht hatte, wer so fragt, wahrscheinlich keinen Orgasmus. Aber das wäre zu simpel. Wenn Sie aufgrund der Lektüre von Liebesromanen oder den Berichten Ihrer Schwester ein Feuerwerk im Bett erwarten, aber nur das Funkeln von Wunderkerzen erleben, ist verständlich, daß Sie verunsichert sind. Sie können Hunderte von Orgasmen erlebt haben, ohne sich bisher dessen bewußt geworden zu sein.

Es gibt allgemeine Anzeichen für einen Orgasmus: Kontraktionen, Hautrötung usw. Doch jede Person erlebt den Höhepunkt anders. Wir sollten allerdings nicht davon ausgehen, daß ein Orgasmus mit Donnerschlägen einhergeht oder in seelenerschütternder Wucht daherkommt, obwohl manche durchaus diese oder ähnliche Erfahrungen machen können.

Der sicherste Befund eines Orgasmus ist das eigene Empfinden. Er kann mehr oder weniger intensiv sein, bringt aber zumeist ein Gefühl der wohligen Erschöpfung und Zufriedenheit mit sich. Nicht selten tritt auch ein Lächeln ins Gesicht.

## 187. Ab welchem Alter sind Orgasmen zu erleben?

Sobald Sexualhormone produziert werden, also schon in frühster Kindheit. Die Orgasmuserfahrung ist für Säuglinge und Krabbelkinder eine der Triebfedern für die Entwicklung der Motorik. Heranwachsende Kinder erleben mehr oder weniger zufällige Orgasmen bei Doktorspielen oder durch das Kosen ihrer Genitalien. Pubertierende Jungen und Mädchen kommen in erotischen Träumen zum Höhepunkt und über gezielte Stimulation.

Manche Eltern versuchen ihre Kinder davon abzuhalten, wecken aber in der Regel nur deren Neugier und belasten sie mit Schuld- und Schamgefühlen.

## 188. Ist zwischen Orgasmus und Ejakulation zu unterscheiden? Was ist für Männer wichtiger?

Die Ejakulation ist ein physiologisches Ereignis; es kommt zu rhythmischen Kontraktionen an Prostata und After mit der Folge, daß sich Samenflüssigkeit aus dem Penis ergießt. Der Orgasmus dagegen ist ein psycho-physiologisches Phänomen, das die Ejakulation mit einschließt wie auch das Gefühl von Entspannung und Befriedigung.

Diese Unterscheidung wird von der Mehrheit der Männer nicht registriert. Sexualwissenschaftler weisen jedoch ausdrücklich darauf hin: »Ejakulation und Orgasmus sind nicht dasselbe. Es wird Zeit, von dieser irrigen Vorstellung ein für allemal Abschied zu nehmen.«

## 189. Worin entscheiden sich klitoraler und vaginaler Orgasmus? Welcher von beiden ist besser?

Während Männer samt und sonders allein den Penis als Zentrum des Vergnügens ausmachen, haben Frauen zwei solcher Zentren: Klitoris und Vagina. Die meisten Frauen ziehen die Erregung des einen Organs dem anderen vor; einige wenige sind an beiden gleichermaßen lustempfänglich. Für manche ist auch eine dritte Stelle, der sogenannte G-Punkt, Quelle des Genusses.

Einige Frauen erreichen den Höhepunkt ausschließlich durch die Stimulation der Vagina, während (laut *Hite Report*) etwa doppelt so viele durch die Stimulation der Klitoris ausgipfeln.

In der Vergangenheit behaupteten Psychiater (die allesamt Männer waren), daß der klitoriale Orgasmus dem vaginalen unterlegen und reine Lustverschwendung sei. Diese Ansicht ist durch moderne Sexologen, Psychiater und Soziologen vollständig diskreditiert worden.

Die meisten Frauen erleben den klitoralen und vaginalen Orgasmus unterschiedlich intensiv. Viele können, nachdem sie ihren »eigentlichen« Höhepunkt erreicht haben, auch den weniger intensiven genießen, doch die umgekehrte Reihenfolge macht sie ungeduldig.

Die unterschiedliche Empfindung ist allerdings subjektiv. Geräte zur Messung der Körperreaktionen auf die eine oder andere Form des Orgasmus (Pulsfrequenz, vaginale Kontraktionen usw.) führen jedenfalls nicht zu unterschiedlichen Resultaten. Das kann nicht verwundern, da jeder Orgasmus durch das sympathische Nervensystem ausgelöst wird.

## 190. Was hat es mit dem multiplen Orgasmus auf sich? Wie kommt es dazu? Warum habe ich den manchmal, andere aber nie?

Auf den typischen Orgasmus folgt eine Phase der Entspannung, in der sich die Atemfrequenz und andere Erregungssymptome wieder normalisieren. Von einem multiplen Orgasmus ist die Rede, wenn es aufgrund erneuter Erregung zu einem weiteren Höhepunkt kommt – gewöhnlich innerhalb einer halben Minute und bevor die Entspannungsphase abgeschlossen ist.

Wie ist das möglich? Vor allem durch Aufgeschlossenheit für genußreiche Gefühle und die Zuversicht darauf, daß Sie und Ihr Partner zu einem mehrfachen Höhepunkt in der Lage sind. Tiefe Atmung während des Orgasmus (statt unwillkürlich die Luft anzuhalten) hält die sexuelle Energie in Bewegung.

Im Jahre 1953 schätzten Alfred Kinsey und sein Forschungsteam, daß 15 Prozent aller Frauen zu mehrfachen Orgasmen fähig sind. Diese Quote wird heute sicherlich höher liegen, bedenkt man, daß Frauen informierter und entspannter sind, was Sexualität und den eigenen Körper angeht.

Während manche Frauen im Beischlaf fast regelmäßig einen multiplen Orgasmus erleben, kommen andere nur gelegentlich in diesen Genuß. Erklärlich ist das genauso wenig wie die Frage, warum manche durch Pfeffer zum Niesen gereizt werden, andere aber nicht. Wahrscheinlich sind für das unterschiedliche Empfinden psychische, emotionale und kontextuelle Gründe ausschlaggebend. Eine Person mag sich an einem Tag aufgeschlossener, unbeschwerter und sexier fühlen als an anderen Tagen.

Der Ehrgeiz, einen multiplen Orgasmus zu erleben, schmälert die Aussicht darauf, überhaupt zum Höhepunkt zu gelangen. Denken Sie in diesem Zusammenhang nicht an eine zu erbringende Leistung für optimalen Sex. Im übrigen wäre ein solches Ansinnen nicht immer praktisch; womöglich haben Sie noch was anderes vor.

## 191. Können auch Männer einen multiplen Orgasmus haben?

Darüber gehen die Meinungen auseinander. Es kommt darauf an, wie Orgasmus definiert wird. Kann ein Mann auch ohne Ejakulation zum Höhepunkt kommen? Jede Erregungsphase, ob bei Männern oder Frauen, ist mit einer Wellenbewegung zu vergleichen, die mehrere Höhen und Tiefen hat. Wann entspricht eine solche Spitze einem Orgasmus und wann nicht?

Was wäre schließlich unter einem multiplen Orgasmus bei Männern zu verstehen? Ejakulation, Verlust der Erektion, neuerliche Erregung und Ejakulation innerhalb weniger Sekunden? Oder mehrere Orgasmen vor dem Erguß?

Tatsache ist, daß die meisten amerikanischen Männer nur wenig wissen über ihre sexuellen Möglichkeiten. Wir experimentieren kaum mit der

Atmung, mit der Bewegung sexueller Energien oder Techniken zur Selbstdisziplinierung. Viele von uns sind der Auffassung, daß der Sex unmittelbar nach dem Erguß zu Ende ist. Aber vielleicht gibt es da noch sehr viel mehr.

## 192. Wie erfahre ich, ob meine Partnerin einen Orgasmus hatte?

Sie könnten nachfragen. Allerdings sind es viele Frauen leid, darauf zu antworten. Ein verläßlicher Hinweis für Sie wäre gegeben, wenn Ihre Partnerin von sich aus zur Ruhe kommt und nicht etwa den Beischlaf abbricht in der Annahme, daß Sie es so wünschen. Es gibt auch noch andere Signale, aber denken Sie daran, daß jeder Mensch auf je eigene Art zum Höhepunkt kommt.

Aufschluß über diese Frage gewinnen Sie letztlich nur, wenn Sie mit der Partnerin lange genug zusammen sind, um ihr Verhalten zu kennen, und wenn sie soviel Vertrauen zu Ihnen haben kann, daß es ihr gegebenenfalls nicht schwerfiele zuzugeben, unbefriedigt geblieben zu sein.

## 193. Ist es wahr, daß manche Frauen auch ohne Klimax durchaus Befriedigung empfinden können? Wodurch weiß ich, ob dies der Fall ist?

Ja, so scheint es. Doch es geht mir wie den meisten Männern – ich kann das nicht richtig nachvollziehen, zumal unsereins in nahezu jeder Phase der Erregung den Wunsch hat zu ejakulieren. Vielleicht ist dieser Umstand im Stau der Samenflüssigkeit begründet.

Bei vielen (obgleich nicht allen) Frauen stellt sich auch ohne Orgasmus im Ausklang der Erregung ein tiefes Wohlgefühl ein, vor allem dann, wenn sie sich physisch und emotional mit dem Partner eng verbunden wissen – was nicht heißen soll, daß sie kein Interesse am Orgasmus haben. Sie sind bloß nicht jedesmal darauf erpicht.

Zu Ihrer zweiten Frage: Wenn Sie Ihre Partnerin gut kennen, geben Ihnen kleine Hinweise – ein Augenzwinkern, ein Seufzen, ein Lächeln – zu verstehen: »Keine Sorge, ich bin glücklich.« Wenn Sie mit einer Frau zusammen sind, die frei und offen ihre Bedürfnisse anzumelden versteht, können Sie darauf vertrauen, daß es ihr gutgeht, solange sie nichts Gegenteiliges verlauten läßt.

Ein solches Vertrauen erfordert natürlich ein aufmerksames Gespür für versteckte Signale, für die dumpfere Gemüter keine Antenne haben.

## 194. Ich bin immer bemüht, daß wir beide gleichzeitig zum Höhepunkt kommen, was mir mitunter sehr schwerfällt. Wie ist das leichter zu schaffen?

Ihre Wortwahl läßt tief blicken. Bemühen, schwerfallen, schaffen... Sie machen zur Anstrengung, was eigentlich geeignet wäre, von Druck und Leistung zu entlasten.

Sie haben längst die Erfahrung gemacht, daß ein Simultanorgasmus nur unter Mühen gelingt – wie etwa das Singen unter Wasser. Viele Menschen halten diese Gleichzeitigkeit für das sexuelle Nonplusultra. Warum? Mir fallen nur zwei mögliche Gründe ein: der Wunsch nach einer besonderen Erfahrung von Intimität oder aber der ehrgeizige Anspruch, einer sexuellen Leistung genügen zu wollen.

Zum einen ist das Streben nach Leistung in sexuellen Dingen immer problematisch. Zum anderen läßt sich eine besondere Erfahrung von Intimität auch auf andere Art erzeugen, und zwar ohne darauf verzichten zu müssen, was im Bemühen um Simultanität verlorengeht, nämlich Spontaneität, Unbeschwertheit und der Genuß am Schwelgen im Augenblick.

Strengen Sie sich nicht so sehr an. Aus weniger Arbeit erzielen Sie mehr Gewinn. Auch darin hebt sich der Sex wohltuend von allen anderen Aktivitäten ab.

## 195. Kaum hat mein Mann seinen Orgasmus gehabt, pennt er ein. Schüttet der männliche Organismus, wenn sich das Sperma ergießt, womöglich ein Schlafhormon aus?

Das wäre in der Tat eine hübsche Entschuldigung (»Liebling, ich würde ja gern weitermachen, aber diese verflixten Hormone...«). Aber nein, natürlich gibt es keine »Schlafhormone«. Manche Wissenschaftler vermuten, daß chemische Prozesse im Gehirn, ausgelöst durch den Orgasmus, eine besondere Form von Müdigkeit herbeiführen. Doch diese Theorie ist unbewiesen.

Für das »Abschlaffen« Ihres Mannes und vieler seiner Geschlechtsgenossen lassen sich sehr viel näherliegende Gründe anführen. Der Orgasmus sorgt für die wohl kompletteste Entspannung, die ein Mensch erleben kann. Es löst sich dabei nicht nur sexuelle Spannung, sondern mit ihr auch der ganze Krampf aus alltäglicher Sorge. Hinzu kommt, daß meist zur Schlafenszeit koitiert wird, da fallen dem einen oder anderen schnell einmal die Augen zu.

Männer, die Intimität scheuen, tun sich schwer in dem Moment, da die sexuelle Erregung ausklingt und Zärtlichkeiten zu erwarten sind, wenn Worte wie »Ich liebe dich« angemessen wären. Wenn die Liebhaber in der Phase des »Nachglühens« unterschiedliche Bedürfnisse haben, flüchtet sich so mancher – bewußt oder unbewußt – in den Schlaf.

Mein Rat an Sie: Sagen Sie Ihrem Mann, *bevor* Sie miteinander ins Bett gehen, daß sein postklimaktisches Einschlafen antiklimaktisch auf Sie wirkt.

## 196. Warum wollen alle Männer von mir wissen, ob ich »gekommen« bin? Wie kann ich sie davon abbringen?

Vermutlich läßt sich auf solche Männerfragen mitunter trefflich bemerken: »Wenn du das nicht weißt, hast du mir verflixt wenig Aufmerksamkeit geschenkt.« Das wäre, zugegeben, ärgerlich, muß aber nicht immer der Fall sein. Für Männer ist kaum nachzuvollziehen, ob die Partnerin einen Höhepunkt erlebt hat, zumal dieser sich bei jeder Frau anders äußert.

Es gibt für gewöhnlich zwei Gründe, die Männer zu einer solchen Frage veranlassen: Sie sind entweder aufrichtig interessiert zu erfahren, ob die Partnerin befriedigt ist, oder aber es geht ihnen vor allem um die Bestätigung, Pfundskerle zu sein. Die Fairneß gebietet, daß Sie milde reagieren, wenn der Partner erkennbar aus dem ersten Grund nachfragt. Bewegt ihn der zweite, brauchen Sie aus Ihrem Unmut kein Hehl zu machen.

Antworten Sie dem Mann, der an Ihrem Befinden ernsthaft interessiert ist: »Laß uns später darüber reden.« Tun Sie das dann auch; erklären Sie dem Partner, wie sich der Orgasmus bei Ihnen bemerkbar macht und wie Sie darüber denken, wenn sich der Höhepunkt einmal nicht eingestellt hat.

Auch dem Mann, der durch Ihren Orgasmus geschmeichelt sein will, wäre zu antworten: »Laß uns später darüber reden.« Sagen Sie ihm, wenn sich Gelegenheit dazu findet, daß Ihnen im Bett weniger an Einzelleistungen gelegen ist als vielmehr an Gemeinsamkeit und Nähe.

Doch seien Sie sich dessen bewußt, daß auch der einfühlsamste Mann im Orgasmus der Frau seine Männlichkeit bestätigt sehen möchte. Davon ist er kaum abzubringen.

Wenn die nervende Frage aufkommt, und Sie sind noch nicht »gekommen«, würden aber gern einen Orgasmus haben, so ermutigen Sie doch einfach den Partner mit einem Lächeln, weiterzumachen.

## 197. Ich glaube, daß es mir ganz gut gelingt, den Erguß zurückzuhalten – aber nur bis zu einem gewissen Punkt. Dann ist kein Halten mehr. Warum? Wie kann ich diesen Punkt noch weiter hinauszögern?

Sie sprechen den *point of no return* an, der erreicht ist, wenn das im Samenleiter gestaute Sperma den Druck erzeugt, dem willentlich nichts entgegenzusetzen ist. Wenn am Sex überhaupt etwas als normal bezeichnet werden kann, dann dies. Und daran ist nichts zu ändern.

Es gäbe auch keinen Grund dazu. Wenn es Ihnen gefällt, können Sie lernen, diesen Punkt früher zu antizipieren, um rechtzeitig innezuhalten und bestimmen zu können, wohin Sie ejakulieren.

## 198. Erst auf dem College erfuhr ich, daß Mädchen einen Orgasmus haben können. Stimmt da was nicht mit mir?

Nein. Der durchschnittliche Mann lernt in jungen Jahren nur eines zum Thema Mädchen und Sex: Sie haben, was wir wollen. Und gleichzeitig wird uns beigebracht, was ein »richtiger Mann« zu leisten hat, nämlich »eine Frau auf den Geschmack zu bringen«. Über das Lustempfinden des anderen Geschlechts erfahren wir so gut wie nichts.

Woher sollten junge Männer das Wissen um die weibliche Physiologie und Sexualität nehmen? Bis vor kurzem wurde in den Schulen keinerlei Aufklärung angeboten. Ab der sechsten Klasse zogen sich die Mädchen in eine Schulhofecke zurück, um über geheimnisvolle Dinge miteinander zu tuscheln. Der *Playboy* war auch keine Hilfe, und wer von uns hätte Vater oder Mutter ausfragen können?

Bis heute hat sich nicht viel verändert. In den meisten Schulen gibt es immer noch keinen Sexualkundeunterricht. Familien und Kirchen halten sich auch bedeckt oder versetzen die Jugendlichen in Furcht und Verwirrung – was noch schlimmer ist.

In einigen Naturvölkern werden heranwachsende Männer nach dem Vermögen beurteilt, dem weiblichen Geschlechtspartner Lust zu spenden. Diese jungen Männer wissen schon früh Bescheid über den weiblichen Orgasmus.

## 199. Meiner Frau ist es möglich, von einem Orgasmus zum nächsten überzugehen. Doch ich muß nach dem Erguß eine Weile ausruhen, um wieder in Schwung zu kommen. Woran liegt das? Was kann ich dagegen tun?

Die Natur hat beim Mann zwischen Ejakulation und erneuter Schwellung eine »Sperrfrist« oder Regenerationspause gesetzt, die von wenigen Minuten bis zu einigen Stunden andauern kann. Ältere Männer müssen mitunter gar einen Tag lang aussetzen.

Die Detumeszenz, also das Abschlaffen der Genitalien, geht bei Frauen langsamer vonstatten und ist sehr viel weniger ausgeprägt, so daß erneute Erregung binnen kurzer Zeit zu einem weiteren Orgasmus führen kann. Zerbrechen Sie sich darüber nicht den Kopf, und gönnen Sie Ihrer Frau eine Vielzahl von Orgasmen. Dafür können Sie auch mit Hand und Mund beitragen, vor dem Koitus oder nach der Ejakulation.

Um die besagte Sperrfrist auszusetzen, bleibt nur eins: nicht zu ejakulieren.

## 200. Ist es okay, beim Klimax gleichsam tierisch auszurasten? Wenn ich mich gehenlasse, stöhne und schwitze ich wie verrückt. Ich versuche dagegen anzugehen, allerdings ohne durchschlagenden Erfolg.

Nur zu. Das Beiwort »tierisch« sollte in diesem Zusammenhang durchaus positiv zu verstehen sein. Kontrollierter Überschwang ist ein Widerspruch in sich. Daß wir uns gemeinhin gegen den Kontrollverlust sträuben, führt nicht selten zu sexuellen Problemen. Der Orgasmus ist entfesselte sexuelle Energie. Intensiver erlebt ihn, wer in diesem Moment auf Selbstbeherrschung verzichten kann. Es ist schade, daß wir im Durchschnitt kaum dazu bereit sind.

Daß die verstandesmäßige Kontrolle beim Orgasmus schwerfällt, hat einen Grund: Ihr wirken die Reflexe des Nervensystems entgegen. Den Schweißfluß beim Sport oder den Tränenfluß gereizter Augen zu unterdrücken wäre nicht minder schwierig.

Wenn sich Ihr Partner über lautes Stöhnen oder Schweißausbrüche mokiert, sollten sie ihm oder ihr zu verstehen geben, daß Sie im Interesse der Befriedigung darauf keinen Einfluß nehmen wollen.

## 201. Was ist Beckenbodengymnastik? Was hat sie mit dem Orgasmus zu tun?

Die Beckenbodengymnastik wurde von Dr. Arnold Kegel in den 50er Jahren entwickelt. Sie besteht aus isometrischen Übungen zur Kräftigung der Muskulatur des Beckenbodens. Weil sich diese Muskeln beim Orgasmus zusammenziehen, trägt ihre Kräftigung dazu bei, daß der Orgasmus leichter auszulösen ist und intensiver erlebt wird. Manche Frauen finden bereits die Übungen als solche erregend und nutzen sie als Stimulans.

Der Pubokokzygeus ist jener Muskel, der die Vagina umschließt. Er kontrahiert, wenn Sie sich zum Beispiel dem Harndrang zu widersetzen versuchen. Diese Kontraktion können Sie spüren, wenn Sie den Finger in die Scheide stecken.

Es gibt drei sogenannte Kegelübungen:

1. Den besagten Muskel so schnell wie möglich und bei regelmäßiger Atmung anspannen und entspannen.
2. Anspannen, drei Sekunden anhalten, dann entspannen (bei regelmäßiger Atmung).
3. Druck auf den Muskel ausüben wie bei dem Versuch, auf die schnelle zu urinieren oder einen Gegenstand aus der Vagina herauszupressen (bei regelmäßiger Atmung).

Führen Sie die Übungen 1 und 2 zweimal täglich nacheinander und jeweils fünfundzwanzig- bis fünfzigmal aus, Übung 3 zehn- bis fünfundzwanzigmal. Die Gymnastik fällt mit der Zeit zunehmend leichter und beansprucht nur wenige Minuten am Tag. Nach zwei oder drei Wochen ist die Kräftigung schon spürbar; die optimale Wirkung stellt sich nach etwa drei Monaten ein.

Auch Männer können diese Übungen praktizieren; ihre Wirkung ist jedoch bei ihnen noch nicht erforscht worden.

# 13. Phantasie

Wenn deine sexuellen Phantasien
für andere wirklich von Interesse wären,
wären sie nicht als Phantasien
zu bezeichnen.

– Fran Lebowitz

## 202. Meine Phantasien erschrecken mich mitunter. Wie kann ich mich davor in acht nehmen?

Viele Aspekte der Sexualität können erschrecken: der Kontrollverlust etwa, der Wunsch zu beißen oder den anderen zu beherrschen, und so weiter. Manche Menschen reagieren darauf mit Verdrängung und Unterdrückung ihrer Sexualität. Andere lernen, sich selbst zu vertrauen, und finden Gefallen am Ungewissen.

Erschrecken können sexuelle Phantasien, wenn wir meinen, daß uns solche Vorstellungen nicht erregen dürften, wenn wir fürchten, die Phantasie könne einem verborgenen Wunsch entsprechen, oder wenn wir gar Angst davor haben, daß wir durch sie zu etwas angestiftet werden.

Das erste Gefühl entspringt einem Mißverständnis von Sexualität. Die Bandbreite erregender Vorstellungen ist sehr viel größer als die Möglichkeiten erregenden Verhaltens.

Die erwähnten Ängste sind kaum begründet. Allerdings nehmen Phantasien bei manchen Menschen einen Zwangscharakter an, und die Grenzen zur Wirklichkeit verwischen. Wenn Sie sich auf diese Weise gefährdet sehen, rate ich Ihnen dringend, professionelle Hilfe in Anspruch zu nehmen.

Letztlich werden Phantasien, die uns ängstigen, immer wiederkehren. Geben wir aber einer solchen Angst nicht nach, verflüchtigt sich das Hirngespinst. Und denken Sie daran: Solange Sie nicht mit Ausschließlichkeit von einer bestimmten Phantasie belästigt werden, brauchen Sie Ihre Vorstellungen nicht als Bedrohung oder als Reflex tiefsitzender Probleme anzusehen.

## 203. Wodurch kommen sexuelle Phantasien zustande? Was löst sie aus?

Das weiß keiner.

An psychologischen Theorien mangelt es jedoch nicht. Unter anderem wird vermutet, daß sexuelle Phantasien der symbolische Ausdruck für unterdrückte Emotionen sein könnten; oder ein Weg zur Lösung ödipaler Konflikte; oder der unbewußte Versuch, persönliche Schwächen zu überwinden; oder aber eine harmlose Form der Ablenkung.

Einfluß auf den Inhalt von Phantasien nehmen vor allem die Medien mit ihren verführerischen und ständig wiederholten Botschaften über Jugend, Schönheit, Kompetenz und Macht. Auch die Familie und der religiöse Hintergrund liefern unseren Phantasien Klischees und Symbole.

Vielleicht bringt uns auch nur eine bestimmte Mondphase oder ein voller Magen zum Phantasieren. Wer weiß?

## 204. Gibt es viele, die während des Beischlafs von einer anderen Person träumen?

Allerdings. Sie sprechen von der wohl am meisten gehegten Phantasie schlechthin. Viele vollziehen im Geiste raffinierte Sexszenen mit B nach, während sie mit A im Bett liegen. Manche stellen sich einfach vor, nicht A, sondern B beizuwohnen.

»Was ist los?« fragt ein Mann seine Frau, die nur langsam in Stimmung kommt. »Kannst du dir auch gerade keinen anderen Partner vorstellen?«

## 205. Ist es nicht so, daß sich jeder wünscht, seine Phantasien auch einmal ausleben zu können? Wenn es denn dazu kommt – ob die Wirklichkeit wohl jemals so befriedigend ist wie die Phantasie?

Sie irren. Die Mehrheit hat diesen Wunsch *nicht*. Allerdings sind junge Leute eher dazu bereit, Vorstellungen in Taten umzusetzen. Manche werden enttäuscht, andere finden die schöne Fiktion von der Realität bestätigt oder gar übertroffen.

Bedenken Sie, daß wir in der Phantasie entspannt und zuversichtlich sind. Der reale Sex dagegen macht uns oft befangen, verlegen, selbstkritisch oder zaghaft. Allein aus diesem Grund erscheint die Phantasie oft rosiger. Was an Phantasien reizt, ist nicht zuletzt das Wissen darum, daß aus erregender Vorstellung keine negativen Konsequenzen erwachsen. Diese real fürchten zu müssen hält die meisten davon ab, Phantasien auszuleben.

## 206. Ich bin glücklich mit meiner Frau, denke beim Sex aber oft an andere Frauen. Kann es sein, daß ich sie nicht wirklich liebe?

Nein. Zum einen gelingt es uns nicht, nach Maß zu phantasieren. Zum anderen wäre es verkehrt, Phantasien als Ausflüchte aus einer negativen Situation aufzufassen. Im Gegenteil: Sie können eine positive Situation bereichern. Vertrauen Sie der eigenen Antwort auf die Frage, ob Sie Ihre Frau lieben oder nicht. Mengen Sie dieser Frage nicht jene harmlosen Abschweifungen unter, die zur Steigerung des sexuellen Vergnügens angetan sind. Übrigens, was würde Ihrer Frau wohl besser gefallen? Daß Sie mit ihr schlafen und dabei an andere Frauen denken oder daß Sie mit anderen Frauen schlafen und dabei an sie denken?

## 207. Tauschen manche Paare tatsächlich Phantasien untereinander aus? Was bringt das? Wie kann man bloß einem anderen dermaßen intime Informationen anvertrauen?

Ja, nicht wenige schildern dem Partner die eigenen Phantasien, zum Teil oder auch zur Gänze. Solche Informationen sind wahrhaftig intim, und gerade das macht den Austausch sinnvoll. Er vermittelt ein Gefühl von Verbundenheit und Freiheit gleichermaßen, ein Gefühl, das dem Liebesleben sehr zugute kommt.

Der Austausch von Phantasien kann auch Lust machen auf Experimente, auf Analsex zum Beispiel, Gruppensex oder Rollenspiele (wie der Bischof und die Küchenmagd).

Natürlich sollte ein solcher Austausch von beiderseitigem Interesse sein und in einem emotional geschützten Rahmen stattfinden.

## 208. Wäre zu empfehlen, daß ich mit meinem Mann über sexuelle Phantasien spreche?

Sie sollten gute Gründe dafür haben, einen unkomplizierten Partner und eine intakte Beziehung. Beantworten Sie sich, bevor Sie einen Entschluß fassen, folgende Fragen:

* Welchen Zweck verfolge ich?
* Ist es mein Wunsch, oder will ich es nur ihm zu Gefallen?
* Hat er Interesse an meinen Phantasien bekundet?
* Wie steht es um unsere Beziehung? Ist sie harmonisch, freizügig, ungefestigt oder kritisch?

Ein guter Grund für den Austausch von Phantasien ist die Absicht, das sexuelle Erlebnis zu steigern. Viele Paare haben Erfolg damit.

## 209. So sehr ich mich auch dagegen wehre, beim Sex spukt mir immer wieder meine geschiedene Frau im Kopf herum. Wie ließe sich Abhilfe schaffen?

Zunächst einmal – was ist daran problematisch? Die wiederkehrenden Gedanken an Ihre Ex-Frau müssen nicht bedeuten, daß Sie sie zurück haben wollen. (Wenn doch, läge tatsächlich ein Problem vor.) Sind diese

Phantasien unterhaltend, können Sie sie getrost genießen. Irgendwann werden sie von allein verschwinden.

Was mag hinter diesen Gedanken stecken? Kann es sein, daß Sie die Trennung noch nicht verwunden haben? Vielleicht wünschen Sie bestimmte sexuelle Erfahrungen mit Ihrer geschiedenen Frau in der neuen Beziehung wiederzufinden, das Gefühl von Trost oder Vertrauen etwa, Kreativität oder Verspieltheit, was auch immer. Wären womöglich Veränderungen an Ihrer gegenwärtigen sexuellen Situation vonnöten?

## 210. Sex gibt mir wenig, solange ich nicht meine Lieblingsphantasie beschwöre. Erst dann geht die Post so richtig ab. Ist das irgendwie daneben?

Gegen Phantasien, die den Sex bereichern, ist nichts einzuwenden. Doch eine Präferenz, die zur Notwendigkeit geworden ist, schränkt Sie erheblich ein. Viele neue Erfahrungen bleiben Ihnen vorenthalten, wenn Sie nur auf ganz spezifische Dinge abfahren, sei es auf Reizwäsche, Militäruniformen oder eben eine bestimmte Phantasie.

Auswahl und Flexibilität spielen eine entscheidende Rolle bei der Inszenierung von befriedigendem Sex. Ihm entgegen wirken Zwänge, welcher Art auch immer, ob vom Partner oder der eigenen Person ausgehend. Rigide Regeln oder stereotypes Verhalten verhindern Entspannung und den freien Fluß sexueller Energie.

Probieren Sie Neues aus, um Ihren Horizont zu erweitern. Statt die eine Phantasie zu beschwören, sollten Sie sich lieber auf das konzentrieren, was Sie empfinden. Bringen Sie dem Partner liebevoll bei, wie Sie berührt werden möchten, und sprechen Sie aus, was Sie an ihm oder ihr erregt, sei es das Haar, die Stimme, der Körper oder Duft.

## 211. Obwohl ich nicht die Bohne an Vertretern des eigenen Geschlechts sexuell interessiert bin, stelle ich mir manchmal vor, mit ihnen Sex zu treiben, und es erregt mich. Bin ich womöglich ein verkappter Homo?

Ein bekannter Sexualpädagoge pflegte auf diese Frage mit der Gegenfrage zu antworten: »Bin ich ein verkappter Hund, nur weil ich mitunter an meinen Hund denke?« Ich halte den Begriff »verkappte Homosexualität« für wenig sinnvoll. Unsere Gedanken und Empfindungen sind viel zu komplex und verwickelt, als daß man präzise unterscheiden könnte zwischen einem »Links« und »Rechts« im sogenannten Geschlechtsverkehr. Übrigens ließe sich mit demselben Recht behaupten, daß wir latentermaßen *alles* sind – homosexuell, musikalisch usw.

Sexuelle Phantasien, in denen Mitglieder desselben Geschlechts vorkommen, sind ganz natürlich und weit verbreitet. Attraktive, interessante Personen finden sich unter Frauen wie Männern gleichermaßen. Und ein jeder, der frustriert darüber ist, nicht exakt an der richtigen Stelle und in richtiger Manier erregt worden zu sein, stellt sich fast automatisch die Frage, ob Sex mit einem gleichgeschlechtlichen Partner womöglich besser wäre. Bisexuelle Männer berichten davon, daß die von einem Mann ausgeführte Fellatio meistens lustvoller sei.

Homoerotische Phantasien heben sich ausschließlich auch günstig ab vom »Kampf der Geschlechter«, der in heterosexuellen Partnerschaften nicht selten heftig ausgefochten wird. Nicht von ungefähr stehen Leichtigkeit und konfliktfreies Spiel oft im Mittelpunkt solcher Phantasien.

## 212. Meine Frau behauptet, nie sexuelle Phantasien zu haben. Kann das sein?

Das ist zwar ungewöhnlich, aber durchaus möglich. Vielleicht gehört Ihre Frau zu jener Gruppe von Menschen, die sich unbewußt gegen sexuelle Gedanken verwahren.

Doch es kann auch sein, daß sie mit ihrem Sexleben voll und ganz zufrieden ist und nicht darüber zu spekulieren braucht, wie es sein könnte.

Oder aber Ihre Frau gibt ihren Vorstellungen die Überschrift »Liebe« oder »Romanze«. Darüber dürfen »kleine Mädchen« nachdenken, nicht aber über Sex.

## 213. Finden Sie nicht auch, daß Menschen einen seelischen Knacks abbekommen, wenn sie permanent einer ganz bestimmten Phantasie nachhängen?

Zugegeben, solche fixen Gedanken sind durchaus fragwürdig, aber ob daraus zwangläufig ein »seelischer Knacks« folgt, weiß ich nicht vorherzusehen. Mir scheint allerdings, daß jede Obsession schädlich ist, so auch der starre Blick auf Geld, Macht oder sonstiges.

Unsere Kultur fördert sexuelle Obsessionen. Der durchschnittliche Amerikaner wird mit sexuellen Bildern überschüttet, die allesamt ähnlich sind. Sie zeigen junge, schöne, enthusiastische Menschen mit eindeutigen Wunschvorstellungen. Diesem Sog kann sich kaum einer entziehen.

## 214. Die Leute, mit denen ich zu tun habe, würden ausflippen, wenn sie von meinen gewalttätigen Sexphantasien wüßten. Ich darf kein Wort darüber verlieren, obwohl mir Heimlichtuerei im Grunde nicht liegt. Was raten Sie?

Niemand muß alles von sich preisgeben, auch nicht den besten Freunden gegenüber. Gerade mit sexuellen Phantasien sollten wir sehr zurückhaltend sein.

Zwischen Diskretion und Heimlichtuerei besteht ein großer Unterschied. Ersteres ist eine angemessene Verschwiegenheit; letzteres ist ein Vorenthalten von Informationen, die andere durchaus etwas angehen könnten.

Es scheint, daß Sie Angst davor haben, bloßgestellt und verurteilt zu werden. Wenn Sie die eigenen Phantasien akzeptieren würden, könnten Sie freier damit umgehen. Nicht die Phantasien sind Ihr Problem, sondern Ihr Verhältnis dazu, das offenbar mit Schuldgefühlen befrachtet ist.

## 215. Meine sexuellen Phantasien sind grob und anmaßend und passen überhaupt nicht zu meinem Selbstverständnis als freundliche, sanfte Person. Wie kann ich damit klarkommen?

Sie halten sich, wie gesagt, für freundlich und sanft. Wenn Sie in diesen Eigenschaften mit sich im reinen sind, ist Ihr Selbstverständnis angemessen. Im übrigen können auch sanfte Partner Machtspiele im Bett ausprobieren; sie werden ihrem Selbstverständnis nicht untreu, wenn solche Spiele in gegenseitigem Einvernehmen stattfinden.

## 216. Ist es wahr, daß manche Menschen durch Phantasie allein zum Höhepunkt gelangen können?

Anscheinend. In ihrem Institut an der Rutgers Universität hat Dr. Beverly Whipple an sieben weiblichen Versuchspersonen, die sich kein einziges Mal berührten, sämtliche Erregungsphasen bis hin zum Orgasmus beobachten können. Die gemessenen physiologischen Reaktionen entsprachen exakt denen, die durch einen Vergleichstest unter den Bedingungen genitaler Masturbation aufgezeichnet wurden.

Wir alle kennen das Phänomen, daß uns die Vorstellung einer köstlichen Mahlzeit das Wasser im Mund zusammenlaufen läßt. Als ein solcher Reflex ist auch der Orgasmus zu verstehen. Wahrscheinlich sind sehr viele Menschen zu gedanklich stimulierten Orgasmen in der Lage. Regt das nicht zu Eigenversuchen an?

## 217. Mein Freund wollte, daß ich ihm meine Phantasien anvertraue. Ich habe seiner Bitte entsprochen mit dem Ergebnis, daß er mich beschimpfte und unsere Beziehung in Frage stellte. Warum?

Mir drängt sich die Frage auf, ob es Ihr Freund womöglich gezielt darauf angelegt hat, Ihnen Geheimnisse zu entlocken, um diese dann gegen Sie verwenden zu können.

So etwas soll es geben, daß manche sich das Recht anmaßen, über die Gedanken und Gefühle der Partner zu urteilen. (Solche Typen sind ideale Partner für Menschen, die von alkoholsüchtigen oder überstrengen Eltern aufgezogen wurden.) Sie sollten sich Klarheit über die Grenzen des für Sie Zumutbaren verschaffen. Vielleicht wäre es gut, wenn auch schmerzlich, wenn Sie sich von einem solch negativen, niedermachenden Einfluß befreien.

# 14. Spielzeug, Erotika und Aphrodisiaka

Sie war so gierig, daß ihre Zunge in den Toaster geriet, als sie französisches Brot röstete.
– Rodney Dangerfield

## 218. Welche Aphrodisiaka sind besonders zu empfehlen?

Die Menschheit sucht seit Tausenden von Jahren nach wirksamen Aphrodisiaka, nach Substanzen, die die sexuelle Potenz und/oder das Verlangen steigern. Voller Hoffnung darauf ist zermahlenes Horn vom Rhinozeros probiert worden. Alraunenwurzel, der Extrakt von Schafshoden, Ginseng-Tee und was sonst noch alles.

Den Sexualtrieb steigert zuverlässig nur eine einzige Substanz: das Hormon Testosteron. Es wirkt jedoch nur dann, wenn die vom Körper selbst produzierte Menge zu niedrig ist und keine psychogenen oder krankheitsbedingten Antriebsstörungen vorliegen. Außerdem ist vor schwerwiegenden Nebenwirkungen zu warnen, sowohl für den Mann als auch für die Frau. Das Hormon ist keine Droge, mit der man spielen sollte.

Im Grunde geht es den meisten Menschen in sexueller Hinsicht um ein größeres Maß an Intimität, Zuversicht und Kreativität sowie um den Abbau von Angst und Schuldgefühlen. Dazu können allenfalls Einsicht, Ehrlichkeit und offene Kommunikation beitragen. Medikamente helfen da wenig, im Gegenteil: Sie stören nicht selten die sexuelle Beziehung zum anderen und die Funktionsabläufe des Körpers.

## 219. Sie behaupten, daß es keine wirklich wirksamen Aphrodisiaka gebe. Aber was ist mit Alkohol?

Viele konsumieren vor oder auch während des Beischlafs alkoholische Getränke, um Ängste und Schüchternheit abzubauen. Dummerweise leidet darunter das Sexerlebnis, da der Alkohol die Sinne betäubt. Gleichzeitig vermindert er die Fähigkeit zur Kommunikation, was zur Folge hat, daß die Bedürfnisse des Partners nicht wahr- bzw. ernstgenommen werden.

Wer Sorgen oder Nöte mit Spirituosen wegzuspülen versucht, entfernt sich vom Nächsten. Was wirklich helfen würde, ist die offene Aussprache. Sagen Sie dem Partner, was Sie sich wünschen (vielleicht dem eigenen Anspruch zu genügen) und was Sie fürchten (womöglich nicht genügen zu können).

Shakespeare hat recht, wenn er in *Macbeth* aussprechen läßt, daß der Alkohol zwar das Verlangen entflammt, aber die Fähigkeit schmälert.

## 220. In Filmen, Songs und auch im Kabarett ist oft davon die Rede, daß Drogen den Sex beleben. Stimmt das?

Unter dem Begriff der »Droge« versammelt sich vieles: von Koffein, Nikotin und Alkohol angefangen (was dem Sex samt und sonders unzuträglich ist) über Marihuana und Kokain (deren Wirkung von der Dosierung abhängt) bis hin zu Amphetaminen, Barbituraten, Crack und PCP (die nicht nur für Sex tödlich sind, sondern auch für ihre Konsumenten).

Marihuana und Kokain führen in kleinen Mengen eine Hochstimmung herbei, die für sexuelle Empfindungen aufgeschlossen macht. Wer jedoch regelmäßig davon nimmt, verliert den Bezug zu anderen und nicht zuletzt jedes Interesse am Sex wie auch das Vermögen zur Einschätzung ihrer schädigenden Wirkung.

## 221. Wer sagte, »das ultimative Aphrodisiakum ist Macht«? Was soll das heißen?

Der ehemalige Außenminister Henry Kissinger. Wahrscheinlich sprach er über sich selbst.

## 222. Was finden manche Frauen an Vibratoren so toll?

Die Klitoris ist das empfindlichste Geschlechtsorgan der Frau, allerdings so gelegen, daß es beim herkömmlichen Koitus nicht in einem zum Orgasmus ausreichenden Maße gereizt wird. Vibratoren sind handliche Apparate zur klitorialen Stimulation. Die Sexualtherapeutin Lonnie Barbach meint: »Wenn Frauen bei der Liebe dazu übergingen, den Hoden des Partners am Kitzler zu reiben, hätten die Frauen mehr Spaß und die Männer das Nachsehen.«

Im Unterschied zur Hand oder zum Mund werden Vibratoren nicht müde; sie verlangen keinen Zuspruch, kennen keine Launen, sind uneigennützig und allzeit bereit. Sie sind *fast* perfekt, können aber weder küssen, lachen oder die Füße wärmen.

Vibratoren sind als Hilfsmittel nützlich (zur Einübung der Orgasmusfähigkeit etwa), lassen sich aber auch als »festes Bestand-Teil« ins Liebesspiel mit dem Partner einbeziehen – wenn es denn der Sinnenfreude dient wie Massageöl, Kerzen oder Seidenbettwäsche.

## 223. Ich habe vor kurzem eine junge Frau kennengelernt. Als ich in ihr Schlafzimmer kam, traf mich fast der Schlag. Was da alles so rumlag: Vibratoren, Handschellen und so weiter. Verrückt, nicht wahr? Was soll der faule Zauber?

Und da behaupte noch jemand, die jungen Leute von heute wären nicht mehr romantisch.

Schwer zu sagen, was das alles soll? Vielleicht ist sie eine Frohnatur, abenteuerlustig und verspielt. Sie wissen doch: »Girls just wonna have fun.« Es bleibt Ihnen überlassen, was Sie mitmachen wollen und welche Grenzen Sie setzen. Hoffen wir, daß diese junge Frau auch ohne Requisiten lieben kann.

Wenn nicht, ist vielleicht wirklich etwas faul. Womöglich braucht sie all die Sachen, um Distanz zu schaffen und Nähe zu verhindern. Zu diesem

Zweck entwickeln andere eine Sammelwut, einen Sauberkeitsfimmel, oder sie rauchen stinkenden Knaster.

Wenn Sie sich von einer Partnerin auf Distanz gehalten fühlen, sprechen Sie mit ihr darüber, egal ob sie auf Leder oder Seide steht. Meiden Sie Kritik, aber erklären Sie ihr, wie Sie fühlen – zum Beispiel auf folgende Weise: »Ich möchte dir nahe sein, doch all diese Sachen stehen mir im Weg. Wie wäre es, wenn wir anders damit umgehen, sparsamer vielleicht, oder ganz darauf verzichten?«

## 224. Wie soll ich es anfangen, meinem Freund zu sagen, daß ich gern einen Vibrator oder andere Spielsachen verwenden würde?

Nicht so zaghaft. Wichtig ist, daß Sie einzuschätzen wissen, wieviel Ihnen solche Dinge bedeuten. Teilen Sie Ihre Begeisterung dafür mit, laden Sie den Freund zu einem kleinen Abenteuer ein. Auf diese Weise wird er gar nicht erst auf den Gedanken kommen, daß er Ihnen etwa nicht genügen würde.

Es geht doch letztlich nur um ein harmloses Vergnügen, das nicht allzu ernstgenommen werden sollte. Mit Humor wird vieles spielend leicht.

## 225. Mein Mann will, daß ich zu Hause Reizwäsche trage. Wofür hält er mich? Für ein Flittchen?

Gehen wir einmal wohlmeinend davon aus, daß unter einem Flittchen eine Frau zu verstehen ist, die Spaß hat am Sex und sich dazu bekennt. Das gefällt Männern. Und es könnte auch Ihnen gefallen, wenn Sie nicht fürchten müssen, respektlos behandelt zu werden.

Die meisten Männer sind für optische Reize aufgeschlossen. Sie genießen den Anblick einer Frau, ob an- oder ausgezogen. In der Kürze liegt die Würze von aufregenden Dessous. Sie sind alles andere als praktisch und das Gegenteil von orthopädisch sinnvollen Schuhen. Reizwäsche signalisiert: »Komm, laß uns spielen!« Sie schmeichelt dem Körper und stellt ihn zur Schau.

Ihr Mann empfindet offenbar Freude am Anblick Ihres Körpers und möchte, daß Sie Interesse am Sex zeigen. Dafür ist er doch nicht zu tadeln. Im Gegenteil, freuen Sie sich mit ihm und kommen Sie ihm entgegen. Wenn Ihnen Reizwäsche mißfällt, probieren Sie andere Lockmittel aus, die auf dasselbe hinauslaufen.

## 226. Was ist Pornographie?

Das Wort ist dem Griechischen entlehnt und bedeutet »von Huren schreibend«. Pornographie hat den ausschließlichen Zweck der sexuellen Stimulans. Millionen von Menschen bedienen sich ihrer zur Masturbation. Etliche Paare greifen darauf zurück, um ihr Liebesleben zu würzen.

Typischerweise zeigt Pornographie Personen beim Sex oder in Vorbereitung darauf. Manche behaupten, daß auch Aktfotos dazuzurechnen seien. Wie jede Form der Darstellung, so kann auch Pornographie künstlerisch oder geschmacklos, kreativ oder einfallslos sein.

Unser durchschnittlich ambivalentes Verhältnis zur Sexualität tut sich schwer mit Darstellungen, die darauf abzielen, Lust zu erregen. Andererseits würde niemand Künstler in Frage stellen, die mit ihren Werken Betroffenheit, Vergnügen oder Verwirrung zu stiften versuchen. Aber den Betrachter aufzugeilen! Für ein solches Ansinnen gibt es besondere Namen und besondere Restriktionen.

Die amerikanische Rechtsprechung kennt keine Definition für Pornographie. Das Oberste Gericht hat jedoch darauf erkannt, daß Darstellungen obszön zu nennen und zu verbieten sind, die den guten Geschmack verletzen und nicht zuträglich sind für das Wohl der Gemeinschaft. An keine andere Ausdrucksform werden solche strenge und willkürliche Normen angelegt; sie gelten nicht einmal für Demonstrationen der amerikanischen Nazi-Partei. Offenbar gibt es kaum etwas, das mehr gefürchtet wird als die Sexualität.

## 227. Worin besteht der Unterschied zwischen Erotika und Pornographie?

Es heißt oft, daß Pornographie abgeschmackt und verzerrend sei, daß sie sexuelle Ängste schüre, Gewalt verherrliche und für Darsteller wie für

Betrachter entwürdigend sei. Erotika dagegen, so wird behauptet, stimuliere Lust auf geschmackvolle, ehrliche und spielerische Weise.

Ich halte eine solche Unterscheidung für wenig sinnvoll. Was die einen »ehrlich« finden, mag anderen grausig vorkommen, und was für den einen »entwürdigend« ist, kann für manche durchaus befreiend sein. Die Debatte über dieses Thema macht mich einigermaßen nervös, denn es geht dabei immer wieder um den Versuch, »gute« Stimulans von »schlechter« zu trennen.

Gibt es eine Grenze für akzeptables erotisches Material? Sicherlich: der subjektive Geschmack. Wenn mich etwas abstößt, lasse ich die Finger davon; eine moralische Wertung wäre verfehlt.

In einer freien Gesellschaft kommen immer wieder Dinge in Umlauf, die auf Kritik stoßen. Ich zum Beispiel halte nichts von Gewaltdarstellungen, bin aber der Meinung, daß von jeglicher Zensur eine weitaus größere Gefahr ausgeht, vor allem, wenn sie die Botschaft vermittelt, daß Sexualität etwas Schlechtes sei.

## 228. Inwieweit unterscheiden sich Softporno und Hardcore?

In Hardcore-Filmen ist Koitus, Anal- oder Oralsex tatsächlich zu sehen. Die Kamera beweist, daß die Darsteller Sex miteinander treiben.

In sogenannten Softpornos bleibt die genitale Penetration ausgeblendet. Die Darsteller simulieren den Beischlaf durch Bewegung und geräuschvolles Stöhnen; alles weitere ist der Phantasie des Betrachters überlassen. Softpornos kaprizieren sich darum vor allem auf erotische Spielchen ohne Penetration.

Die Unterscheidung hat im Grunde nur rechtliche Relevanz im Sinne der Zensur, und hierin sehe ich das eigentliche Problem, daß nämlich die öffentliche Meinung Sexualität auf bestimmte Körperteile reduziert und schamvoll ausklammert.

## 229. Mich interessiert, was unter dem neuen Schlagwort »Frauenerotika« bekannt geworden ist. Wie grenzt sie sich ab von der herkömmlichen Pornographie?

Die von Ihnen angesprochenen Bücher und Filme versuchen, den Geschmack von Frauen zu treffen, indem bei der erotischen Darstellung mehr Wert gelegt wird auf Humor, Handlungsverlauf, Figurenzeichnung und Atmosphäre, kurzum: auf Situationen und Empfindungen, mit denen sich viele Frauen eher identifizieren können als mit schierer Lust und anonymen Begegnungen. Zu den erregenden Details gehören nicht zuletzt die Ausstattung eines Raums etwa oder die Nahaufnahme einer männlichen Hand.

Männer und Frauen, die eindeutigere, unverblümte Darstellungen bevorzugen, finden dieses Material allzu zahm und langweilig. Doch viele Paare lassen sich gern darauf ein, um die Wirkung solcher Anreger auf ihr Liebesleben auszutesten.

## 230. Sie sagen, Pornographie sei harmlos. Aber wie steht es um die darin enthaltenen Gewaltdarstellungen?

Unter Präsident Reagan wurde eine Kommission ins Leben gerufen, die den Auftrag hatte, den pornographischen Markt zu überwachen. Diese Kommission ermittelte, daß weniger als ein Prozent jener Bilder, die in den meistverkauften pornographischen Magazinen abgedruckt werden, Gewaltdarstellungen enthalten. In einschlägigen Filmen liegt der Prozentsatz wahrscheinlich etwas höher, dennoch läßt sich mit Fug und Recht behaupten, daß das »Sex und Gewalt«-Argument von der Wirklichkeit nicht unterstützt wird.

Führt pornographisches Material zur erhöhten Gewaltbereitschaft? Die Kommission fand keine signifikanten Belege dafür, daß der Konsum obszöner oder gar gewalttätiger Darstellungen gefährliche Auswirkungen hat auf das Verhalten der Konsumenten.

## 231. Wie kann man sich nur daran ergötzen, anderen Leuten beim Sex zuzusehen? Das ist doch krankhaft, oder?

Einer solchen Unterstellung widersprechen Dutzende demoskopischer Untersuchungen. Um nur zwei anzuführen:

* nach einer Umfrage des *Redbook*-Magazine (Zielgruppe: Frauen; Auflage: 100000) bekannten sich von den eingesandten Antworten 46 Prozent zum gelegentlichen oder häufigen Konsum von Pornographie;
* die Fachzeitschrift *Psychology Today* (20000 Leser) ermittelte ein Ergebnis von 75 Prozent.

Wir können wohl davon ausgehen, daß es sich bei all diesen Menschen durchschnittlich um »ganz normale« Bürger handelt.

# 15. Was ist »normal«?

Ich habe schon so lange keinen Sex mehr getrieben,
daß mir entfallen ist, wer wem die Fesseln anlegt.
– Joan Rivers

## 232. Die wohl meistgestellte Frage zur Sexualität lautet: »Bin ich normal?« Wieso eigentlich?

Weil uns im Gegensatz zu anderen alltäglichen Verrichtungen die sexuellen Aktivitäten unserer Mitmenschen verborgen bleiben, weil nicht offen und ehrlich über sexuelle Gefühle und Erfahrungen berichtet wird und weil uns zuverlässige Informationen zu all diesen Fragen fehlen. Dennoch glauben die meisten Menschen, irgendwelchen sexuellen Standards entsprechen zu müssen. Kein Wunder, daß sich viele fragen: Bin ich normal?

## 233. Es wird bestimmt etliche Leute geben, die sich nie ernstlich fragen, was in sexueller Hinsicht normal ist und was nicht. Was bedeutet Sex für diese Leute?

Für sie ist Sex eine sinnliche Erfahrung und kein genormter Vollzug, ein Genuß und nicht Gegenstand von Wertungen. Auch wenn eine solche Erfahrung unbefriedigend ist, so wird sie doch nie als gescheitert gelten, weder praktisch noch moralisch.

## 234. Wenn ich in Zeitschriften lese, was andere über ihr Sexualverhalten zum Ausdruck bringen, kommen Dinge zum Vorschein, die mir völlig fremd sind. Heißt das, ich bin nicht normal?

Ich entnehme Ihrer Beobachtung nur, daß sich Ihr Sexualverhalten von dem anderer unterscheidet, und das ist beileibe nicht anormal.

Bedenken Sie, daß in Umfragen zum Thema Sex sehr viel geflunkert wird. Es ist immer wieder festzustellen, daß der Interviewte mit seiner Antwort eine allgemeine Erwartung zu erfüllen oder sich selbst in ein günstiges Licht zu stellen versucht. Angenommen, ein Arzt fragt Sie nach Ihrem Körpergewicht; neigen Sie nicht auch dazu, ihre Antwort einem vermeintlichen Idealmaß anzupassen?

Sexumfragen werden in der Regel nicht von Sexualwissenschaftlern, sondern von Statistikern konzipiert. Sie interessieren sich für Häufigkeiten und verwenden Ausdrücke wie *Liebe machen* oder *Vorspiel*. Solche groben Raster sind nicht geeignet, Sexualität angemessen abzubilden.

Bedenken Sie schließlich auch, daß auf solche Erhebungen nur ein geringer Prozentsatz der Befragten antwortet und die Ergebnisse darum in den wenigsten Fällen wirklich repräsentativ sind. In speziellen Umfragen – also wenn zum Beispiel die »öffentliche Meinung« zum Sexangebot im Fernsehen ermittelt werden soll – melden sich häufig vor allem diejenigen zu Wort, die Mißstände zu beklagen haben, während die zufriedene Mehrheit auf eine Stellungnahme verzichtet.

## 235. Wie steht es mit der Moral? Entscheidet sie nicht mit darüber, was normal ist?

Moralität und Normalität sind verwandte Kategorien, die von den Meinungsführern einer Gesellschaft inhaltlich gefüllt oder modifiziert werden und für alle verbindlich sind. Wer sich darüber hinwegsetzt, wird häufig an den Rand dieser Gesellschaft gedrängt.

Selbstverständlich hat der Sex wie alles menschliche Handeln eine moralische Dimension. Allzuoft aber ist sexuelle Moral gleichbedeutend mit Rigorismus, Begrenzung und einem Konservatismus, der sich anheischt, darüber zu befinden, welche sexuellen Praktiken in welchem Alter für

Personen welchen Geschlechts statthaft sind. Solche Vorschriften sind günstigstenfalls borniert, meist jedoch bigott zu nennen. Mit Moralität haben sie wenig zu tun.

Ich bin der Auffassung, daß die Goldene Regel als Maxime für moralische Sexualität ausreicht: Was du nicht willst, daß man dir tu', das füg auch keinem anderen zu. Alles weitere bleibt Ihnen überlassen.

## 236. Ich fürchte, daß heutzutage manches als normal bezeichnet wird, was dieses Prädikat eigentlich nicht verdient. Wie weit soll die »Normalisierung« noch gehen? Ist damit zu rechnen, daß jeder Schweinkram salonfähig wird?

Sexualität ist ein so ursprünglicher Teil unseres Lebens, daß sie sich immer wieder über gesellschaftliche Konventionen hinwegsetzt. Beispiel: In fast jeder zweiten Ehe kommt es mindestens einmal zu einer außerehelichen Affäre, obwohl ein solcher Seitensprung nach wie vor als sittenwidrig angesehen wird. Von einer »Normalisierung« in der von Ihnen angesprochenen Weise kann also nicht die Rede sein.

Daß die Öffentlichkeit sexuelle Regelverstöße sanktioniert, führt nicht etwa zu massenhaftem Wohlverhalten, sondern vielmehr zu massenhaften Schuldkomplexen, und das ist für das Zusammenleben in einer Gesellschaft alles andere als zuträglich.

Eine Normalisierung, wie ich sie meine, hat positive Wirkung. Sie macht selbstbewußter, hilft aus der Isolation heraus, fördert Kommunikation und befähigt zum sexuellen Genuß. Sie schreibt nichts vor, sondern erlaubt, was gefällt.

## 237. Sie sagen, statistische Zahlen sollten nicht zur Maßgabe persönlichen Verhaltens gemacht werden. Aber sind diese Zahlen nicht der einzige Anhaltspunkt für Normalität?

Nur wenn Normalität für Sie gleichbedeutend ist mit Durchschnittlichkeit. In dem Sinne wären allerdings auch blaue Augen als anormal zu bezeichnen, ebenso der auf den Koitus folgende Orgasmus oder die strikte Verwendung von Verhütungsmitteln.

Statistiken geben nur Hinweise darauf, was andere tun und lassen (bzw. was sie zu tun und zu lassen behaupten); sie verraten nichts über Beweggründe und können nicht ergründen, was dem einen oder anderen dieses oder jenes Tun bedeutet. Und gerade das wäre das eigentlich Interessante.

Angenommen, eine Anzahl von Leuten gibt an, im vergangenen Monat dreimal Geschlechtsverkehr gehabt zu haben. Nehmen wir ferner an: Einer der Befragten war ein fünfzehnjähriger Junge, der eine Nacht bei seiner Freundin zugebracht hatte, als deren Eltern außer Haus gewesen waren; bei der zweiten Person handelt es sich um eine Karrierefrau, die während eines zweiwöchigen Urlaubs mit drei verschiedenen Männern geschlafen hatte; und im dritten Fall antwortete ein fünfzigjähriger Mann mit Erektionsproblemen, der mit seiner frischvermählten Frau fast jeden Sonntagmorgen knuddelt. Sie werden mir recht geben, daß die jeweiligen Erfahrungen äußerst verschieden sind. Zahlen allein besagen nicht viel.

»Durchschnittlichkeit« ist nur eine der möglichen Definitionen für Normalität. »Normal« mag für andere bedeuten: »moralisch korrekt«, »gesund«, »erfahrungserweiternd« oder »traditionsgemäß«.

## 238. Über die Medien erfahre ich kaum, was als normal anzusehen ist. Warum also behaupten Sie, daß gerade sie, die Medien, unser Bild von Normalität entscheidend prägen?

Die Medien kolportieren Botschaften zur Sexualität, die bemerkenswert uniform sind. Im Fernsehen, im Kino oder auf den Titelseiten von Illustrierten sind hauptsächlich junge, attraktive Menschen zu sehen. Sie haben keine Kommunikationsprobleme, machen sich keine Sorgen um Geburtenkontrolle oder Infektionskrankheiten und sind kerngesund. Haben Sie schon mal einen männlichen Medienstar mit Erektionsproblemen gesehen?

Die Sexmasche der Werbung ist noch simpler gestrickt und um so einprägsamer. Angesichts der von ihr verbreiteten und millionenfach wiederholten Vorstellung von Sexualität müssen wir, die Betrachter, mit uns und unseren Qualitäten hadern. So entstehen Minderwertigkeitskomplexe.

Wenn wir den Werbeslogans glauben, helfen aus dieser mißlichen Lage weder Kommunikation noch Therapie. Zur Heilung empfohlen wird einzig und allein der Konsum von Waren. Und die Werbung sexualisiert jedes Produkt, indem sie es als Lösung für ein Problem anpreist.

Werbung impft uns Zweifel ein, was die eigene sexuelle Ausstrahlung betrifft. Sie suggeriert, daß anormal sei, wer nicht durch den Kauf der Angebote sein Image aufzupolieren versuchte.

Erinnern wir uns schließlich auch daran, daß die Medien bei der Verbreitung sexueller Bilder gewissen Regeln folgen. Viele Frauenzeitschriften verzichten darauf, echte Informationen über weibliche Sexualität zu bringen – so zum Beispiel die Tatsache, daß Frauen Vibratoren benutzen oder sich beim Koitus selbst stimulieren. In Amerika weigern sich manche Radiosender, Kondomwerbung auszustrahlen. Das Fernsehen präsentiert nur selten Homosexuelle und wenn, dann meist als Exoten oder Verrückte. Der Trend ist so gleichförmig, daß mit Fug und Recht von einer Zensur gesprochen werden kann, einer Zensur, die die Wirklichkeit unterschlägt zugunsten einer fiktiven Vorstellung von Normalität.

## 239. Warum sind manche Gruppen so erpicht darauf, sexuelle Normalität zu definieren, und zu ächten, was davon abweicht?

Diejenigen, die das sexuelle Verhalten anderer zu kontrollieren versuchen, sind in der Regel selbst Leidtragende einer verklemmten Sexualität. Sie machen aus der Not eine heuchlerische Tugend.

Warum? Im Fall der Kirchen ließe sich polemisch sagen: Sie erzeugen Schuldgefühle, um einen Markt für Absolution zu schaffen. Politiker beschwören den allgemeinen Sittenverfall und versprechen dem eingeschüchterten Wahlvolk, daß sich ihr Wirken ausrichte an den Grundwerten der Familie und Kindererziehung.

Die meisten selbsternannten Tugendwächter behaupten, einen Kampf zu führen gegen Sexualverbrechen und antisoziale Tendenzen. Und ist auch keine reale Gefahr im Verzug, so warnen sie vehement vor drohendem Unheil. Psychologisch betrachtet, handelt es sich in solchen Fällen um Rationalisierung, also um die »innere Ausrede« der eigenen Triebhaftigkeit.

## 240. Es scheint, daß sich alle zehn oder zwanzig Jahre die allgemeine Vorstellung von sexueller Normalität wandelt. Wie kommt es dazu?

Der Begriff von der sexuellen Normalität ist willkürlich gefaßt und ohne Substanz – ähnlich einem Geldschein, dem kein entsprechender Gegenwert in Gold zugrundeliegt.

Bedenken Sie, was noch vor vierzig Jahren als abnormal bezeichnet wurde: Vibratoren, der mit Handstimulation unterstützte Koitus, gemeinsames Masturbieren, der Genuß von Oralsex. All das ist heutzutage gang und gäbe. Mit dem zunehmenden Vordringen der Massenmedien in die Privatsphäre der Menschen vollziehen sich die von Ihnen angesprochenen Veränderungen in immer kürzer werdenden Zeitabständen.

Wer weiß, welche heute als »abartig« disqualifizierten Dinge schon gegen Ende des Jahrhunderts als völlig normal bezeichnet werden? Hüten Sie sich vor denjenigen, die vorgeben, erkennen zu können, was »eindeutig« sexuell anormal sei.

## 241. Wie beantworte ich für mich die Frage, ob ich sexuell normal bin oder nicht?

Darüber wundern sich in der Tat viele Menschen landein, landaus – leider, muß ich hinzufügen, denn diese Frage macht deutlich, daß in unserer Zeit das Vertrauen an der eigenen Sexualität weitestgehend verlorengegangen ist. Und so zweifeln wir an unserem Verhalten und setzen uns dem Druck aus, einer Norm genügen zu müssen.

Die menschliche Sexualität hat eine dunkle, verborgene Seite, mit der sich viele von uns schwertun; dahinter verstecken sich Gier, Aggressivität, Zügellosigkeit, Machtgelüste und Amoralität. Diese dunkle Seite wird gefürchtet, insbesondere von denen, die an ihrer Sexualität zweifeln und eine vermeintliche »Normalität« zum Maßstab nehmen, wenn die eigenen Gedanken, Gefühle und Verhaltensweisen als »böse« oder »schlecht« aufgefaßt werden.

Über die Frage, ob Sie sexuell normal sind oder nicht, entscheiden einzig und allein Sie. Sie wissen darum, daß gesunde Sexualität ein weiter, verwickelter Komplex aus offenliegenden und verborgenen Merkmalen ist, die allesamt ungefährlich sind. Sie haben erkannt, daß das Beiwort »normal« eine Wertung impliziert, die nicht anderen überlassen werden sollte, sondern selbst zu treffen ist.

All diese Gedanken werden hinfällig, wenn Sie entschlossen sind, Ihre Sexualität in lebensbejahender Weise zum Ausdruck zu bringen. Denn dann sagt Ihnen das Gefühl: So ist es gut.

## 242. Mein Partner meint, ich sei abartig. Der Meinung bin ich nicht. Welcher Auffassung ist eher zu trauen?

Was soll »abartig« heißen? Verschroben, pervers, originell, wohltuend oder beängstigend anders? Verwendet Ihr Partner diesen Ausdruck positiv oder negativ? Was verstehen Sie darunter?

Die wichtigere Frage lautet: Was ist die Ursache der Unstimmigkeit? Ich vermute, Sie haben Gefallen an Dingen, die Ihrem Partner nicht liegen. Wenn dem so ist, wäre es richtiger, er sagte einfach »nein, danke« und würde auf weitere Erklärungen oder gar Vorwürfe gegen Ihre Person verzichten. Wenn Sie sich mit Ihrem Partner nicht auf sexuelle Praktiken einigen können, die für Sie beide befriedigend sind, ist professioneller Rat angezeigt.

Falls es sich jedoch bei Ihrem Streit nur um eine freundliche kleine Nekkerei handelt, dürfen Sie getrost zu Ihrer Meinung stehen wie er zu seiner. Wer recht hat, kann niemand entscheiden.

## 243. Die sexuellen Bedürfnisse und Erfahrungen von Frauen werden allmählich ernster genommen. Ist damit zu rechnen, daß sich damit auch unsere allgemeine Vorstellung von sexueller Normalität wandelt?

Zweifelsohne. Beispiel: Multipler Orgasmus, weibliche Lust oder vorehelicher Sex – all dies ist weitgehend akzeptiert, und zwar nicht zuletzt aufgrund der zunehmenden Anerkennung der Realitäten weiblicher Sexualität.

Der Begriff der sexuellen Normalität wird noch sehr viel weiter gefaßt werden können, wenn auch den Stimmen aus sexuellen Randgruppen (alter Menschen etwa, Homosexueller oder Körperbehinderter) endlich mehr Aufmerksamkeit geschenkt wird.

## 244. Wie kommt es, daß Sie auf eine Definition sexueller Normalität verzichten, während Ärzte, Richter und Geistliche in dieser Hinsicht alles andere als zögerlich sind?

Lassen Sie mich zunächst den zweiten Halbsatz kommentieren. 1. Die von Ihnen angesprochenen Berufsgruppen stehen nicht vor der Aufgabe, Menschen dazu zu verhelfen, ihrer Sexualität gerecht zu werden. 2. Den erwähnten Spezialisten fehlt der Überblick über die jeweils kulturellen Ausprägungen menschlicher Sexualität. 3. Für sie reduziert sich Sex auf einzelne Körperteile; Herz und Seele des Menschen bleiben bei solcher Betrachtung außen vor.

Ich vertrete in allen drei Punkten die Gegenposition und verzichte aus diesen Gründen auf eine Definition sexueller Normalität.

# Teil III
# Liebe und Intimität

## 16. Unlust

Ein Mann hat etwas versäumt,
wenn er noch nie im Morgengrauen
ein Bordell verließ und das Gefühl hatte,
sich aus Ekel übergeben zu müssen.
– Gustave Flaubert

### 245. Was tut der Lust am ehesten Abbruch?

Ganz allgemein gesprochen: Antipathie, Widerwille, Streit oder üble Laune.

Was sonst noch von körperlicher Liebe abhält oder Sex unerquicklich macht, sind unter anderem:

- mangelnde Hygiene,
- Wünsche, die nicht miteinander in Einklang stehen,
- egoistisches Verhalten,
- mangelnde Empfindsamkeit,
- Vergleiche mit anderen Männern oder Frauen,
- Alkohol,
- Urteile, Wertungen,
- Rücksichtslosigkeiten,
- abstoßende Äußerlichkeiten,
- mangelndes Vertrauen.

## 246. Reagieren unsere Körper nicht unabhängig vom Gefühl auf sexuelle Stimulation?

Zwar sind sexuelle Körperreaktionen tatsächlich im wesentlichen Reflexe, doch die können durch Gedanken und Gefühle leicht außer Kraft gesetzt werden.

Wenn ein Mann in meine Praxis kommt und über Erektionsprobleme klagt, frage ich ihn natürlich nach seinem Verhältnis zur Partnerin. Oft bekomme ich zu hören, daß er ihr seit Jahren gram ist, daß er sie unattraktiv findet oder daß sie sich zu seinem Leidwesen gegen oralen oder manuellen Sex sträubt. »Na bitte«, kann ich in solchen Fällen sagen. »Am Penis liegt es wohl nicht.«

Wenn Sie statt Seifenpulver Melasse in die Waschmaschine geben, wird die Wäsche mit Sicherheit nicht sauber – und das liegt nicht etwa an der Maschine. Ebensowenig liegt es am Penis, wenn er unter abturnenden Umständen nicht zu Stande kommt.

## 247. Warum hört mein Mann nicht zu, wenn ich erkläre, was mir zuwider ist?

Entweder er mag es nicht, wie Sie mit ihm sprechen, oder er will nicht hören, was Sie zu sagen haben. Finden Sie den Grund heraus. Können Sie womöglich einen Tonfall anschlagen oder Formulierungen wählen, die ihm das Zuhören erleichtern würden? Versuchen Sie es, mit Humor etwa oder zu einem günstigen Zeitpunkt.

Wenn Ihr Mann aber sexuell befangen ist, wird er Ihre Vorschläge oder Bitten womöglich als Anklage verstehen und, weil dies schmerzlich ist, die Ohren davor verschließen. In diesem Fall rate ich, professionelle Hilfe in Anspruch zu nehmen.

## 248. Warum vergißt mein Partner von heute auf morgen, was ich ihm über meine Vorlieben und Abneigungen sage? Ich drücke mich weiß Gott deutlich genug aus.

Ich gehe davon aus, daß Sie ihn schon des öfteren auf diese »Vergeßlichkeit« hingewiesen haben. Es scheint mir, Ihr Partner ist entweder einfach nur dreist oder aber so sehr mit seinen sexuellen Problemen beschäftigt, daß er Sie und Ihre Bedürfnisse buchstäblich darüber vergißt. Möglich auch, daß sein Verhalten Ausdruck eines Machtkampfes ist, der zwischen Ihnen beiden ausgefochten wird.

Wenn das Problem erst vor kurzem aufgetreten ist, wäre es angebracht, Sie setzen sich zusammen und denken gemeinsam über eine Lösung nach. Haben Sie aber schon lange Grund zur Klage, sollten Sie ihm unmißverständlich erklären, wie sehr Sie sein Verhalten belastet. Zeigt er nach vier Wochen immer noch keine Anstalten zur Besserung, rate ich zu einer Therapie.

## 249. Warum nimmt es mein Partner so persönlich, wenn ich ihm sage, was ich nicht so toll finde?

Das ewige Dilemma: Unsere Partner wünschen aufrichtig zu wissen, wie wir uns fühlen; doch geben wir Auskunft, sind sie verletzt, wütend oder traurig. Das macht so mancher Liebe zu schaffen.

Hierzulande sind die meisten Menschen sehr unsicher, was ihre sexuelle Zulänglichkeit angeht. Männer glauben, Sexexperten sein zu müssen, und Frauen stellen an sich selbst den Anspruch, einem Mann jeden Wunsch von den Lippen ablesen zu können. Der vermeintliche Experte und die vermeintliche Gedankenleserin müssen sich brüskiert fühlen, wenn der/die Partner/in Widerwillen zeigt.

Sprechen Sie mit Ihrem Partner über dieses Dilemma, am besten außerhalb des Schlafzimmers. Versichern Sie ihm, daß Sie, sollte Ihnen einmal etwas ernstlich mißfallen, offen und unmißverständlich Bescheid geben; alles andere möge der Partner bitte schön nicht so persönlich nehmen.

## 250. Wenn mir was unangenehm ist, wie unterscheide ich dann, ob ich wirklich abgeneigt bin oder einfach nur zimperlich?

Statt in Frage zu stellen, wäre es angebrachter, Sie würden sich dazu bekennen, wählerisch zu sein. Sex bietet unbegrenzte Vielfalt. Wir müssen auswählen und können ablehnen.

Zimperlichkeit würde bedeuten, daß Sie sich im unklaren sind über Ihre wirklichen Bedürfnisse. Unterscheiden Sie darum für sich klarer zwischen Neigung und Abneigung.

Vorausgesetzt, Sie mögen den Partner, haben Gefallen am eigenen Körper und am Sex, finden sexuelle Befriedigung auf verschiedene Weisen und wollen Sexualität nicht etwa, weil Sie sich etwas beweisen oder Macht ausüben wollen – wenn dem so ist, hat Ihre Entscheidung gegen bestimmte Arten von Sex nichts mit Zimperlichkeit zu tun. Vertrauen Sie Ihren Empfindungen.

## 251. Sexuelle Präferenzen sind individuell sehr unterschiedlich. Woher weiß ich, worauf mein Gegenüber abfährt oder allergisch reagiert?

Da bleibt nur eins. Sie müssen danach fragen, und zwar immer wieder. Natürlich darf ein solches Gespräch nicht zu einem Verhör ausarten.

Sehen Sie vielmehr eine günstige Gelegenheit darin, herauszufinden, wie Sie dem anderen mehr Freude machen können. Und denken Sie daran: Mimik und Gesten sind auch sehr beredt.

## 252. »Du bist zickig«. So kommentiert mein Mann die Tatsache, daß mir manche Dinge einfach gegen den Strich gehen. Wie kann ich ihn davon abbringen?

Wenn Sie mich mit Ihrem Mann in meiner Praxis aufsuchten, um sich beraten zu lassen, würde ich sagen: »Es geht nicht darum, ob Susan zickig ist oder nicht. An sexuellen Eheproblemen sind immer zwei Personen beteiligt. Konzentrieren wir uns also darauf, welche sexuellen Praktiken für beide befriedigend sind.« Sex wird nicht kontrovers, sondern partnerschaftlich vollzogen.

Es kann natürlich auch sein, daß der Konflikt, den Sie ansprechen, persönlichkeitsbedingt ist. Kann Ihr Mann überhaupt einmal klein beigeben? Dominiert er immer, oder läßt er sich auch manchmal von Ihnen leiten? Probleme sind vorprogrammiert, wenn eine Seite niemals zurückzustekken bereit ist.

Können Sie sich vorstellen, mehr Freude am Sex zu haben, wenn nicht ständig an Ihnen herumgenörgelt würde? Können Sie sich vorstellen, an sexuellen Variationen Gefallen zu finden? Wenn ja, so lassen Sie sich nichts anderes einreden. Hinderlich für eine befriedigende sexuelle Beziehung wäre es allerdings, wenn Sexualität per se für Sie befrachtet ist mit Scham- und Angstgefühlen.

## 253. Mein Gatte ist ein wunderbarer Mann, aber leider nicht gerade romantisch eingestellt. Muß es denn sein, daß wir immer über Sex reden, sooft wir uns lieben?

Natürlich nicht. Andererseits, Gespräche über Rinderwahn sind auch nicht besonders stimulierend. Was ist verkehrt daran, über Sexualität zu reden? Zugegeben, es mag langweilig werden, wenn zur falschen Zeit, mit falschen Worten, in unangemessenem Tonfall und grundlos darüber schwadroniert wird. Aber Sexgespräche können sehr wohl dazu angetan sein, das Erlebnis zu steigern, wenn zum Beispiel gesagt wird, was wir vorhaben, wie wir uns fühlen oder wie froh wir sind, dies oder das ausprobiert zu haben.

Verschwiegenheit beim Sex kommt manchmal einer Leugnung gleich. Man kann es nämlich auch so sehen: »Romantik« als übersteigerte Idealvorstellung von Sexualität und Liebe, die der Wirklichkeit von Sexualität und Liebe im Wege steht.

## 254. Bitte, erklären Sie mir folgendes: Ich habe Lust auf Sex; dann stößt mir irgendwas Unangenehmes auf, und ich bin für den Rest des Abends bedient.

Es scheint, daß Ihre Erregung kaum Eigendynamik entwickelt und leicht zu stören ist.

Manche Leute sind, wenn einmal in Erregung versetzt, von diesem Zustand kaum abzubringen. Andere hingegen können nur unter gleichbleibend günstigen Umständen in Erregung bleiben. Für manche müssen diese Umstände paradoxerweise so beschaffen sein, daß die Tatsache sich sexuell zu betätigen aus dem Bewußtsein verdrängt werden kann. Meldet sich das Bewußtsein aufgrund störender Einflüsse, ist die Erregung dahin.

Ich schlage vor, Sie fragen sich, warum Sie einer perfekten Atmosphäre beim Sex bedürfen. Steckt dahinter womöglich der Wunsch, Ihre Sexualität zu leugnen? Irritiert Sie vielleicht die Dynamik Ihrer Triebe? Fürchten Sie Intimität und den Verlust der Selbstbeherrschung? Wenn Sie auf diese Fragen eine Antwort finden, werden Sie sich in Ihrer Erregung wahrscheinlich weniger leicht ablenken lassen.

## 255. Meine Frau möchte so geliebt werden wie sie ist. Verlange ich wirklich zuviel, wenn ich sie darum bitte, sich die Beine zu rasieren und die Zähne zu putzen?

Was wollen Sie? Eine gepflegte Partnerin oder ein steriles Objekt? Ersteres zu wünschen sei Ihnen unbenommen; letzteres wäre wirklich das Letzte.

Über Hygiene tragen viele Paare ihre sexuellen Machtkämpfe aus. Sie kümmern sich buchstäblich »um jeden Dreck«, statt das Wesentliche zum Thema zu machen, nämlich Fragen der Intimität, Hingabe und Machtverteilung.

Ihr Wunsch ist durchaus verständlich. Aber wird Sex für Sie dadurch besser und befriedigender, oder stehen womöglich noch weitere Probleme an? Haben Sie und Ihre Frau akzeptiert, daß Sexualität auch eine schmuddelige Seite hat? Wenn nicht, wird auch die gründlichste Rasur nicht erreichen, daß Sie einander näherkommen.

Übrigens, sind Sie denn so porentief rein?

## 256. Ich kann es nicht leiden, wenn man mir im Bett Vorschriften macht. »Berühr mich da, nein, nicht so!« Warum kann sich der andere nicht einmal entspannt gefallen lassen und Spaß haben an dem, was man tut?

Ich gehe davon aus, daß Sie zu unterscheiden wissen zwischen ausdrücklichen Hinweisen und Vorschriften durch den Sexualpartner.

Der oder die andere kann sich sehr wohl entspannt gefallen lassen – was ihm oder ihr tatsächlich auch gefällt. Sexualpartner sollten die jeweiligen Vorlieben voneinander kennen und flexibel genug sein, um wechselseitig darauf einzugehen. Wenn Sie es lieber haben, daß der/die Partner/in seine/ihre Wünsche auf andere Weise anmeldet, wäre es ratsam, daß Sie ihn/sie darauf hinweisen (ohne Vorschriften zu machen).

Falls sich Ihr/e Partner/in in keiner sexuellen Situation entspannen kann, haben Sie das Recht, auf Veränderung zu bestehen.

## 257. Wir haben ein Problem: Meine Frau liebt Pornofilme; mich aber stoßen sie ab. Was können wir tun?

Denken Sie an Kleins zweites Gebot der Sexualität: Lassen Sie bleiben, was Ihnen keinen Spaß macht.

Ich schlage vor, Sie versuchen mit Ihrer Frau eine Regelung zu treffen. Sie könnte sich zum Beispiel die Filme allein und sozusagen als Appetitanreger ansehen. Vielleicht finden aber auch Sie etwas mehr Gefallen an diesen Filmen, wenn der Ton ausgeblendet ist oder wenn Sie nur Auszüge abspielen lassen. Kann es sein, daß Sie sich von Ihrer Frau mehr sexuelle

Aufmerksamkeit wünschen, die Sie durch ihr Betrachten der Filme von sich abgezogen glauben?

Lassen Sie sich etwas einfallen, woran Sie und Ihre Frau gleichermaßen Gefallen haben, zum Beispiel an erotischen Magazinen. Oder wie wäre es mit Reizwäsche, mit einem Vibrator oder sonstigen Dingen, die für prickelnde Atmosphäre sorgen könnten?

Wie lösen Sie und Ihre Frau andere Konflikte, die eine Ehe mit sich bringt? Wären diese Methoden womöglich auch auf diesen Sonderfall zu übertragen?

## 258. Mir gefällt es, beim Sex auch mal unanständige Wörter zu sagen, aber mein Mann findet das geschmacklos. Was können Sie uns raten?

Eine Möglichkeit wäre es, auf unanständige Wörter zu verzichten. Doch bevor Sie eine solche Konsequenz ziehen, möchte ich einiges zu bedenken geben: Was heißt »geschmacklos«? Daß Sie ein paar Gassenwörter verwenden? Und weiß Ihr Mann, daß Sie spielerisch damit umgehen? Gibt es Ausdrucksformen, die für Sie beide von Geschmack wären?

Eltern und Lehrer haben uns in jungen Jahren den Gebrauch von »unanständigen« Wörtern ausgetrieben in der Absicht, kindliche Sexualität unter Kontrolle zu halten. Wem als Kind schon einmal der Mund mit Seife ausgewaschen wurde, wird das nicht so leicht vergessen.

»Es ist uns nicht beigebracht worden, anständig über Sex zu denken«, sagt George Bernard Shaw. »Folglich fehlen uns die Worte; wir kennen nur unanständige Ausdrücke.«

Offen gesagt, wenn Ihr Mann bereit ist, »schmutzige« Dinge zu treiben, würde ich an Ihrer Stelle nicht darauf bestehen, daß er solches auch zu hören bekommt.

# 17. Etikette

Um in der Welt Erfolg zu haben, reicht Dummheit nicht allein, man muß auch manierlich sein.
– Voltaire

## 259. Wie kann ich meinem Mann möglichst schonend mitteilen, daß er sich vorm Sex rasieren und die Zähne putzen soll?

Indem Sie auf Kritik oder Vorwürfe verzichten. Sie sollten ihn statt dessen wissen lassen, wie sehr Ihnen daran liegt, mit ihm ins Bett zu gehen – und wie sehr Sie auf gepflegte Frische abfahren. Sie könnten auch vorschlagen, gemeinsam ins Bad zu gehen und die Körperpflege als Auftakt zum Liebesspiel zu inszenieren.

Und lassen Sie sich von Ihrem Mann nicht zum Vorwurf machen, daß Sie ihn ein bißchen reinlicher wünschen. Andererseits sollten wir in dieser Hinsicht keine überzogenen Forderungen stellen. Hygienische Pedanterie kann auch Sex sabotieren, bewußter- oder unbewußtermaßen. Es ist darum wichtig, unser Bedürfnis nach Sauberkeit mit anderen Aspekten der Sexualität in Balance zu halten.

## 260. Angenommen, mir geht im Bett irgend etwas gehörig gegen den Strich. Wie steige ich aus dem Liebesspiel am besten aus?

Von einem Liebesspiel zu sprechen macht nur Sinn, wenn aus freien Stükken daran teilgenommen wird.

Ist Zwang oder Hinterhalt im Spiel, kann von Liebe nicht mehr die Rede sein, sondern allenfalls von einem erbärmlichen Machtgerangel, das niemandem nutzt.

Sie können den Beischlaf abbrechen wie auch einen Kino- oder Restaurantbesuch. Sie blicken den Partner an und sagen: »So geht es nicht, wir sollten aufhören, okay?«

Mit jemandem ins Bett zu gehen bedeutet nicht, daß wir uns zur unbedingten Freundlichkeit verpflichten. Sie haben das Recht, den Geschlechtsverkehr abzubrechen, aus welchen Gründen auch immer.

Wenn Sie auszusteigen, eine andere Position einzunehmen oder die Spielregeln insgesamt zu verändern wünschen, so sagen Sie dem Partner einfach Bescheid. Wenn sie oder er auf Ihre Bedürfnisse nicht einzugehen vermag, wäre es richtig, Sie lassen sich gemeinsam therapeutisch beraten oder aber Sie halten jeweils nach neuen Partnern Ausschau.

## 261. Was ist nur los mit mir? Mir macht Sex großen Spaß, doch mein Mann ist immer vor mir fertig, und mir bleibt nur Frustration.

Es scheint, daß Sie, Ihr Mann und Sie selbst, Sex ausschließlich nach seinen Vorstellungen definieren. Das ist nicht nur unfair, sondern auch unrealistisch.

Zum Beispiel brauchen die meisten Frauen zur Vorbereitung auf den Koitus länger als Männer (die Erektion ist normalerweise eher da als die vaginale Sekretion). Gleichfalls kommt es bei Männern in der Regel früher zum Höhepunkt als bei Frauen. Tatsächlich gelangen die meisten Frauen dahin nur über eine zusätzliche Stimulation durch Hand oder Mund.

Es ist beileibe nicht ungewöhnlich, daß befriedigte Männer die Befriedigung der Frau vernachlässigen. Um so wichtiger ist die einfühlsame Rücksicht beider Partner auf den Rhythmus des jeweils anderen. Eine Frau sollte den Koitus erst zulassen, wenn sie feucht genug ist, und ein Mann sollte nicht davon ausgehen, daß mit seinem Orgasmus der Beischlaf beendet ist.

Viele Paare sind entsprechend darauf eingespielt: Sie vereinen sich zum Koitus erst nach dem Höhepunkt der Frau, oder aber dieser wird durch Stimulation nachgeholt, sobald der Mann zum Orgasmus gekommen ist. Wie dem auch sei, keiner sollte sich am Ende alleingelassen oder gar frustriert fühlen. Oder anders ausgedrückt: Der Beischlaf endet erst mit der von beiden Seiten erwünschten Befriedigung.

Nehmen Sie sich gegebenenfalls die Freiheit heraus, nach dem Koitus zu masturbieren. Dafür brauchen Sie sich nicht zu entschuldigen, geschweige denn das warme Bett zu verlassen.

## 262. Angenommen, ich habe gerade meine Menses. Ist es angebracht, einen Mann darüber aufzuklären, bevor ich mit ihm ins Bett gehe?

Das ist nicht unbedingt erforderlich, aber durchaus empfehlenswert. Manche Männer reagieren nahezu allergisch auf Menstrualblut; sie werden Ihnen dankbar sein für den Hinweis und sich höflich aus der Affäre ziehen. Andere Männer jedoch haben – wie Frauen auch – die Menstruation als natürliche Begebenheit zu akzeptieren gelernt. Scheuen Sie sich also nicht, davon zu sprechen, und zwar unabhängig von der zu erwartenden Reaktion.

Die Blutung erhöht das Risiko der AIDS-Virusinfektion. Darum: nur ja ein Kondom verwenden, es sei denn, Sie und Ihr Partner sind strikt monogam.

## 263. Ich habe einen langjährigen guten Freund, mit dem ich mich gern einmal lieben würde. Wie kann ich ihm diesen Wunsch nahebringen, ohne die Freundschaft zu gefährden?

Sie sehen das Risiko zu Recht, und es läßt sich allenfalls durch Einfühlsamkeit minimieren.

Den Wunsch beiläufig vorzutragen, an der Kasse eines Supermarktes zum Beispiel, wäre ebenso unangemessen wie der Versuch, einen Staatsakt daraus zu machen. Nutzen Sie eine günstige Gelegenheit, die rechte Stimmung. Sagen Sie ihm, wie sehr Ihnen die Freundschaft am Herzen liegt, und daß Sie ein heikles Thema anschneiden möchten.

In einer engen Freundschaft dürfen und sollten innige Gefühle, wie Sie sie hegen, zum Ausdruck gebracht werden. Äußern Sie sich: »Ich will mit dir über meine Gefühle für dich reden«, »ich begehre dich«, »ich hätte es gern, wenn du eine noch größere Rolle in meinem Leben spieltest« – sagen Sie, was Ihnen einfällt. Sie teilen ein Gefühl mit, und daran kann nichts Falsches sein.

Wenn der Freund darauf antwortet: »Prima, worauf warten wir noch?«, wäre es gut zu klären, worauf Sie sich einlassen. Das mag zwar ein wenig unromantisch sein, ist aber zur Vermeidung von Mißverständnissen unerläßlich.

Falls er Ihre Neigung nicht teilt, müssen Sie die Pille schlucken. Lassen Sie keinen Zweifel daran, daß sich Ihrerseits an der Freundschaft nichts ändert. Fragen Sie, was zu diesem Thema noch zu sagen wäre. Schneiden Sie es nach einer Woche noch einmal an für den Fall, daß einiges unausgesprochen geblieben ist. Wenn ja, reden Sie darüber; wenn nein, betrachten Sie die Angelegenheit als erledigt.

## 264. Wie bringe ich dem anderen bei, daß ich für Küsse und dergleichen durchaus zu haben bin, aber mehr als das nicht zulasse?

Zunächst gilt es, daß *Sie* Ihr Recht auf eine solche Grenzziehung erkennen. Der Partner wird diese anerkennen müssen.

Wahrscheinlich haben pubertierende Jungen den Mythos in die Welt gesetzt, daß, sobald mehr als ein paar Küßchen ausgetauscht werden, kein Halten mehr sei.

Wahre Liebhaber wissen Liebkosungen in ihrem Eigenwert zu schätzen und nicht bloß im Rahmen des »Vorspiels«. Es ist darum angebracht, von vornherein Grenzen anzuzeigen, so daß sich der Partner darauf einstellen kann. Wie bringen Sie dies dem anderen bei?

Nehmen Sie seine/ihre Hand, sagen Sie, daß Ihnen ein Kuß und eine zärtliche Umarmung sehr wohl gefallen, aber der Beischlaf für Sie noch nicht in Frage kommt.

## 265. Jetzt, nach zehn Jahren, stellt sich heraus, daß ein Freund von mir homosexuell ist. Als er mich anzumachen versuchte, wurde mir fast übel. Ist es nicht eine Unverschämtheit, daß er mir plötzlich so kommt?

Das Coming-out des Freundes scheint Ihr Urteilsvermögen irritiert zu haben. Er ist doch nach wie vor der Freund, mit dem Sie sich so lange schon verbunden fühlen. Jetzt hat er lediglich eine neue Art des Interesses an Ihnen bekundet.

Es ist traurig, aber immer wieder zu beobachten: Wer seine Homosexualität offenbart, versucht, sich selbst treu zu bleiben und bewirkt dadurch, daß sich die nicht-schwulen Freunde selber untreu werden. Vielleicht haben Sie den Eindruck, seit Jahren betrogen worden zu sein. Ihre Reaktion erklärt, warum der Freund nicht schon früher mit der Wahrheit rausgerückt ist.

Wenn jemand Interesse an Ihnen zeigt, das Sie nicht erwidern können, wäre es doch wohl eher angebracht, den Antrag dankend abzulehnen, und zwar ohne großen Wirbel darum zu machen. Übrigens, seien Sie beruhigt, falls Sie fürchten, Ihre Männlichkeit wäre durch die Avancen des Freundes in Frage gestellt. Wie viele Frauen, so stehen auch viele Homosexuelle auf männliche Typen.

## 266. Kürzlich stellte sich heraus, daß eine Kollegin von mir lesbisch ist. Wie soll ich mich verhalten? Soll ich ihr gratulieren, ihr sagen, daß ich das in Ordnung finde, oder soll ich warten, bis sie das Thema zur Sprache bringt?

Sie brauchen Ihre Einstellung nicht kundzutun; die Kollegin wird an Ihrem Verhalten spüren, wie Sie zu ihr stehen. Den meisten Homosexuellen ist es lieb, wenn man ihrer sexuellen Neigung keine besondere Bedeutung beimißt. Wenn Sie mit der Kollegin befreundet sind, wäre es vielleicht passend anzuerkennen, daß sie den Mut aufgebracht hat, sich zu ihrer Homosexualität zu bekennen. Wenn nicht, lassen Sie die Frau einfach gewähren; bieten Sie ihr, wenn Sie möchten, Ihre Freundschaft an. Darum geht es uns doch letztlich allen.

## 267. Wie kann ich einer Frau taktvoll beibringen, daß ich mir bei der Fellatio weniger Biß wünsche?

Auf diese häufig gestellte Frage gibt es leider keine allgemeingültige Antwort. Denn die direkte Aufforderung »weniger Biß, bitte« hat nicht selten zur Folge, daß das Wohlgefallen am Oralsex abnimmt.

Dennoch, ich empfehle ein warmes Lächeln und den zarten Hinweis darauf, daß ein bißchen weniger auch in diesem Fall mehr wäre.

Wenn Ihre sexuelle Beziehung eingespielt und freizügig ist, können Sie der Partnerin das Problem vortragen und sie dazu ermutigen, verschiedene Techniken auszuprobieren, an den Fingern etwa oder an einer Banane. Sie könnten sich auch gemeinsam Sexvideos ansehen, um Beispiele zu studieren oder Ideen zu sammeln.

Das Problem ist heikler in weniger entspannten Beziehungen. Viele Frauen fühlen sich durch Hinweise der genannten Art gemaßregelt und in die Defensive gedrängt, was ihrer Experimentierfreudigkeit nicht gerade förderlich ist. Geduld, Ermutigungen und Wertschätzung sind in jedem Fall gefragt.

## 268. O Mann, ich habe im Liebesrausch den falschen Namen gestammelt. Wie kann ich das wieder gutmachen?

Um solche Versprecher zu vermeiden, empfiehlt es sich, den Partner ausschließlich mit »Liebling« anzureden.

Ihnen bleibt nur die Bitte um Entschuldigung. Ausflüchte machen alles nur schlimmer. Und es wäre in der Tat dumm, sich dumm zu stellen.

Zur Wiedergutmachung empfehle ich, daß Sie mit dem Partner oder der Partnerin eine intime, unverwechselbare Besonderheit initiieren, auf die Sie später bei Gelegenheit als »unser Spezielles« verweisen können. Und der Fauxpas wird bald vergessen sein.

## 269. Jedesmal, wenn er zum Höhepunkt kommt, ruft mein Freund aus voller Kehle den Herrn Jesus an. Wie kann ich ihm das abgewöhnen?

Manche Spötter behaupten, daß Atheisten beim Sex aufgeschmissen sind, weil Ihnen beim Orgasmus die göttliche Adresse fehlt. Auszurufen »Lebensenergie!« oder »Kosmische Wahrheit!« klingt irgendwie unpassend.

Wenn ich richtig verstehe, kritisieren Sie nicht den leidenschaftlichen Ausbruch als solchen, sondern vielmehr die Tatsache, daß Ihr Partner einen gewissen religiösen Touch ins Spiel bringt. Falls aber die Leidenschaft Ihr Problem ist, rate ich zur Therapie.

Wie dem auch sei, besprechen Sie mit dem Partner, was Ihnen mißfällt. Machen Sie deutlich, daß Ihr Problem zur Debatte steht, nicht seines. Soll heißen, Sie übernehmen die Verantwortung dafür und verhindern, daß er defensiv reagiert.

Beim Orgasmus geht uns eben nicht nur die körperliche, sondern auch die stimmliche Kontrolle zumindest teilweise verloren, was ja gerade das Besondere am Sex ausmacht. Wir stöhnen, zittern, beißen, kratzen – »sittsam« ist wohl nichts dergleichen. Darum werden solche Äußerungen allzuoft unterdrückt. Seien Sie froh, daß Ihr Partner aus sich herauskommt.

## 270. Bei der Liebe entfleuchen meiner Vagina mitunter peinliche Geräusche. Wie kommt es dazu? Wie soll ich mich dazu verhalten?

Der stoßende Penis pumpt Luft in die Vagina, die sich im Erregungszustand ausdehnt. Wird der Pfropfen abgezogen, entweicht die Luft, nicht selten eben auch geräuschvoll.

Da Lage und Winkel der Vagina in verschiedenen Körperpositionen variiert, können Sie ausprobieren, welche Stellung geeignet ist, um den unliebsamen Geräuscheffekt zu minimieren. Sprechen Sie mit dem Partner darüber und lernen Sie, über die Geräusche zu lachen. Besser noch, kümmern Sie sich nicht darum. Warum sollten Sie an natürlichen Dingen Anstoß nehmen und ausgerechnet dann, wenn Sie große Lust erleben?

## 271. Ich bin glücklich mit meinem neuen Freund, will aber im Augenblick noch nicht, daß unsere Beziehung bekannt wird. Wie kann ich ihm diesen Wunsch nahebringen?

Ich nehme an, Sie sind über das Grundschulalter hinaus; darum wird es nicht reichen zu sagen: »Das ist so etwas Besonderes mit uns, wir sollten es als ein Geheimnis hüten.« Vielmehr werden Sie Ihrem Freund erklären müssen, warum Sie heimlich tun wollen. Und wenn es Ihnen ernst damit ist, sollten Sie sich beeilen. Es wäre kurzsichtig und unfair, wenn Sie um den heißen Brei herumredeten aus Angst, die Beziehung zu gefährden.

Von einem Liebhaber Diskretion zu erwarten ist doch nicht unschicklich. Wie wäre es damit: »Obwohl ich mich nur schwer bedeckt halten kann, habe ich über unser Verhältnis anderen gegenüber noch nichts verlauten lassen. Wie steht es mit dir?«

## 272. Unsere Liebesbeziehung geht auseinander. Wie können wir dennoch Freunde bleiben?

Nennen Sie mich altmodisch, aber ich halte, wenn es denn sein muß, radikale Trennungen für besser. Allzu oft habe ich Ehepaare, die zu mir in die Praxis kamen, beteuernd sagen hören, daß sie auch in Zukunft Freundschaft pflegen wollten. Ich habe sie in dieser Absicht nach Kräften bestärkt, obwohl die Chancen dazu fast immer schlecht standen, und in den meisten Fällen blieb es dann auch nur beim Vorsatz.

Der Versuch, nach gescheiterter Beziehung Freundschaft zu pflegen, soll, wie mir scheint, den Schmerz der Trennung lindern. Zu Anfang mag diese Vorstellung tröstlich sein, aber für gewöhnlich wird der endgültige Bruch auf diese Weise nur hinausgezögert. Was an illusorischem Trost gewonnen wird, geht an Zeit verloren, die für eine Neuorientierung hätte genutzt werden können.

Wie ließe sich dennoch Freundschaft pflegen? Wohl nur unter strengen Auflagen: Umarmungen ja, aber keine Küsse; gemeinsame Unternehmungen ja, aber kein Tête-à-tête zur vorgerückten Stunde – was auch immer, beide Seiten müßten sich unbedingt an solche Verabredungen halten, und das kann schwierig werden.

## 273. Wie lang ist die »Schamfrist«, die einzuhalten wäre, bevor man mit dem besten Freund des Ex-Liebhabers ein intimeres Verhältnis eingeht?

Das hängt davon ab, in welcher Beziehung Sie zu Ihrem Ex stehen wollen und wie wichtig dem anderen seine Freundschaft ist.

Im allgemeinen halte ich es für ungünstig, von einer Beziehung unmittelbar zur nächsten überzuwechseln. Das Vergangene bleibt unbewältigt, die Chance zu lernen ungenutzt. Trennungen wollen emotional verarbeitet, Wut oder Trauer überwunden sein. Nur dann ist ein unbeschwerter Neubeginn möglich.

Dazu sind Sie bereit,

- wenn der neue Partner für Sie nicht mehr in erster Linie »Janes (oder Johns) Freund« ist, sondern Ihr Freund;
- wenn Sie keine Sorge haben müssen, daß sich Ihr Ex-Liebhaber an Ihnen oder dem anderen rächen könnte;
- wenn Sie sich nicht mehr fragen, was wohl der Ex über Ihre neue Beziehung denkt;
- wenn Sie über mögliche Implikationen nachgedacht haben (vielleicht wäre ein AIDS-Test angezeigt);
- wenn Sie mit dem anderen freimütig über die Art Ihrer Beziehung sprechen können;
- wenn Sie an diese neue Beziehung nicht die Hoffnung knüpfen, sämtlicher Probleme enthoben zu werden.

## 274. Wie bringe ich zur Sprache, daß ich Herpes habe, aber trotzdem auf Sexualität Lust habe?

Kürzen wir die Frage ab: Wie bringen Sie Ihre Herpesinfektion ins Spiel? Der Wunsch nach Sexualität sollte in diesem Fall zweitrangig sein.

Die Antwort ist denkbar einfach: Sie bringen es zur Sprache. Und gegebenenfalls müssen Sie dem anderen erklären, was es mit dieser Viruserkrankung auf sich hat: daß sie von Zeit zu Zeit akut wird, daß sich ein solcher Ausbruch normalerweise symptomatisch ankündigt; daß nur vier bis acht Tage vor, während und nach dieser akuten Phase Ansteckungsgefahr besteht und daß ansonsten Kondome ausreichend Schutz bieten.

An der Wahrheit führt kein Weg vorbei. Wie sie der Partner aufnimmt, sollte nicht Ihr Problem sein. Wenn er sich nicht abschrecken läßt – um so besser; Sie jedenfalls haben das Richtige getan.

Die Aussprache ist fällig gleich zu Beginn einer Beziehung, wenn es zu ersten Schmusereien kommt. Nutzen Sie die Gelegenheit, dem anderen zu zeigen, daß Sie ehrlich und verantwortungsbewußt sind, also genau die Eigenschaften besitzen, die einer sexuellen Partnerschaft nur zuträglich sein können.

## 275. Ist es ungehörig, eine neue Bekanntschaft nach einem AIDS-Test zu fragen?

Nein, vorausgesetzt natürlich, Sie sind bereit, gegebenenfalls auch Ihr Testergebnis offenzulegen.

Wer sich durch eine freundliche Nachfrage irritieren läßt, ist entweder noch grün hinter den Ohren oder realitätsfremd. Auf solche Partner können Sie verzichten.

## 276. Ich bin mit meiner neuen Freundin vor zwei Wochen zum ersten Mal ins Bett gegangen und habe ihr einen Vorschlag gemacht, den sie so abstoßend fand, daß sie mich nun nicht mehr will. Warum macht sie so viel Wirbel um eine Sache, auf die ich auch gut verzichten kann? Wie kann ich sie zurückgewinnen?

Sie stellen zwei Fragen, die nichts miteinander zu tun haben.

Ihr Vorschlag hat womöglich einen wunden Punkt bei ihr berührt. Oder vielleicht glaubte sie, den Anfängen weitergehender Extravaganzen wehren zu müssen. Es mag auch sein, daß sie sich durch Ihren Vorschlag als »loses Mädchen« mißverstanden und beleidigt fühlte.

Haben Sie ihr gesagt, daß Ihnen an der Fortsetzung der Beziehung sehr gelegen ist und daß der anstößige Vorschlag für Sie nicht weiter von Bedeutung war? Haben Sie die Freundin gefragt, warum sie so schockiert reagierte? Wenn ja und wenn es dennoch nicht zur Versöhnung gekommen ist, werden Sie sich wohl mit dem Verlust abfinden müssen. Eingedenk der Erfahrung, wie sie mit Ihren Emotionen umgeht, können Sie dann nur froh sein, daß es frühzeitig zum Bruch kam.

# 18. Kommunikation

Liebe ist fehlbuchstabierter Sex.
– Harlan Ellison

## 277. Warum fällt es vielen Leuten so schwer, über Sex zu reden?

Erstens: Die Mehrheit von uns ist aufgewachsen unter Verhältnissen, in denen Sexualität verpönt, als schlecht oder indiskutabel erachtet wurde.

Zweitens: Die Rede über Sex erfordert das Zugeständnis, daß wir ihn zumindest in Gedanken treiben. Gleichwohl müssen wir anerkennen, daß wir Gefallen daran finden und daß wir Liebe machen anstatt etwas »Produktives« zu leisten wie Geldverdienen, Flurputzen oder Lottospielen.

Drittens: Viele scheuen sich offen auszusprechen, was ihnen zu diesem Thema durch den Kopf geht, aus Angst, den Gesprächspartner zu brüskieren. Wir fragen uns zaghaft: Wird er oder sie mich für verrückt halten und in Zukunft schneiden? Für alle, die Angst haben, unsicher sind oder von Schuldgefühlen traktiert werden, ist es einfacher, nur wenig oder gar nichts zu diesem Thema zu sagen.

## 278. Gibt es neben dem Gespräch noch andere Möglichkeiten, über Sex zu kommunizieren?

Allerdings. Manche behaupten, daß zum Beispiel der Kauf eines Porsche nonverbale sexuelle Kommunikation sei.

Was kann nicht alles eine Berührung zum Ausdruck bringen? Sie kann sanft sein, verführerisch, scheu, tröstlich oder drängend, mal das Haar ertasten, das Gesicht, mal Brüste, Nabel oder Zehen. Sie können Ihre Hand auf die des Partners legen oder seine auf die Ihre und ihn sozusagen »aus erster Hand« wissen lassen, was Sie wünschen.

Dann gibt es indirekte, verschlüsselte Formen sexueller Kommunikation; dazu gehört die Wahl der Kleidung, eine Einladung zum gemeinsamen Duschbad oder ein Strauß frischer Blumen.

Vielsagende Berührungen oder symbolische Ausdrucksmittel setzen natürlich voraus, daß Sie und der Partner denselben Code verstehen. Kommt es zu Mißverständnissen, ist das gesprochene Wort gefragt. Es könnte unter anderem dazu verwendet werden, den Grund für das Scheitern der nonverbalen Kommunikation zu erforschen und die speziellen Geheimcodes neu zu standardisieren.

## 279. Sind nicht alle Worte überflüssig, zumal Sex natürlich und spontan sein sollte?

Unter dem Einfluß von Kirche, Regierung, Massenmedien und kapitalistischer Wirtschaft ist Sex schon lange nicht mehr natürlich und spontan – sofern er es denn je gewesen sein sollte. Jedenfalls wird es diese Natürlichkeit und Spontaneität nie mehr geben.

Wir werden heutzutage mit sexuellen Vorschriften in Wort und Bild überhäuft und geben uns alle Mühe, diesen Vorschriften gerecht zu werden. Spontan, das heißt unvoreingenommen und aus dem Augenblick heraus, Sex zu gestalten und zu erleben, ist unter diesen Umständen nahezu unmöglich.

Der biologische Vorgang der Zeugung kann, wenn man so will, immer noch als ein kreatürlicher Akt aufgefaßt werden, der ohne Verständigung auskommt. Hat aber Sexualität in der Erzeugung von Intimität und Vergnügen einen Wert an sich, so ist mehr gefordert als kompatible Genitalien – es bedarf der emotionalen und gedanklichen Übereinstimmung der Partner, und die ist nur durch Kommunikation zu erreichen. Diesen Umstand mag man bedauern, besser aber wäre es, darin eine Gelegenheit oder Herausforderung zu erblicken, die aufzugreifen Freude machen kann.

## 280. Worüber sollte man sich in sexuellen Dingen unterhalten?

Ich unterscheide drei Themengebiete:

1. Gefühle: dazu gehören Ängste, Ärger und Entzücken.
2. Wünsche: also das, was ich will (langsamer, schneller) oder nicht will (bitte, kratz nicht so fest).
3. Bedingungen: die ich an mich stelle (ich muß mir zuerst die Zähne putzen), an den anderen (es ist mir wichtig, daß du mich ansiehst) und an die atmosphärische Umgebung (ich brauche Abgeschiedenheit, weniger Licht, ein sauberes Bett).

Keine Sorge, es ist nicht erforderlich, daß Sie sich systematisch unterhalten. Unterhalten Sie sich einfach.

## 281. Wenn ich mich mit meiner Partnerin über Sex zu unterhalten versuche, ernte ich den Vorwurf, ich sei unromantisch. Was raten Sie mir?

Für manche ist jedes Gespräch über Sex unangenehm und darum »unromantisch«. Fragen Sie die Partnerin, auf welche Weise sie – wenn überhaupt – darüber reden möchte. Lehnt sie den Austausch rundweg ab, wissen Sie, wo Sie stehen und können sich entsprechend verhalten. Eine ledige Person geht zur Tür; eine, die fester liiert ist, geht (hoffentlich mit dem Partner) zum Therapeuten.

Es kann aber durchaus sein, daß Ihre Partnerin an bestimmten Gesprächsformen Gefallen findet. Sie müssen herausfinden an welchen. Manche ziehen eine eher klinische Sprache vor, während sich andere auf einen humorvolleren, freundlichen Ton verstehen.

Vielleicht hat Ihre Partnerin das Gefühl, daß Sie ihre Art zu lieben kritisieren. Womöglich hat »Kommunikation« für sie immer schon einen eher belehrenden denn austauschenden Charakter. Auch diese Fragen lassen sich wiederum nur durch Kommunikation beantworten. Unterhalten Sie sich mit ihr.

## 282. Ich mag nicht über Sex reden. Mein Partner müßte doch ohnehin wissen, was mir behagt und was nicht, oder?

Davon dürfen Sie ausgehen, wenn er Gedanken lesen kann. Wenn nicht, wie sollte er »ohnehin wissen«? Viele Leute scheinen zu glauben, die Liebe würde ein besonderes Hormon ausschütten, das die außersinnliche Wahrnehmung schärft. Andere wiederum hoffen, der Partner sei ein Experte in Sachen Sexualität. In beiden Fällen wird die Verantwortung für das sexuelle Erleben auf den jeweils anderen abgewälzt.

Wenn Sie nicht zu einer statistischen Menge gerechnet werden möchten (zur »Mehrheit« oder zu einer bestimmten »Altersgruppe«), rate ich Ihnen, dem Partner genügend Hinweise auf Ihre Vorlieben zu geben. Nur dann können Sie in Ihrer Einzigartigkeit wertgeschätzt und geliebt werden.

## 283. Dem Partner zu stecken, was mir Vergnügen macht, mindert das Vergnügen. Wie ist dieser Widerspruch zu lösen?

Ihre Frage erinnert mich an einen Autoaufkleber mit der Aufschrift: »Wer glaubt, Erziehung sei zu teuer, sollte es mal mit Ignoranz versuchen.«

Wenn Sie glauben, daß der Hinweis auf Ihre Bedürfnisse Vergnügungseinbußen mit sich bringt, rate ich in Anlehnung an den zitierten Spruch auszuprobieren, was ein Verzicht auf solche Hinweise bewirkt. Ich vermute, Sie werden feststellen, daß Ihr Vergnügen dadurch noch um einiges mehr geschmälert wird.

Sex bleibt auch dann voller Überraschungen, wenn Sie all Ihre Vorlieben und Abneigungen offenbart haben. Wenn Ihnen unser Vokabular nicht paßt, schlage ich vor, Sie erfinden Decknamen oder Metaphern für bestimmte Körperstellen und Praktiken.

## 284. Wie kann ich erreichen, daß der andere nach dem Sex offen über seine Gefühle spricht?

Eine Cartoonistin hat die Zukunft befragt und behauptet: Im Juni 1997 werden die Männer damit beginnen, über ihre Gefühle zu reden; den Frauen wird dies schon Minuten später leid tun.

Warum wollen Sie, daß der andere im Anschluß an das Liebesspiel seine Gefühle kundtut? Dafür gibt es viele gute Gründe: das Bedürfnis nach Nähe, Verwirrung über eine Reaktion des Partners, oder Neugier, ausgelöst durch einen besonderen Umstand.

Falls es Ihnen jedoch lediglich um Gefühlsprotokolle geht, die nach jedem Beischlaf routinemäßig abzulegen sind, kann ich verstehen, daß der Partner seine Schwierigkeiten damit hat. Ein solches Verlangen drückt eine tiefgreifende Verunsicherung aus, die eigentlich therapeutisch behandelt werden müßte.

Aber vielleicht sind Ihre Wünsche auch ohne viel Worte zu erfüllen. Vielleicht reicht eine innige Umarmung, ein Kuß auf die Nase oder eine Geste ganz anderer Art, zum Beispiel das Angebot eines Glases frischgepreßten Orangensafts. Was genau haben Sie im Sinn?

## 285. Beim Sex möchte ich oft sagen »Ich liebe dich«, habe aber gelernt, daß dies mitunter ein großer Fehler sein kann. Wie gehe ich damit um, verschweigen zu müssen, was mir am Herzen liegt?

Ihre Frustration ist eine der unglücklichen, unausweichlichen Begleitumstände flüchtiger Sexaffären.

Wechselnde sexuelle Partnerschaften bergen für viele großartige Erfahrungen. »Ich liebe dich« bedeutet in solchen Situationen etwas gänzlich anderes als in dauerhaften Beziehungen. »Ich liebe mich« oder: »Ich genieße den Augenblick« wäre wohl der passendere Ausruf in diesem Moment, der eine durchaus spirituelle Dimension hat. Doch diese Worte wollen uns nicht so recht über die Lippen kommen; sie entsprechen einer Empfindung, die unserer Kultur fremd ist.

Es fehlen uns Formeln, die ekstatisches Erleben sinnvoll artikulieren; was wir auch stammeln, ist samt und sonders unangemessen und nicht selten sogar mißverständlich. Sie tun deshalb gut daran, auf Worte zu verzichten.

Für manche Gelegenheits-Lover mag ein solches vermeintliches Liebesgeständnis beim Sex sehr wohl wie ein Ansporn wirken. Oder auch das Gegenteil zur Folge haben. Das läßt sich nicht vorhersehen. Versuchen Sie darum, Ihren Überschwang auf andere Weise zum Ausdruck zu bringen. Sie könnten zum Beispiel Gedichte schreiben, Bilder malen oder Freunden von Ihren Erlebnissen berichten. Oder denken Sie, Kekse knabbernd, über die Unwägbarkeiten des Lebens nach.

## 286. Gibt es sexuelle Geheimnisse, die zu hüten sind? Unter welchen Umständen wären Geheimnisse dem anderen anzuvertrauen?

Sexuelle Geheimnisse hat jeder von uns, ausnahmslos; anders ausgedrückt, wir verheimlichen dem anderen wichtige Informationen: zum Beispiel konkrete Wünsche, wie und wo ich berührt werden möchte, die Tatsache, daß ich masturbiere, Hinweise auf Körperreaktionen oder Dinge, die in der Vergangenheit passiert sind und mich geprägt haben.

Leider führen Unterschlagungen dieser Art nicht selten zu Isolation und Frustration. Nicht zuletzt vertun wir dadurch Chancen der Heilung von schmerzlichen Erfahrungen.

Ich will damit nicht sagen, daß jedes Geheimnis gelüftet werden sollte. Manches ist für den Partner völlig uninteressant. Was sich als vertrauensselige Mitteilung tarnt, kann mitunter auch zerstörerische Beweggründe haben: die Bestrafung eines Partners, der Test einer Beziehung oder das Abwälzen von Schuld.

Andererseits sprechen viele gute Gründe für Offenheit: der Wunsch nach Nähe oder gesteigerter Befriedigung, die Absicht, nicht mehr lügen zu müssen und Hilfe zu finden bei der Bewältigung schmerzlicher Erfahrungen.

# 19. Geschlechtsrollen

Hierzulande fürchten Männer,
nicht Manns genug zu sein;
Frauen fürchten dagegen,
nur als Frauen angesehen zu werden.
– Theodor Reik

## 287. Was ist unter dem Begriff »Geschlechtsrolle« zu verstehen?

Geschlechtsrollen sind die Summe von Verhaltensweisen, Gefühlen und Gedanken, die die Gesellschaft der einzelnen Person aufgrund ihrer Geschlechtszugehörigkeit zuschreibt. Ein solches Rollenverständnis wird zunehmend in Zweifel gezogen (vor allem im Hinblick auf Kategorien wie Ethnie oder Alter), aber nach wie vor ist die Bevölkerung mehrheitlich der Meinung, daß einem Mädchen zum Beispiel der Krankenschwesterberuf, einem Jungen dagegen eher der Beruf des Arztes zu Gesicht stünde.

In Sachen Sexualität fordert ein (im fraglichen Sinne) angemessenes Rollenverhalten vom Mann, daß er Sex zu initiieren, häufiger das Bedürfnis dafür aufzubringen und aggressiver zu vollziehen habe. Von der Frau wird erwartet, daß sie passiver ist, uninformierter, seltener Bereitschaft zeigt und weniger Lust dabei empfindet. In Wirklichkeit jedoch sind all diese sexuellen Merkmale auf Mann und Frau gleichermaßen verteilt.

## 288. Unterscheidet nicht die Natur zwischen männlich und weiblich?

Selbstverständlich. Die Natur hat Tieren und Pflanzen bestimmte Aufgaben, je nach Geschlecht, zugewiesen. Das Verhalten der Tiere jedoch ist im großen und ganzen *nicht* geschlechtsspezifisch.

Der Mensch ist Natur- und Kulturwesen. Wir lernen, bringen unsere Individualität zum Ausdruck und erkennen an, was von Natur aus notwendig ist, wissen aber gleichzeitig um unsere Freiheiten. Wir können unabhängig von unserem Geschlecht Entscheidungen treffen, und das zeichnet uns als Menschen im Unterschied zum Tier aus.

## 289. Unterscheidet nicht auch die Religion zwischen Mann und Frau? Dafür muß es doch Gründe geben?

Die heute vorherrschenden Religionen haben ihren Ursprung in einer Zeit, da die Bevölkerung gering und die Vermehrung heiliges Ziel war. Frühe religiöse Dogmen wiesen darum den Geschlechtern spezifische Pflichten zur Erhaltung der Gattung zu. Es hieß, daß eine zahlenmäßig reiche Nachkommenschaft zu Ehren Gottes sei.

Heutzutage verehren Gläubige ihren Gott auf andere Weise. Wir haben weniger den Bestand der Gattung als das Wohl des individuellen Lebens vor Augen.

Daß Religionen nach wie vor Männern und Frauen unterschiedliche Aufgaben zuweisen, ist Überbleibsel einer Tradition, die von Männern weitergereicht wird, wohl nicht zuletzt auch zum Zweck der Behauptung ihrer Vormachtstellung.

## 290. Schon bei Jungen und Mädchen sind ganz andere Verhaltensweisen zu beobachten. Wie erklären Sie sich das, wenn solche Unterschiede nicht natürlich sind?

Zum Teil sind die beobachtbaren Unterschiede in der Tat ganz natürlich. Sie gehen auf physiologische Eigenschaften zurück, auf organische und hormonale Besonderheiten. Zum Beispiel setzt die Pubertät bei Mädchen früher ein und dauert weniger lang als bei Jungen.

Biologische Merkmale sind, sobald sie uns zur Kenntnis gelangen, kulturell vermittelt. Jede Gesellschaft sorgt für Ausgleiche bei naturbedingten Erschwernissen. So werden zum Beispiel Vorschriften zum Schutz gebrechlicher Menschen aufgestellt.

Andererseits fehlt vielen gesellschaftlich vermittelten Vorstellungen jede physiologische Begründung, etwa jener Vorstellung, daß Jungen sexorientierter und zügelloser seien als Mädchen, die ihrerseits wiederum emotionaler reagierten als Jungen.

Zu den zahlreichen kulturellen, nicht biologisch ableitbaren Gründen, warum Jungen und Mädchen in sexueller Hinsicht verschieden reagieren, zählen unter anderem:

- unterschiedliche Erziehungsmaßnahmen durch die Eltern,
- gesellschaftliche Botschaften über den Wert des männlichen Körpers im Gegensatz zum weiblichen,
- unterschiedliche Vorschriften darüber, was sexuell erlaubt ist,
- unterschiedliche Vorstellungen hinsichtlich einer dauerhaften Beziehung: Für Mädchen ist sie erstrebenswertes Ziel, für Jungen eine unvermeidliche Folge des Erwachsenwerdens und sozusagen der Preis, der für Sexualität bezahlt werden muß.

## 291. Inwieweit beeinflussen Geschlechtsrollen Intimität und Vergnügen?

Denken Sie einmal darüber nach, was für Sie sexuelle Befriedigung ausmacht. Geschlechtsrollen sind gerade auch in dieser Hinsicht hinderlich, da sie Kommunikation hintertreiben, ein Gefühl der Ohnmacht erzeugen, zu Wertungen und Leistungsdruck Anlaß geben, den einzelnen in die Isolation drängen und das Selbstbewußtsein aushöhlen. Intimität und Vergnügen verlieren an Bedeutung, wenn Stolz und Selbstachtung auf dem Spiel stehen.

Beispiel: Uns wird gesagt, daß ein »wahrer Mann« Sex initiiert, erfahren ist und seine Gefühle verschweigt. Eine »wahre Frau« dagegen reagiert zurückhaltend bis willfährig, gibt nur wenige Informationen über ihre Bedürfnisse preis und vermittelt dem Partner das Gefühl der Zulänglichkeit. Diese Rollen sind der Handlungsrahmen für »normale« Sexualität. Resultat ist allzuoft sexuelle Frustration.

Ich glaube, daß viele Menschen unzufrieden sind mit solchen Klischees, in die sie aufgrund ihrer zufälligen Geschlechtszugehörigkeit gezwängt werden. Diese Unzufriedenheit untergräbt sexuelles Verlangen, Spontaneität und Intimität.

## 292. Mir wurde zeit meines Lebens eingeschärft, wie wichtig es ist, »damenhaft« aufzutreten. Aber wie soll sich eine Dame im Bett verhalten?

Sie soll sich unter Kontrolle haben, weder vorher, während oder danach über Sex reden, auf keinen Fall schwitzen, stöhnen oder krampfen und vor allem nicht allzuviel Vergnügen daran entwickeln.

Dieses unsinnige Damenideal wurde im England des vorigen Jahrhunderts ins Extreme getrieben. Wohlanständige Ehemänner suchten regelmäßig Prostituierte auf, weil lustvoller Sex mit der eigenen Frau geradezu verpönt war und ihr nicht zugemutet werden durfte. Von solchen bizarren Vorstellungen haben wir uns zwar längst entfernt, doch nach wie vor empfangen Frauen widersprüchliche Botschaften darüber, ob es denn auch schicklich sei, Spaß am Sex zu haben.

Sie müssen wählen: Wollen Sie beim Sex eine »Dame« sein oder Befriedigung finden? Übrigens, Männern wird eine solche Entscheidung nicht abverlangt. Sie dürfen schnauben und stöhnen, springen danach in den Anzug und sind wieder ganz Respektsperson. Ich empfehle, nehmen Sie sich daran ein Beispiel. Korrigieren Sie Ihr Ideal. Versuchen Sie, nicht so sehr »Dame« als Frau zu sein.

## 293. Vielleicht kommen Frauen im Durchschnitt sexuell ein wenig zu kurz, aber immerhin stehen sie nicht wie Männer unter Leistungsdruck. Ist das nicht ausgleichende Gerechtigkeit?

Was Sie sagen, stimmt leider nicht. Auch Frauen fühlen sich beim Sex unter »Leistungsdruck« gesetzt. Diese Sorge ist unausweichlich, da in unserem Kulturkreis ganz bestimmte Anforderungen an die Sexualität gestellt werden.

Typischerweise sorgt sich der Mann um eine zuverlässige Erektion, um ein möglichst langes Hinauszögern der Ejakulation sowie darum, der Partnerin möglichst schnell zum Orgasmus zu verhelfen, und zwar ohne dazu angeleitet zu werden.

Frauen kennen ähnliche Sorgen. Sie fühlen sich verantwortlich für die Erregung des Mannes, dafür, daß er eine Erektion bekommt und zum Orgasmus gelangt, nach Möglichkeit zu dem besten, den er je erfahren hat. Ferner drängt es sie, möglichst schnell feucht zu werden und mit dem eigenen Orgasmus nicht lange auf sich warten zu lassen.

## 294. Stimmt es, daß bei der ehelichen Auseinandersetzung um die Häufigkeit des Beischlafs immer noch der Mann derjenige ist, der mehr verlangt?

Wieso »immer noch«? War und ist das denn wirklich der Fall? Das sexuelle Interesse der Frau ist stets schwerer einzuschätzen gewesen als das des Mannes.

Kennzeichnenderweise müssen sich Frauen im Hinblick auf ihre sexuelle Bereitschaft nicht selten Attribute gefallen lassen wie »frigide« oder »nymphomanisch«, die so undifferenziert sind wie unsinnig. Solange Männer dem Verlangen der Frau mit Furcht und Argwohn begegnen, bleibt Unklarheit bestehen.

Immerhin bringen im Vergleich zu früher immer mehr Frauen ihre Sexualität offen zum Ausdruck, nicht zuletzt ihren Kummer über unbefriedigte Bedürfnisse. Das erklärt, warum ihre Unzufriedenheit dem Anschein nach zunimmt.

Das Ausmaß sexuellen Verlangens variiert statistisch gesehen innerhalb der Geschlechtsgruppen sehr viel stärker als zwischen Männern und Frauen. Nach meinen klinischen Erfahrungen ist die Intensität des Verlangens bei Mann und Frau gleich verteilt.

## 295. Fast jede Frau, mit der ich schlafe, scheint Probleme mit dem eigenen Körper zu haben, die sie verlegen oder befangen machen. Ist das normal? Wie kann ich ihnen aus dieser Verlegenheit helfen?

Das ist leider allzu häufig zu beobachten. Kaum eine Frau, die mit ihren Brüsten zufrieden ist; sie sind entweder zu klein oder zu groß. An dieser überzogenen Selbstkritik trägt der Warenfetischismus unserer Zeit Schuld, eine Wirtschaft, die daran verdient, daß wir uns für sexuell unzulänglich halten und darum eifrig neue Produkte kaufen, die Problemlösung versprechen.

Im großen Maßstab läßt sich daran wohl wenig verändern. Sie aber können ihre Partnerinnen wissen lassen, daß Ihnen ihr Körper gefällt, durch Worte und Berührungen. Korrigieren Sie den Selbstzweifel, sooft er angemeldet wird. Viele Frauen registrieren gar nicht mehr, wie häufig sie solche Klagen vortragen, geschweige denn, wie unangenehm es ist, ihnen zuzuhören. Andererseits sollten Sie sich davor hüten, in die Rolle des Amateurtherapeuten zu schlüpfen. Auch die Profis machen freitags Feierabend.

Übrigens, ich gehe davon aus, daß Sie der Unzufriedenheit von Frauen nicht etwa dadurch Vorschub leisten, daß Sie Vergleiche anstellen zu Filmstars oder auf der Straße im Beisein der Freundin anderen Frauen schöne Stielaugen machen.

## 296. Ein Mann muß zur Arbeit, ob es ihm gefällt oder nicht. Sollte darum nicht eine Frau zum Sex bereit sein, wann immer der Mann es wünscht?

Der Tradition gemäß erwarten viele Männer von der Ehefrau, daß sie sexuell uninteressiert, aber stets willfährig sei. Wäre ein solches Verhalten wirklich in Ihrem Sinn? Es garantiert Ressentiments auf beiden Seiten, ob sie nun offen zum Ausdruck kommen oder nicht. In jedem Fall wird sich die Frau nicht als Partnerin, sondern als Gegnerin von Ihnen verstehen.

Wenn in einer Ehe die eine Seite sehr viel seltener nach Sex verlangt als die andere, so liegt das Problem oft ganz woanders, zum Beispiel im Machtgefälle, an ärgerlichen Vorkommnissen im Alltag, am Geld oder an der Arbeitsteilung. Ich rate Ihnen dringend, daß Sie mit Ihrer Frau offen und ehrlich über das jeweilige sexuelle Interesse reden – womöglich unter professioneller Anleitung – und aufmerksam zuhören, statt zu werten.

Der Alltag fordert uns genügend unangenehme Pflichten ab; auch noch Sex dazuzurechnen, macht keinen Sinn. Wenn eine Frau keine Lust hat, will sie vielleicht lieber einmal umarmt werden, eine Tasse Kaffee trinken oder Scrabble spielen. Die Antwort auf Ihre Frage richtet sich letztlich danach, was Sie von einer Beziehung zwischen Mann und Frau erwarten.

Übrigens, hat ein Mann Ihrer Meinung nach stets stramm zu stehen, wenn die Frau Lust auf Sex verspürt?

## 297. Ich bin verwirrt. Wollen Frauen im Bett dominiert werden oder wünschen sie vielmehr sexuelle Gleichberechtigung?

»Frauen« sind nicht in einen Topf zu werfen. Am besten ist, Sie finden heraus, was Ihre Partnerin wünscht.

Zugegeben, manche Frau – wie auch mancher Mann – mag gelegentlich Spaß daran haben, im Bett dominiert zu werden. Oder zu dominieren. Das abgesprochene Rollenspiel macht beides möglich und vergnüglich. Unabhängig davon ist die Frage der Gleichberechtigung, auf die jede Person in jeder Situation Anspruch hat.

Der Wunsch, im Bett dominiert zu werden, sollte auf keinen Fall interpretiert werden als eine Genußverzichtserklärung.

## 298. Stimmt es, daß sich Frauen der Liebe wegen auf Sex, Männer dagegen des Sexes wegen auf Liebe einlassen?

Es mag früher häufiger der Fall gewesen sein, daß um Liebe und Sex auf diese Weise gefeilscht wurde. Heute bekennen sich sowohl Männer als auch Frauen sehr viel offener zur Liebe wie zum Sex.

Traditionellerweise bedeutete die Liebe für Frauen finanzielle Sicherheit. Sex wurde nicht selten als eine Dienstleistung angesehen, die den Gegenwert erbrachte zur Haushaltseinlage durch den Mann. Mittlerweile sind viele Frauen wirtschaftlich unabhängig, also fällt der geschäftliche Aspekt der Liebe flach.

Allerdings wirkt dieses alte Klischee zum Teil immer noch nach. Junge

Frauen lernen nach wie vor, sexuelle Zurückhaltung als strategisches Mittel einzusetzen, wenn es darum geht, eine möglichst »gute Partie« zu machen. Und jungen Männern wird immer noch eingeflüstert, daß es der Anfang vom Ende ihrer Freiheit ist, wenn sie sich verlieben.

Heutzutage wünschen die meisten Menschen beides, Liebe und Sex. Schade nur, daß sich viele mit dem einen oder anderen schon zufrieden geben.

# 20. Monogamie und Seitensprünge

Die rasende Eifersucht von Männern,
die selber alles andere als treu sind,
ist nur ein Beleg dafür,
daß wir uns als Menschen
nie auf jene Emotionen beschränken,
die zu fühlen wir berechtigt wären.
– Quentin Crisp

## 299. Was ist Monogamie?

George Bernard Shaw hatte dafür folgende Erklärung: »Wenn sich zwei Menschen unter dem Einfluß heftigster, abstrusester, trügerischster und flüchtigster Leidenschaft befinden, wird ihnen der Schwur abverlangt, in diesem aufgeregten, abnormalen und erschöpfenden Zustand auszuharren, bis daß der Tod sie scheidet.«

Dem Wort nach bedeutet Monogamie Einehe. Manche verstehen darunter auch eine verbindliche Verabredung zur Exklusivität der sexuellen Beziehung.

## 300. Hat Monogamie eine Chance?

Die dürfte in der Tat heutzutage wohl geringer sein als je zuvor.

Als vor Zeiten die durchschnittliche Lebenserwartung bei fünfunddreißig Jahren lag, war ein Treueversprechen wohl leichter einzuhalten als jetzt, da die Menschen nicht selten bis zu achtzig Jahre alt werden. Hinzu kommt, daß die Ehe heute gesellschaftlich sehr viel weniger Rückhalt findet als früher. Um nur ein Beispiel zu nennen: Weniger als 25 Prozent der im Fernsehen dargestellten oder implizierten Sexszenen spielt sich zwischen verheirateten Paaren ab.

Im Unterschied zu früher treffen an den meisten Arbeitsplätzen Männer und Frauen aufeinander, und gerade im Beruf zeigt sich der einzelne von seiner attraktivsten Seite. Nach getaner Arbeit in der Firma oder im Haushalt finden Ehepaare nur noch wenig Zeit füreinander, sprich: für die Pflege ihrer Beziehung.

Dennoch, »zarte Spuren monogamer Instinkte lassen sich sogar noch unter zivilisierten Menschen ausmachen«, sagte Bertrand Russell. Viele amerikanische Ehepaare werden Ihnen bestätigen, daß Monogamie durchaus eine Chance hat. Gewiß bedarf es einer besonderen Qualität, die aber leider nicht genauer zu spezifizieren ist. Vielleicht hatte Robert Mitchum recht. Er führte den zweiundvierzigjährigen Bestand seiner Ehe auf einen Mangel an Phantasie zurück.

## 301. Treu sein, was bedeutet das?

Jedes Paar hat eine andere Definition dafür. In den meisten Fällen ist sie jedoch negativ bestimmt und mit Ausschließlichkeitsklauseln versehen, die mehr oder weniger umfassend sein können. Zum Beispiel bezieht sich das Gebot der Exklusivität bei den einen nur auf den Koitus, bei anderen auf sämtliche sexuellen Handlungen, bei wiederum anderen sogar auch auf emotionale Bereiche.

Keine dieser Definitionen ist richtig oder falsch zu nennen, da sie auf Absprachen beruhen, nur für die jeweilige Beziehung Gültigkeit beanspruchen und erst dann relevant werden, wenn der eine oder andere Partner davon abweicht.

In Tagen, da die Ehe in erster Linie der Vermögens- und Erbfolgesicherung diente, bezog sich Treue hauptsächlich auf den sexuellen Bereich. Heute kommt zunehmend der emotionale Aspekt hinzu.

Eine polemische Randbemerkung: Treue äußert sich oft nur im nachträglichen Bedauern eines Fehltritts. Von Joyce Cary stammt der Satz: »Sara ging fremd, weinte darüber und genoß Untreue und Reue gleichermaßen.«

## 302. Warum haben Männer größere Probleme mit der Monogamie als Frauen?

Vor Pauschalisierungen sollten wir uns immer in acht nehmen und auch in diesem Fall richtigerweise von vielen Männern respektive vielen Frauen reden.

Biologistisch argumentiert, ließe sich sagen, daß der Mann dazu neigt, seinen Samen, wo immer möglich, auszustreuen, um in seinem Erbgut Unsterblichkeit zu erlangen, während die Frau nur im begrenzten Maße empfänglich ist und für ihre Geburten Sorge zu tragen hat.

Psychoanalytiker behaupten: Um zum Mann zu reifen, muß sich der Junge von seiner ersten Bezugsperson (der Mutter) lösen, während ein Mädchen zur Frau wird, indem es der Mutter nacheifert. So erklären sich nach dieser Theorie die Unbeständigkeit des Mannes und die Beständigkeit der Frau.

Ich halte mehr von der soziologischen Begründung. Was wird einem Jungen als Traumvorstellung eingeflüstert? Schürzen jagen, Punkte sammeln und sich immer wieder möglichst geschickt aus der Affäre ziehen. Was dagegen ist die klassische Mädchenphantasie? Auf den einen warten, ihn umgarnen und sich mit ihm häuslich einrichten.

Monogamie ist demnach für Frauen die Erfüllung eines lange gehegten Wunsches, für Männer hingegen entscheidende Niederlage. Oder anders ausgedrückt: Frauen lernen von jung auf, sich auf die Einehe vorzubereiten, während Männer sie zu fürchten lernen.

## 303. Wir wollen im nächsten Jahr heiraten. Wie kann ich meinen Liebsten davon überzeugen, daß wir uns danach treu sein sollten?

Mit Verlaub, das sieht nicht rosig aus, denn es scheint, daß das Treueverhältnis zwischen Ihnen noch nicht geklärt ist. Was läßt Sie hoffen, die Ehe könnte in dieser Frage eine Lösung liefern?

Ihre jeweiligen Vorstellungen haben ihre Berechtigung. Der Konflikt ist angelegt, wenn nicht schon ausgebrochen. Wie Sie damit umgehen, wird beispielhaft sein für zukünftige Auseinandersetzungen. Ich empfehle, mit der Heirat zu warten, bis dieser Konflikt gelöst ist.

Machen Sie dem Partner deutlich, wie wichtig Ihnen dieses Thema ist, und erklären Sie, warum. Sprechen Sie über Ihre Gefühle und nicht über die vermeintlichen Absichten Ihres Partners. Versuchen Sie, Verständnis für seine (oder ihre) Einstellung aufzubringen. Anschließend sollten Sie gemeinsam über die Bedeutung des Konflikts diskutieren, über Ihre Entschiedenheit in dieser Sache und was dies für die Zukunft in Aussicht stellt.

Kaum möglich wird es sein, den anderen von der Treue zu überzeugen. Sie könnten Treue allenfalls ultimativ einzufordern versuchen, doch ich fürchte, einen solchen Schritt würden Sie bald bereuen.

## 304. Ich habe meinem Verlobten gesagt, daß er mich nicht richtig liebt, wenn er immer noch an anderen Frauen interessiert ist. Stimmen Sie mir zu?

Märchen und Seifenopern wollen uns weismachen, daß wahre Liebe unausweichlich in die Einehe führt. Die Wirklichkeit erzählt andere Geschichten.

Es sei Ihnen unbenommen, zur Definition »richtiger« Liebe das exklusive Interesse hinzuzurechnen. Entscheidend ist, ob Ihr Verlobter genauso denkt oder aber einer ganz anderen Vorstellung von Liebe nachhängt.

»Interesse« ist ein weiter Begriff. Was verstehen Sie darunter? Lüsternes Verlangen oder auch schon heimliches Sehnen? In unserer übersexualisierten Welt ist die Forderung an einen Partner, von jeglichem sexuellen Interesse an anderen abzusehen, nicht nur unrealistisch, sondern auch selbstzerstörerisch. Sie können allenfalls darauf bestehen, daß der Partner ausschließlich mit Ihnen schläft, mehr nicht, und das ist schon viel verlangt.

Ein Schriftsteller sagte einmal, daß es ihm weniger um die Liebe als solche gehe als vielmehr um liebevolle Behandlung durch den anderen. Wenn Sie sich mit Ihrem Verlobten auf einen liebevollen Umgang miteinander verständigen können, haben Sie erreicht, was zu erreichen ist. Ich rate dringend, daß Sie zu einer solchen Verständigung noch vor der Heirat kommen.

## 305. Warum kommt es zu Seitensprüngen?

Die Beweggründe sind vielfältig: sexuelles Verlangen, Hoffnung auf Verständnis, Vergeltung oder der Versuch, Wut zum Ausdruck zu bringen, das Bedürfnis, sich wichtig zu fühlen oder Macht auszuüben.

Oft wird aus einem dieser Gründe eine Affäre aufgenommen und aus anderen Gründen fortgesetzt. Tatsächlich sind sich viele nie so recht im klaren darüber, was sie zu einem Seitensprung veranlaßt oder eine Liebschaft weiterführen läßt.

Es wäre zu simpel zu behaupten, daß ehelicher Frust oder der Mangel an Selbstbeherrschung ausschlaggebend ist für einen Seitensprung. Die Wirklichkeit ist oft sehr viel verwickelter und für die Betroffenen selbst kaum zu durchschauen.

## 306. Mir schwant, daß mein Mann eine Affäre hat. Wie gehe ich damit um? Jeder rät mir etwas anderes.

Warum suchen Sie bei anderen Rat? Mir scheint, die Kommunikation zwischen Ihnen und Ihrem Mann liegt im argen.

Ich bin der festen Überzeugung, es wäre besser, wenn Sie mit Ihrem Mann darüber sprechen würden, aber keinesfalls aufgebracht oder vorwurfsvoll, sondern auf eine Weise, die geeignet ist, den Partner zum ernstlichen Nachdenken zu bewegen. Hüten Sie sich davor, auf den Busch zu klopfen oder Fallen aufzustellen. Konfrontieren Sie ihn mit den Tatsachen, so wie Sie sie sehen, nicht mit Beweismitteln einer Anklage, sondern mit Informationen, die er braucht, um Ihren Standpunkt verstehen zu können.

Erinnern Sie im Verlauf des Gesprächs an eheliche Absprachen, die Sie gemeinsam getroffen haben, und fragen Sie ihn, ob er immer noch dazu steht, und zwar kategorisch und nicht nur in der Weise des Bemühtseins.

Wenn die Erklärung Ihres Mannes plausibel ist, und wenn er mit Ihnen, was das eheliche Abkommen angeht, übereinstimmt, sollten Sie Ihren Verdacht ohne Wenn und Aber fallenlassen. Anderenfalls wäre wohl eine Eheberatung vonnöten. Wie auch immer, machen Sie kein Drama aus dieser Situation.

## 307. Ich habe kürzlich eine Affäre abgebrochen, die ich nie und nimmer hätte eingehen sollen. Soll ich im nachhinein meinem Mann davon berichten?

Ob ja oder nein entscheidet die Antwort auf eine andere Frage: Warum? Schlechte Motive wären Versuche, ein Schuldgefühl loszuwerden, den Partner zu bestrafen oder ihn zu veranlassen, aus der Ehe auszusteigen.

Es gibt aber auch gute Gründe für Offenlegung: Versöhnung, Intensivierung der Beziehung, die Bereitschaft, aus Fehlern zu lernen, und die Notwendigkeit, das Thema *Safer-sex* zur Sprache zu bringen.

Sie sollten sich über Ihre Motive im klaren sein, bevor Sie Ihrem Mann reinen Wein einschenken. Machen Sie sich auch Gedanken darüber, wie er aller Wahrscheinlichkeit nach reagieren wird. Was wird sich aus einer Aussprache für die Beziehung ergeben? Tun Sie sich und Ihrem Mann einen Gefallen damit?

## 308. Letztes Jahr mußte ich von meiner Frau erfahren, daß sie eine Affäre hatte. Ich glaube ihr, daß die Sache vorbei ist, bin aber nach wie vor so verletzt, daß ich am Sex mit ihr kaum mehr Interesse habe. Was raten Sie mir?

Es scheint, Sie haben Ihrer Frau nicht verziehen. Zugegeben, Kummer ist hartnäckig. Womöglich empfinden Sie eine Teilschuld am Seitensprung Ihrer Frau und können sich selbst nicht verzeihen.

Was wollen Sie? Ihre Partnerin könnte Ihnen für die Zukunft Treue versprechen, doch dafür gibt es keine Garantie. Eine Beziehung verlangt Vertrauen. Geben Sie Ihrer Frau einen Hinweis darauf, was sie tun kann, um die Situation zu entkrampfen. Wenn ihr an der Beziehung gelegen ist, wird sie sich dafür einsetzen. Aber machen Sie ihr keine Vorwürfe; die würden den Konflikt nur verschärfen. Lassen Sie sich gemeinsam etwas einfallen, um der Beziehung wieder auf die Sprünge zu helfen.

Ist keine Lösung Ihres Problems in Sicht, wäre eine Ehe- und/oder Individualtherapie angezeigt.

## 309. Was läßt sich tun, um den Ehepartner vom Fremdgehen abzuhalten?

Nichts, jedenfalls nichts, was einem Verbot oder einer Drohung gleichkäme. Sie können lediglich zu klären versuchen, ob der Ehevertrag oder das Treuegelöbnis für die andere Seite noch Gültigkeit besitzt. Wie? Indem Sie danach fragen. Erklären Sie dem Partner, was Ihnen dieser Vertrag bedeutet und daß Sie jede Verletzung dieses Übereinkommens sehr ernst nehmen.

Ob Ihr Partner eine Affäre eingeht, ist allein seine Entscheidung. Wenn Sie einen Verdacht haben, sollten Sie offen mit ihm darüber reden. Ansonsten rate ich, versuchen Sie, eine glückliche Ehe zu führen – sie ist der beste Schutz vor Seitensprüngen.

## 310. Ich habe einen Freund. Wir treffen uns gelegentlich, schlafen aber nicht miteinander. Trotzdem, mein Mann wirft mir vor, eine Affäre zu unterhalten. Was sagen Sie?

Eine außenstehende Person kann Ihnen auf diese Frage keine Antwort geben. Es muß zwischen Ehepartnern entschieden werden, welche Beziehungen außerhalb der Ehe zu akzeptieren sind und was eine Affäre zur Affäre macht. Wo soll eine Zäsur gesetzt werden? Vor sexueller Intimität, vor emotionaler Nähe oder gar schon vor einem vergnüglichen Miteinander?

Falls Ihnen nicht klar ist, ob Ihre Beziehung unter die eheliche Ausschlußklausel fällt, fragen Sie sich doch einmal, ob es Ihnen etwas ausmachen würde, den Freund Ihrem Mann vorzustellen, oder ob es Ihnen angenehm wäre, Ihren Mann im Beisein des Freundes zu umarmen und zu küssen.

Untreue ist so vielseitig wie die sexuelle Liebe; dazu kann schon Händchenhalten zählen.

## 311. Ich glaube, mein Mann hat eine Affäre – mit einem anderen Mann. Was kann das bedeuten? Was soll ich tun?

Fragen Sie zunächst einmal Ihren Mann, was Sache ist. Vielleicht handelt es sich um ein Mißverständnis.

Was das gegebenenfalls zu bedeuten hat, kann nur Ihr Mann beantworten. Fragen Sie nach, hören Sie zu. Wut, Kummer – jedes Gefühl hat seine Gültigkeit, sollte aber nicht in den Prozeß der Verständigung miteinfließen.

Vielleicht ist Ihr Mann homo- oder bisexuell. Womöglich weiß er selbst nicht so recht Bescheid und versucht, sich darüber Klarheit zu verschaffen. Verzichten Sie darum auf voreilige Schlüsse. Konsequenzen sind erst dann zu ziehen, wenn alles gesagt ist. Zu gegebener Zeit könnten Sie ihn zum Beispiel wählen lassen zwischen Ihnen und dem Liebhaber. Oder Sie finden ein Arrangement zu dritt. Es gibt etliche Optionen.

Das Problem, das Sie beschäftigt, stellt sich übrigens für mehr Paare als gemeinhin angenommen.

## 312. Wir haben uns Treue geschworen, aber wie können wir verhindern, daß unser Sexleben langweilig wird?

Ein exklusives Verhältnis frisch und lebendig zu halten erfordert permanentes Engagement. Sehen Sie darin kein Problem, sondern vielmehr eine Herausforderung, die partnerschaftlich in Angriff zu nehmen ist.

Manche Paare tauschen zu diesem Zweck sexuelle Phantasien aus, lesen gemeinsam erotische Geschichten, verabreden sich zum Sex wie zu einem Rendezvous und schüren die Erwartungen des jeweils anderen. Manche finden auch Gefallen daran, unabhängig voneinander denselben Nachtclub aufzusuchen, mit Fremden zu flirten, um sich schließlich wieder zu treffen und gemeinsam nach Hause zu gehen.

Es kommt letztlich auf eine günstige Einstellung zur Sexualität an. Wer sie als Tummelplatz der unbegrenzten Möglichkeiten begreift, findet immer neue, aufregende Spielarten.

## 313. Ich habe kürzlich davon gehört, daß sich auch verheiratete Paare Gedanken über Safer-sex machen sollten. Wieso?

In den meisten Ehen wird Treue fraglos vorausgesetzt. Aus Umfragen und den Erfahrungen von Eheberatern geht allerdings klar hervor, daß eine solche Voraussetzung beileibe nicht immer zutrifft. Ein ungeschützter Seitensprung trägt das Risiko in die Ehe.

Manche Fachleute behaupten sogar, daß Ehepaare besonders infektionsgefährdet sind, da sie typischerweise auf jegliche Schutzmaßnahmen verzichten. Zugegeben, das Thema anzusprechen ist äußerst heikel, weil in aller Ehrlichkeit benannt werden muß, was mancher allzugern verschweigt.

# 21. Spiritualität

Irgendwann, wenn wir die Winde beherrschen,
den Regen, die Fluten und die Schwerkraft,
wird es uns auch gelingen,
die Energien der Liebe zu lenken.
Dann wird der Mensch zum zweiten Mal
im Laufe seiner Geschichte
das Feuer entdeckt haben.

– Pierre Teilhard de Chardin

## 314. Was verstehen Sie unter dem »spirituellen« Aspekt der Sexualität?

Durchschnittlich und meistens wird Sex auf profane Weise erlebt, das heißt vergleichbar mit Essen, Fernsehen, Autofahren usw. Sex läßt sich aber darüber hinaus auch auf spirituellem Niveau erleben, das die Alltäglichkeit sprengt.

Diese Art von Sexualität ist nicht nur sehr vergnüglich, sondern sie macht aus dem Vergnügen eine außerordentliche Selbsterfahrung.

## 315. Was ist an der spirituellen Dimension der Sexualität so bedeutend?

Der Sexualität wohnt ein wundersames Potential inne, das wir nur selten berühren. Der indische Mystiker Shree Rajneesh sagte: »Neunundneunzig Prozent aller Menschen kennen Sex lediglich in seiner entspannenden Funktion, wissen aber nichts von seinen orgastischen Qualitäten. Bei ihnen kommt es lediglich zu genitalen Reflexen; das Erlebnis eines wahren Orgasmus bleibt ihnen versagt. Wahrer Orgasmus ist ein Zustand, in dem der Körper nicht mehr materiell wahrgenommen wird, sondern als energetische, quasi elektrische Schwingung.«

Die Erfahrung dieser Schwingung

- ist eine hervorragende Chance zur Selbsterforschung;
- bereichert eine Beziehung ungemein;
- gewährt die Erfahrung körperlicher Perfektion und
- wirkt im höchsten Maße heilend – vor allem bei Menschen, deren Selbstbild getrübt ist durch schamvermittelnde Sexualerziehung.

Sexualität kann nicht nur zu einem momentanen Gefühl tiefer Befriedigung führen, sondern auch Balsam für die Seele sein. Mit der Anerkennung dieses Wirkens steigert sich das sexuelle Vergnügen. Der Tantra-Meister Azul erklärt: »Die in der westlichen Welt aufgerissene Kluft zwischen Geist und Materie, dem Transzendenten und Profanen, zwischen dem Männlichen und Weiblichen, zwischen Körper und Verstand wird im spirituellen Sex heilend geschlossen.«

## 316. Auf welche Weise wird spirituelle Sexualität erfahren?

Erstens, als Möglichkeit, sich vom eigenen Ego zu lösen. Das »Ich« taucht ein ins »Jetzt«. Die Grenze zwischen »Ich« und »Du« verwischt und verliert an Bedeutung. Der einzelne erfährt das Selbst als Energie, eine Energie, die manche »Liebe« nennen.

Zweitens, als Möglichkeit, aus dem Ablauf der Zeit auszuscheren. Der einzelne Moment verliert seine zeitliche Relation und hat absolute Geltung.

Drittens, als Möglichkeit der Wiedervereinigung mit der Natur. Der einzelne steht ihr nicht mehr als Beobachter gegenüber, sondern erlebt, wie sich sein Selbst ausdehnt und in Verbindung tritt zur höchsten Entität – zum Leben.

Uns fehlt das geeignete Vokabular zur Beschreibung spiritueller Sexualität, weil wir nicht gelernt haben, Sexualität auf diese Weise zu begreifen. Wir halten uns lieber an »konkrete Dinge« und überlassen es Poeten, Priestern oder Narren, von »Energien« zu reden.

## 317. Wie erreiche ich diese spirituelle Ebene der Sexualität?

Versuchen Sie zum Einstieg folgendes:

Vergessen Sie alle Vorschriften, die beim Sex angeblich zu beachten sind. Lassen Sie den Körper tun, was ihm gefällt, und machen Sie sich keine Gedanken darüber, ob ein solcher Impuls als sexueller Ausdruck angemessen ist oder nicht. Wenn Sie den Wunsch nach einem Kuß verspüren, so küssen Sie und haben Sie nichts anderes im Sinn dabei; wenn Ihnen danach ist, mit der Zunge über den Arm des Partners zu streichen, so tun Sie das.

Lassen Sie sich ohne Angst erregen; wehren Sie sich nicht gegen die Erregung. Versuchen Sie nicht, kühlen Kopf zu bewahren, sich »zusammenzureißen« oder etwas Besonderes zu leisten. Atmen Sie ruhig und gleichmäßig. Lassen Sie den Partner emotional so nahe wie möglich an sich heran. Vertrauen Sie Ihrer sexuellen Energie wie der des Partners.

Erleben Sie die Schönheit, die Perfektion und das unbegrenzte Aussichheraustreten Ihrer Selbst und Ihrer Sexualität, und nehmen Sie dies in gleicher Weise bei Ihrem Partner wahr.

## 318. Beim Sex geht es doch hauptsächlich um Spaß, Genuß und Selbstbefriedigung. Was ist daran spirituell?

»Sex sollte beides sein, Spiel und Gebet«, meint Shree Rajneesh. Vergnügen und Spiritualität schließen einander nicht aus, im Gegenteil, bewußtes Vergnügen kann eine sehr wirksame Form von Meditation sein.

Wenn wir aus Gier, Furcht oder Wut Vergnügen suchen, fügen wir uns und anderen Schmerzen zu. Leider ist in der westlichen Kultur fast alles Vergnügen auf die eine oder andere Weise verdorben, denn ihm wird tiefes Mißtrauen entgegengebracht, ob bewußt oder unbewußt.

Wird Sex zugleich als »Spiel und Gebet« verstanden, als Feier und nicht so sehr als körperliches Abreagieren und emotionale Bestätigung, kommt seine spirituelle Dimension zum Tragen. Unter solchen Umständen ist Sex um so spiritueller, je größer das Vergnügen.

## 319. Wie kann Sex zum spirituellen Erlebnis werden, wo doch der Körper so wenig perfekt ist?

Gerade darin liegt das unermeßliche Geschenk der Sexualität: in der Möglichkeit, das Leibliche in *Perfektion* zu erfahren.

Die psycho-spirituelle Krise der Moderne ist zum Teil verschuldet durch unsere Entfremdung von der Natur und unserem Körper. Statt ihn als ein göttliches Wunder zu begreifen, das gefeiert werden sollte, sind wir auf seine Makel fixiert, die es zu korrigieren gilt. Religionen, die nicht die Schönheit, sondern das Mangelhafte des Leiblichen hervorheben, sind dazu angetan, Menschen zu kontrollieren, kaum aber dazu, die göttliche Schöpfung zu ehren.

## 320. Ist spirituelle Sexualität dasselbe wie die Liebe?

Einen anderen zu lieben ist nicht Gewähr für die Erfahrung sexueller Spiritualität. Die romantische Vorstellung, daß nur wahre, innige Liebe sexuelle Erfüllung garantiert, trifft leider nicht zu.

Spirituelle Sexualität ist eine besondere Form liebender Verbindung und unabhängig von der Qualität anderer Bezüge. Der romantische Mythos suggeriert, daß sexuelle Ekstase höchster sinnlicher Ausdruck jener Liebe sei, die zwei Menschen ein Leben lang zusammenhält – dem ist, wie wir wissen, meist nicht so.

Spirituelle Sexualität setzt Vertrauen voraus, Zufriedenheit mit dem eigenen Körper und dem des anderen, eine gemeinsame Sprache und eine freudige Grundhaltung. Für manche sind diese Voraussetzungen am ehesten in einer Liebesbeziehung gegeben; andere finden dazu leichter in einem unverbindlicheren Rahmen.

Sexualität ist schön; sie braucht sich nicht hinter einem so schönen Wort wie Liebe zu verstecken.

## 321. Wenn Sex spiritueller Natur ist, warum unterscheiden Religionen so rigoros zwischen erlaubten und abzulehnenden Sexpraktiken?

Das trifft nicht auf alle Religionen zu. Doch in den frühen Machtkämpfen innerhalb des Christentums wurden nicht zuletzt sexuelle Dogmen als Waffen eingesetzt. Von der griechischen Philosophie gleichermaßen beeinflußt, stritten die jeweiligen Fraktionen um die Billigung sexueller Praktiken. Zu den Wortführern zählten auch solche, die für die prinzipielle Enthaltsamkeit – sogar in der Ehe – plädierten. Schließlich setzte sich jene Sekte durch, die Sex ausschließlich dem Zweck der Erzeugung unterordnete. Diese eher politisch als theologisch motivierte Wertung hatte zur Folge, daß als sündig erachtet wurde, was auf sexuelles Vergnügen hin ausgerichtet war.

Eine derart auf Körperöffnungen und Koituspositionen fixierte Betrachtung verrät ein fundamentales Mißverständnis von der Sexualität und ein tiefes Mißtrauen in das menschliche Wesen und seine sexuelle Energie. Sex »schmutzig« macht allein das, was allem schadet – nämlich die ausbeuterische, zerstörerische Absicht.

## 322. Warum ist nun auch noch von sexueller Spiritualität die Rede? Gibt es nicht schon genügend Richtlinien zur sexuellen Moral?

Der Satiriker H. L. Mencken formulierte: »Unter Moralität ist jene Lehre zu verstehen, die jede menschliche Handlung entweder als richtig oder falsch einzustufen weiß und zu dem Schluß kommt, daß das Verhältnis von ›richtig‹ und ›falsch‹ eins zu neunundneunzig ist.«

Der Begriff der Moralität umfaßt Verhaltensmaximen, die als Entscheidungskriterien dienen. Spiritualität hingegen umfaßt persönliche Erfahrungen mystischer Feiern und Verbundenheit, hat also mit Moral überhaupt nichts zu tun.

Leider wird sexuelles Vergnügen allzuoft dem Bereich des Unmoralischen zugeschlagen. Viele orthodoxe Kirchenanhänger scheinen den Standpunkt zu vertreten, daß nur der zur Erleuchtung findet, wer sich sexueller Gefühle und Handlungen enthält.

Der Theologe Raymond J. Lawrence, Jr. stellt hierzu fest: »Im religiösen Leben unserer Zeit spielt die sexuelle Unschuld eine viel zu große Rolle; sie schadet der persönlichen Entwicklung, indem sie unterstellt, daß menschliche Sexualität und menschliche Güte einen unvereinbaren Gegensatz bilden.«

## 323. Die jungen Leute von heute empfinden beim Sex doch keine Schuldgefühle mehr. Wie sind unter diesen Umständen denn noch spirituelle Gefühle möglich?

Um kein Mißverständnis aufkommen zu lassen: Die sexuellen Komplexe junger Leute sind so groß, daß sie sich häufig außerstande fühlen, offen über Kondome und dergleichen zu diskutieren.

Zu Ihrer Frage: Es bedarf keines Schuldgefühls, um den spirituellen Aspekt der Sexualität erkennen zu können. Im Gegenteil, nur wer sich unbefangen zu seiner Sexualität versteht, sieht in ihr jene Schönheit und Energie, wodurch sie als Teil der kosmischen Ordnung in Erscheinung tritt.

## 324. Wird der Sexualität in anderen Kulturen eine spirituelle Dimension beigemessen?

Ja. Beispiel: Der zu den Irokesen zählende Stamm der Cherokee-Indianer pflegt seit Jahrhunderten die sogenannten Quodoshka-Lehren. Für sie ist der menschliche Körper heilig, die Nacktheit Ausdruck von Spiritualität und die Erziehung zur Sexualität eine Art der Verehrung von Mutter Erde.

In Indien wurde von Dichtern und Priestern das Lehrsystem des Tantra entwickelt. Im Unterschied zu westlichen Vorstellungen ist der Orgasmus, so wie ihn das Tantra versteht, nicht als endgültiger Höhepunkt der Erregung anzusehen, sondern als grenzenloses Tal der Entspannung, nicht als Erschöpfung, sondern als tiefe Meditation zur Wiederherstellung von Energie. Bezeichnenderweise wird in allen Kulturen, die auf diesen spirituellen Aspekt abheben, Sex als ein Tor zu intensiver Freude aufgefaßt.

## 325. Wie kann ich mein Sexleben spirituell ausrichten? Ist das möglich, ohne daß ich mich einer Religion anschließe?

Zu Beginn einer solchen Reise sollten Sie sich Klarheit verschaffen über all Ihre negativen Einstellungen zur Sexualität. So bestimmen Sie Ihren Ausgangspunkt und erkennen, welche Hindernisse zu überwinden sind.

Viele Wege führen zur spirituellen Sexualität. Dazu gehören Atemübungen, die das Potential für tiefe Orgasmen zu erweitern helfen, Körpertraining, zum Beispiel Hüftschwünge und Kegelsche Gymnastik, und Korrekturen vorgefaßter Einstellungen wie etwa die Fixierung auf Koitus und Genitalien.

Die Entwicklung neuer sexueller Einstellungen und Verhaltensweisen braucht Zeit. Sie werden lernen, auf Energieströme und Feinheiten körperlicher Reaktionen zu achten, die Sie bislang übersehen haben.

# 22. Homosexualität

Wenn Gott die Schwulen nicht liebte,
wieso hätte er dann ausgerechnet Michelangelo,
einen ausgemachten Männerfreund,
die Sixtinische Kapelle ausmalen lassen...
– Mike Royko

## 326. Was ist Homosexualität? Was ist Lesbianismus?

Homosexualität heißt übersetzt »Gleichgeschlechtlichkeit«; der erste Wortteil leitet sich also nicht vom lateinischen *homo* (»Mensch« bzw. »Mann«) ab, sondern geht auf die griechische Wurzel *homos* (»gleich«) zurück. Der Begriff wurde gegen Ende des vorigen Jahrhunderts geprägt. Homosexuell ist nach heutigem Verständnis, wer sich sexuell vornehmlich oder ausschließlich zu Partnern des eigenen Geschlechts hingezogen fühlt. Unter diese Definition fällt selbstverständlich auch die gleichgeschlechtliche Frauenliebe. Allerdings ziehen es weibliche Homosexuelle vor, als Lesbierinnen bezeichnet zu werden. Damit reihen sie sich ein in die Tradition jener kultischen Frauenliebe, die in der Antike auf der griechischen Insel Lesbos ihren Ursprung nahm.

## 327. Was ist unter der sogenannten Kinsey-Skala zu verstehen?

Der Sexualforscher Alfred Kinsey wies durch Untersuchungen in den 40er und 50er Jahren nach, daß etwa die Hälfte aller Männer und ein Fünftel aller Frauen homoerotische Erfahrungen in der Jugend und bis zum mittleren Alter gesammelt haben.

Kinsey erkannte, daß sich homo- und heterosexuelle Neigungen nicht gegenseitig ausschließen, sondern mehr oder weniger überschneiden. Er entwickelte eine Sieben-Punkte-Skala (von 0 bis 6), ein Kontinuum mit den Grenzen ausschließlicher Homo- bzw. Heterosexualität, auf der sich sämtliche sexuellen Aspekte einer Person – Gedanken, Gefühle, Phantasien und Verhaltensweisen – darstellen und einordnen lassen.

Eine Person, der der Skalenwert 0 beigemessen wird, ist demnach eindeutig heterosexuell orientiert; eine Einordnung beim Wert 2 würde einer eher heterosexuellen Neigung mit einer mehr als zufälligen homosexuellen Tendenz entsprechen. Und so weiter.

Eine solche Differenzierung ist schon darum wichtig, da in sexuellen Dingen häufig kraß vergröbert und pauschalisiert wird.

»Auf der Welt gibt es nicht nur Schafe und Ziegen«, sagt Kinsey in Anspielung auf sexuelle Identität. »Die Natur ist feinmaschiger gestrickt. Nur der Mensch erfindet Kategorien und versucht, Komplexes zu simplifizieren.«

## 328. Warum sind viele Menschen homosexuell?

Welche Menschen sind Ihrer Meinung nach als homosexuell zu bezeichnen? Nur diejenigen, die zeit ihres Lebens ausschließlich gleichgeschlechtliche Sexualpartner haben? Auch Bisexuelle oder sogar solche, die ein- oder zweimal spontan mit einem Partner desselben Geschlechts sexuellen Kontakt gehabt haben?

Das Attribut »homosexuell« ist so ungenau, daß sich Ihre Frage kaum sinnvoll beantworten läßt. Zwar kommen alle bislang vorgenommenen Untersuchungen zu diesem Thema zu jeweils unterschiedlichen Ergebnissen, doch wird allgemein davon ausgegangen, daß ein sechs- bis zehnprozentiger Anteil der Bevölkerung »vorwiegend oder ausschließlich homosexuell« ist.

## 329. Welche Ursachen führen zur Homosexualität?

Früher glaubten insbesondere Soziologen eine Antwort auf die Frage zu wissen. Vereinfacht lautete ihre These: Der unter den Einflüssen einer starken Mutter und eines schwachen Vaters heranwachsende Junge tendiert zur Homosexualität. Doch dann wurde beobachtet, daß dieses Rollenverhältnis für viele amerikanische Familien kennzeichnend ist. Es mußten also andere oder zusätzliche Erklärungen gefunden werden.

Einiges spricht dafür, daß Homosexualität durch genetische Strukturen prädisponiert wird. Eine homosexuelle Neigung ist demnach angeboren und nicht etwa nachträglich erworben. Bei vielen (insbesondere männlichen) Homosexuellen scheint dies zuzutreffen, denn etliche bestätigen, schon in frühen Jahren eine solche Tendenz bei sich festgestellt zu haben.

Nicht selten zeigt sich allerdings erst im Erwachsenenalter und nach Jahren heterosexueller Beziehungen eine eindeutig gleichgeschlechtliche Orientierung. Ein solcher Einstellungswechsel kann sich allmählich vollziehen oder aber auch überraschend plötzlich einsetzen. Für manche Frauen ist Homosexualität eine bewußte Wahl, die aus politischen oder anderen Gründen getroffen wird. Solche bewußten Entscheidungen sind bei Männern allenfalls die Ausnahme.

Die Ursprünge sexueller Orientierung sind – wie Persönlichkeitsstrukturen überhaupt – viel zu komplex, als daß sie vollständig erforscht werden könnten. Es läßt sich nach wie vor nicht voraussagen, ob ein heranwachsendes Kind homo- oder heterosexuelle Neigungen entwickelt.

## 330. Ist Homosexualität heilbar?

»Heilversuche« waren im Amerika der 50er und 60er Jahre sehr populär. Freiwillig oder unter Druck gesetzt ließen sich viele Homosexuelle durch psychoanalytische oder behavioristische Methoden, mit Hilfe von Hormonpräparaten oder Elektroschocks »behandeln«. Jeder dieser Versuche war zum Scheitern verurteilt; eine homosexuelle Prädisposition läßt sich nicht verändern.

Eine kleine Gruppe von Extremisten behauptet aber immer noch, Homosexualität »heilen« zu können. Deren Methode nennt sich Aversionstherapie. Man legt den Betroffenen Bilder mit homoerotischen Inhalten vor und traktiert sie, sobald sie Anzeichen von Erregung zeigen, mit Elektroschocks oder anderen Formen der Bestrafung.

Solche Behandlungsmethoden mögen zwar allgemein zu sexuellem Widerwillen führen, doch werden sie die Identität einer Person nicht verändern können.

## 331. »Bisexuell«, was heißt das? Ist eine solche Einstellung womöglich als sexuelle Unentschiedenheit zu verstehen?

Bisexuell ist, wer am Sex mit Partnern beiderlei Geschlechts Vergnügen findet. Dies, so meint Woody Allen, verdoppelt die Chancen für ein samstagabendliches Rendezvous. Die einen sind im gleichen Maße männlichen und weiblichen Partnern gegenüber aufgeschlossen, andere ziehen ein Geschlecht vor, haben aber auch gelegentlich mit dem anderen sexuellen Kontakt.

Viele Sexualwissenschaftler unterscheiden zwei Arten bisexuellen Selbstverständnisses. In dem einen Fall ist die sexuelle Identität – aus welchen Gründen auch immer – noch nicht festgelegt; im zweiten Fall wurde die Festlegung im Sinne einer doppelgeschlechtlichen Identität getroffen. Unentschiedenheit zu unterstellen, wäre also verfehlt.

## 332. Verschmähen Homosexuelle Vertreter des anderen Geschlechts?

Manche ja, andere nein. Es gibt wohl homosexuelle Männer, die keinerlei Kontakt zu Frauen haben; häufiger aber kommt es zwischen homosexuellen Männern und heterosexuellen Frauen zu ausgesprochen tiefen Freundschaften.

Bei lesbischen Frauen sind gute Beziehungen zu Männern die Ausnahme. Mehrheitlich grenzen sie sich bewußt ab und führen ein frauenzentriertes Leben, nicht selten in Opposition zu Männern insgesamt, vor allem dann, wenn sie sexuellen Mißbrauch oder Mißhandlung durch jene erfahren mußten.

Viele Homosexuelle mystifizieren Homosexualität dermaßen, daß es für manche Außenstehende den Anschein haben mag, als verschmähten sie das andere Geschlecht. Doch Homosexualität ist – wie Heterosexualität auch – in erster Linie eine Neigung und keine Abneigung.

## 333. Wie verkehren Homosexuelle miteinander?

So wie wir alle: sich küssend und umarmend, lächelnd, reibend, mit Hand und Mund und Genitalien, gerade so, wie es gefällt.

Die Soziologen Philip Blumstein und Pepper Schwartz erkennen darauf, daß sowohl für homosexuelle wie für heterosexuelle Paare befriedigender Sex mit ausschlaggebend ist für eine gute Beziehung. Hinsichtlich ihrer sexuellen Praktiken gibt es zwischen beiden Gruppen mehr Gemeinsamkeiten als Unterschiede. Die Verteilung der jeweiligen Vorlieben ist durchaus ähnlich.

Natürlich sind auch spezifische Unterschiede im Sexverhalten festzustellen, sowohl zwischen den Gruppen der Homosexuellen und Heterosexuellen als auch zwischen denen der Lesben und Schwulen. In einer ausführlichen Studie stellen Blumstein und Schwartz fest: »In Partnerschaft lebende schwule Männer sind, statistisch gesehen, weniger monogam als andere Paare, Lesben-Paare sind sexuell sehr viel weniger aktiv als andere Paare.«

Weitere Ergebnisse der Studie: Schwule Männer praktizieren häufiger als andere Analsex. Küsse haben bei Lesben einen hohen Stellenwert, bei Schwulen einen sehr geringen; verglichen damit liegt er bei Heterosexuellen in der Mitte.

## 334. Wie entscheiden Homosexuelle, wer den Part des Jungen und wer den des Mädchens übernimmt?

Für viele Schwule kommt eine solche Rollenaufteilung nicht in Betracht; unter anderem macht gerade das für sie den Vorzug der Homosexualität aus. Intimität und Sexualität, so sagen sie, ist eine Sache zwischen Personen und nicht zwischen Geschlechtsrollen.

Andererseits finden manche Homosexuelle durchaus Gefallen am Rollenspiel nach konventioneller Aufteilung in einen unterlegenen und einen dominierenden Part. Auch heterosexuelle Paare tauschen gern die Rollen, mitunter ohne es zu wissen. Es ist, wie Sie wissen, beileibe nicht immer der Mann »obenauf«.

## 335. Viele schwule Männer verhalten sich tuntig. Was steckt dahinter?

Zunächst sei angemerkt, daß den meisten homosexuellen Männern ihre sexuelle Vorliebe nicht anzumerken ist, weil sie sich wie jedermann verhalten. Medienaufmerksamkeit ziehen vor allem diejenigen auf sich, die sich wie feminine Männer oder Macho-Frauen gebärden und somit einem Stereotyp entsprechen.

Wir sollten deutlich trennen zwischen sexueller Orientierung (homo- und heterosexuell) und Geschlechtsrollenverhalten (»maskulines« und »feminines« Gebaren). Homo- wie Heterosexuelle experimentieren mit Ausdrucksformen, die für das andere Geschlecht typisch sind. »Weiblich« auftretende Männer sind beileibe nicht immer homosexuell.

Es mag allerdings sein, daß homosexuelle Männer und Frauen, die mehr oder weniger entschieden abrücken von gesellschaftlichen Normen, eher dazu bereit sind, Rollenklischees zu durchbrechen. Die Öffentlichkeit reagiert irritiert, da durch solches Verhalten die Ordnung der Geschlechtertrennung in Frage gestellt wird. Bezeichnenderweise stört sich kaum jemand am Gehabe von Machos, obwohl dieses Verhalten sehr viel weiter vom Durchschnitt entfernt ist als das eher feminine Auftreten eines Mannes.

## 336. Was ist unter dem amerikanischen Slangwort »camp« zu verstehen?

»Camp« ist Travestie, ein in der Regel von Homosexuellen inszeniertes Rollenspiel aus Spaß oder in der Absicht zu schockieren, nämlich durch bizarre Ausstattung, Make-up, Attitüde und Happenings.

Die travestierende Darstellung, in der ein Mann als Frau auftritt, ist zu allen Zeiten eine beliebte Form der Unterhaltung gewesen. Erst als Schwule dieses Fach für sich entdeckten und aus den Theatern in den Alltag holten, nahm die Öffentlichkeit Anstoß daran.

## 337. Was bedeutet »Coming out«?

»Coming out of the closet« (aus dem Kleiderschrank hervortreten) ist ein metaphorischer Ausdruck für das öffentliche Bekenntnis zur Homosexualität, die immer noch aus Angst vor Repression oder Zurückweisung vertuscht, also sozusagen im Kleiderschrank versteckt wird.

Die Beweggründe für ein solches Hervortreten sind verschieden. Manche können es nicht länger ertragen, sich zu verstellen, andere tun es aus Prinzip und wiederum andere werden »geoutet«, das heißt gegen ihren Willen öffentlich als homosexuell identifiziert, und zwar oft von radikalen Homosexuellen, die für gesellschaftliche Anerkennung und Normalität eintreten.

Mit der öffentlichen Bekundung ist es leider nicht getan. »Coming out« ist ein langwieriger Prozeß der entschiedenen Weigerung, sich versteckt zu halten oder beeinflussen zu lassen durch die Vorurteile anderer. Der einzelne tritt etwa dadurch hervor, daß er sich zu einem Liebhaber bekennt, nicht mehr vorgibt, am anderen Geschlecht sexuell interessiert zu sein, nicht mehr über Schwulenwitze lacht oder darauf verzichtet, den Freund auszuladen, wenn sich Familienbesuch angekündigt hat.

## 338. Woran erkennt man Homosexuelle? Woran erkennen sich Homosexuelle untereinander?

Es mag zwar sein, daß von den männlichen Floristen und den weiblichen Lastkraftwagenfahrern überdurchschnittlich viele homosexuell sind, doch das besagt wenig. Homosexuelle sind in jeder Nachbarschaft, in allen Berufen anzutreffen und in diesem Sinne durch keine Sonderart auffällig.

Woran erkennen sie sich gegenseitig? An dem, was für alle, die aneinander interessiert sind, von Bedeutung ist: Blickkontakte, Insiderausdrücke, Kleidung und so weiter.

Und wie alle anderen, so laufen oft auch Homosexuelle unerkannt aneinander vorbei. Ob diese oder jener homosexuell ist, fragen sich wahrscheinlich Homosexuelle ebenso häufig wie Heterosexuelle.

## 339. Sind Homosexuelle psychisch krank?

1957 nahm Dr. Evelyn Hooker psychologische Tests an Gruppen homosexueller und heterosexueller Männer vor, von denen keiner in psychiatrischer Behandlung war. Die von Kollegen vorgenommene Auswertung der anonym gehaltenen Testergebnisse ließ keine signifikanten Unterschiede erkennen.

Zehn Jahre später stellte Dr. Mark Freeman ähnliche Vergleiche zwischen lesbischen und heterosexuellen Frauen an. Seine Studie lieferte ebenfalls keinerlei Hinweis auf eine unterschiedliche Verteilung emotionaler Probleme.

Diese Untersuchungen bestätigen, was Tausende von Therapeuten in ihrer Praxis beobachten: Homosexuelle haben die gleichen emotionalen Stärken und Schwächen wie alle anderen.

## 340. Warum sind homosexuelle Männer sexuell dermaßen umtriebig?

Eine Erklärung mag im traditionellen Verständnis von der Geschlechtsrolle des Mannes zu finden sein, wonach der Mann beiläufigen Sexkontakten gegenüber aufgeschlossener ist als die Frau. Unter Gleichgesinnten hat er um so häufiger Gelegenheit dazu.

Die meisten homosexuellen Männer haben als Heranwachsende ihre sexuellen Neigungen aus Verwirrung und Furcht unterdrückt oder geleugnet. Um so größer ist ihr Nachholbedürfnis im Erwachsenenalter; die Möglichkeiten sind entsprechend groß, da sie selbstbestimmt leben können, finanzielle Mittel zur Verfügung haben und einschlägige Angebote durch Saunas und Bars in Anspruch nehmen können.

Darüber hinaus sind potentielle Partner bei der sexuellen Kontaktaufnahme sehr viel bereitwilliger und weniger restriktiv als Frauen, die von Männern begehrt werden.

In einer weniger homophoben und auf Geschlechtsrollen fixierten Gesellschaft würde sich das sexuelle Verhalten von homo- und heterosexuellen Männern wohl kaum noch voneinander unterscheiden.

## 341. Wieso hat AIDS nicht dazu geführt, daß Homosexuelle von ihren sexuellen Praktiken ablassen?

Die AIDS-Gefahr ist nicht ohne Folgen geblieben: Riskantes Verhalten wie ungeschützter Analverkehr oder anonymer Gruppensex hat drastisch abgenommen. Tatsächlich haben Homosexuelle schneller und entschiedener auf die Infektionsgefahr reagiert als andere Gruppen.

Zu Ihrer Frage: Eine sexuelle Neigung läßt sich nicht wahlweise umorientieren. Im übrigen ist AIDS keine Homosexuellenkrankheit. Davon bedroht sind alle, insbesondere dann, wenn sie nicht die nötige Vorsicht walten lassen.

## 342. Warum ist Homophobie so weit verbreitet? Wieso halten es viele Leute für »natürlich«, Homosexuelle abstoßend zu finden?

Homophobie ist die Furcht oder Abneigung gegenüber homosexuellen Personen. Sie äußert sich auf vielfältige Weise, ob im vergleichsweise harmlosen Witz, in Vorurteilen oder folgenschwerer Diskriminierung.

Daß manche Leute homosexuellen Geschlechtsverkehr abstoßend finden, ist nachvollziehbar, nicht so die Ablehnung des Homosexuellen als Person. Furcht ist unbegründet, Verachtung unfair und Repression von Übel. Rund 20 Millionen Amerikander sind homosexuell. Wahrscheinlich ist, daß einer Ihrer Nachbarn dazu zählt, ein Kollege, ein Sportidol oder auch ein Kind aus Ihrem Bekanntenkreis. Sie alle haben – wie jeder andere Bürger auch – Anspruch auf Freiheit und Sicherheit.

## 443. Woher rührt der Haß, der Schwulen so oft entgegengetragen wird?

Eingedenk der Umstände, daß von manchen Kanzeln gegen Homosexualität gewettert wird, daß man Homosexuelle oft als Kinderschänder denunziert oder als verrückt beziehungsweise gesellschaftsschädigend diffamiert, ist es geradezu verwunderlich, daß sich dieser Haß noch in Grenzen hält.

Auch die Werbung macht Stimmung gegen Homosexualität, indem sie immer wieder indirekt die Frage der sexuellen Zulänglichkeit aufwirft. Bin ich Manns genug? Bin ich Frau genug? Mit dieser Unsicherheit geht die Furcht einher vor allen, die sich über solche Normen hinwegsetzen.

Kennen Sie den von James Garner dargestellten Gangster in dem Film *Victor/Victoria*? Mächtig verstört darüber, daß er sich in einen als Frau verkleideten Mann verguckt hatte (der »Mann« entpuppt sich später als Julie Andrews), ging dieser Kerl in eine Bar, wo er eine zünftige Schlägerei vom Zaun brach, um sich seiner Männlichkeit zu versichern.

Ist das sexuelle Selbstverständnis eines Heteros dermaßen labil, kann die Begegnung mit Homosexualität zu emotionalem Aufruhr führen, der allzuleicht in Verachtung umschlagen kann.

## 344. Wie kann ich verhindern, daß mein Kind homosexuell wird?

Die Sorge ist verständlich, nicht weil Homosexualität an sich schlecht wäre, sondern weil das Leben als Homosexueller in einer homophoben Gesellschaft wie der unseren durchaus strapaziös sein kann.

Soviel wir wissen, läßt sich die sexuelle Orientierung eines Kindes erzieherisch nicht beeinflussen. Eltern können allenfalls für ein Zuhause sorgen, in dem ehrliche Zuneigung zum Ausdruck kommt, Sexualität respektiert wird und die Geschlechter gleichermaßen Wertschätzung erfahren.

Eltern sollten das Liebesvermögen eines Kindes fördern und nicht so sehr darauf achten, welchem Geschlecht das Kind seine Liebe schenkt.

## 345. Wie verhalte ich mich, wenn ich den Verdacht habe, mein Sohn könnte homosexuell sein?

Vor allen Dingen sollten Sie Ihr Kind wissen lassen, daß Sie es ungeachtet seiner sexuellen Neigung lieben und unterstützen. Wenn es Ihnen allzu schwerfällt, mit Ihrem Jungen offen zu reden, empfehle ich, einen Verwandten, Nachbarn oder Freund einzuschalten, der genügend Verständnis mitbringt.

Möglich, daß Ihr Sohn einem Gespräch zu diesem Thema aus dem Weg geht oder gar selbst nicht weiß, ob er homosexuell veranlagt ist oder nicht. In dem Fall wäre es vielleicht angebracht, Sie belassen es bei dem Hinweis darauf, ihm jederzeit mit Rat und Tat beizustehen.

Ich rate dringend, daß Sie Ihre Probleme mit der Homosexualität mit sich selbst ausmachen. Belasten Sie den Jungen nicht zusätzlich damit.

## 346. Mir schwant, mein Mann ist homosexuell. Was soll ich tun?

Teilen Sie ihm Ihre Besorgnis mit und finden Sie heraus, ob auch er sich dafür hält oder ob er ein Verhältnis mit einem anderen Mann hat. Bedenken Sie, letzteres muß nicht heißen, daß er wirklich homosexuell ist.

Wenn er beides verneint, können Sie Ihren Verdacht fallenlassen, es sei denn, Sie argwöhnen weiter und riskieren die Ehe.

Falls Ihr Mann jedoch zugibt, an Männern sexuell interessiert zu sein, wäre zu empfehlen, daß Sie sich mit ihm über Ihre Beziehung auseinandersetzen. Was wollen Sie? Was will er? Kommt eine Trennung in Betracht? Manche Ehepaare lösen das Dilemma durch Freizügigkeit.

Die homosexuellen Kontakte Ihres Mannes lassen sich entweder als Seitensprünge auffassen oder aber als eine tiefergreifende Angelegenheit. In beiden Fällen wäre eine professionelle Beratung sicherlich hilfreich. Falls Ihr Ehemann mit einem anderen Mann Analverkehr hatte, sollten Sie sich beide einem HIV-Test unterziehen und vorläufig nur geschützten Sex miteinander haben.

## 347. Ich habe manchmal homoerotische Phantasien. Kann es sein, daß ich im Grunde schwul bin?

Nicht unbedingt. Zu fragen wäre: Wie stehen Sie zu Ihrer Sexualität? Zu wem fühlen Sie sich hingezogen? Wer erregt auf der Straße am ehesten

Ihre Aufmerksamkeit? Von wem wünschen Sie auf Partys bemerkt zu werden? Eine heterosexuelle Person würde jeweils Vertreter des anderen Geschlechts anführen. Dennoch bleibt auch dem heterosexuellen Selbstverständnis genügend Raum für homoerotische Phantasien.

## 348. Ich bin zwar ein Hetero, wäre aber zur Abwechslung auch mal zu einer schwulen Nummer bereit. Ist das abartig? Wie komme ich an die richtige Adresse?

Ihre Neugier ist keineswegs abartig. Aber reden Sie doch statt von einer »schwulen Nummer« lieber von dem Wunsch auf eine homoerotische Erfahrung. Nummern werden abgehakt, Erfahrungen bereichern.

Gelegenheiten zur Begegnung mit einem möglichen Partner bieten sich allemal. Sie könnten einen aufgeschlossenen Freund fragen oder sich an einen Freund des Freundes verweisen lassen. Oder Sie suchen eine einschlägige Bar auf, nicht ohne Vorsicht, versteht sich, weil Sie dort in riskante Situationen geraten könnten. Adressen sind auf den speziellen Anzeigenseiten mancher Zeitschriften zu finden.

Wenn Sie den Richtigen für eine Nacht gefunden haben, lassen Sie sich Zeit, die Person kennenzulernen, erklären Sie ihr, welche Bedürfnisse und Vorlieben Sie haben. Auf keinen Fall sollten Sie, wenn Ihnen die Sache plötzlich unangenehm wird, am ursprünglichen Plan festhalten. Sexuelle Verpflichtungen gibt es nicht; Absichtserklärungen oder Versprechen sind in dieser Hinsicht niemals bindend.

## 349. Man hört, daß homosexuelle Paare jetzt auch Kinder adoptieren. Das kann doch nicht gut für diese Kinder sein. Ist ein solches Unternehmen nicht allzu egoistisch?

Zunächst einmal wäre es angebracht, Emotionen und Fakten voneinander zu trennen. Der weltweit renommierte Sexualwissenschaftler Dr. Michael Carrera stellt fest: »Die sexuelle Orientierung von Eltern läßt keine Rückschlüsse zu auf die Qualität ihrer Erziehung von Kindern. Homosexuelle Männer und Frauen haben längst bewiesen, daß sie als liebende und verantwortungsvolle Eltern sehr wohl taugen und daß diese Tauglichkeit unabhängig ist von ihren sexuellen Präferenzen.«

Da die sexuelle Orientierung eines Paares in dieser Hinsicht ohne Relevanz ist, stellt sich nur noch die Frage, ob es den festen Wunsch hat sowie die emotionalen und finanziellen Ressourcen, um elterliche Verantwortung übernehmen zu können. Homosexuelle Paare sind natürlich selbst nicht in der Lage, Kinder zu zeugen; sie geraten also nicht, wie bei anderen Paaren oft der Fall, »aus Versehen« in den Stand der Elternschaft, soll heißen: Ihre bewußte Entscheidung für Kinder läßt vermuten, daß sie sich deren Pflege und Erziehung mit besonderer Hingabe und Aufmerksamkeit widmen.

Natürlich kommt es immer wieder vor, daß Kinder ihre Probleme und Schwierigkeiten der Erziehung anlasten. Solche Vorwürfe müssen sich alle Eltern gefallen lassen.

Schließlich ist zu bedenken, daß laut Auskunft von Dr. Carrera »mehr als 95 Prozent aller Kinder, die in einem homosexuellen Elternhaus aufwachsen, eine heterosexuelle Neigung entwickeln«.

## 350. Gerüchten nach soll der neue Lehrer an unserer Schule schwul sein. Geht von ihm womöglich eine Gefahr für die Kinder aus?

Aufgrund seiner angeblichen Homosexualität gewiß nicht. Sexuelle Vergehen an Jungen und Mädchen werden in überwiegender Mehrheit von heterosexuellen Tätern begangen.

Übrigens, welche Bedeutung messen Sie Gerüchten bei, die in die Welt gesetzt werden, um andere in Mißkredit zu bringen? Ich empfehle, daß Sie den Lehrer aufsuchen und sich ein persönliches Bild von ihm machen.

# Teil IV
# Sorgen und Nöte

## 23. Erektionsprobleme

Die Sexualorgane geben zuverlässiger
als jeder andere Körperteil Auskunft
über die seelische Befindlichkeit.
Sie sind undiplomatisch und rücken
schonungslos mit der Wahrheit heraus.
– Isaac Bashevis Singer

### 351. Wodurch kommt eine Erektion zustande?

Wie das Niesen wird die Erektion durch einen Reflex ausgelöst. Sie beginnt mit dem vom Gehirn interpretierten Signal für »sexuelle Erregung«, die hervorgerufen wird durch Sinnesreize sowie physische oder psychische Stimulation. Das Gehirn schickt eine Botschaft durch das Rückenmark und setzt eine komplexe Kettenreaktion in Gang.

Ist der Mann entspannt genug, um diesen Prozeß wirken zu lassen, kommt es zu einer stärkeren Durchblutung des Beckenbereichs. Blut füllt das schwammartige Schwellkörpergewebe, das in drei zylinderförmigen Schichten angeordnet ist. Ein reflektorischer Mechanismus verhindert das Ablaufen des Blutes. Der Staudruck richtet den Penis auf und macht ihn steif.

Dieser Vorgang kann jederzeit von gegensteuernden Emotionen oder nervlichen Irritationen beeinflußt werden.

### 352. Unter welchen Umständen sollte es normalerweise zu einer Erektion kommen?

Viele Männer glauben, daß schon der Gedanke an Sex oder der Anblick einer nackten Frau den Beweis ihrer Virilität erhärten müsse. Ich nenne dies die »Schau, Mama, ich schaff's freihändig«-Erektion.

Dazu mag es wohl noch in der Jugend kommen, doch mit der Zeit stellen sich solche Spontanreaktionen immer seltener ein – und das ist gut so, bedenkt man die Vielzahl der sexuellen Reize, denen wir alltäglich ausgeliefert sind. Zur Erektion kommen die meisten erwachsenen Männer nur durch stimulierende Manipulation des Penis. Manche bedürfen zusätzlicher Sinnesreize.

Auf alle Fälle muß der Mann innerlich bereit sein, entspannt und in freudiger Erwartung sexuellen Genusses. Ist diese Voraussetzung nicht erfüllt, können ihn weder Hand noch Mund, und seien sie noch so gewandt, zur Erektion verhelfen.

## 353. Es ist im Zusammenhang mit dem männlichen Glied oft von einem Muskel die Rede. Gibt es den wirklich?

Im Penis sind weder Muskelfleisch noch Knochen oder Knorpel enthalten. Wie in der vorletzten Frage besprochen, wird die Versteifung verursacht durch den Staudruck des Blutes in dem schwammartigen Gewebe, das auch Schwellkörper genannt wird.

## 354. Warum läßt sich am Penis, wenn er im schlaffen Zustand ist, nicht abschätzen, zu welcher Größe er anschwellen kann? Haben nicht alle Penisse den gleichen Ausdehnungskoeffizienten?

Nein. Manche Penisse schwellen nur geringfügig an, andere beträchtlich. Grund dafür ist die von Mann zu Mann unterschiedliche Schwellkörperkapazität.

Außerdem ist die zu Beginn der Erektion im Schwellkörper vorhandene Blutmenge bei dem einen größer als bei dem anderen wie schließlich auch die Blutfülle im Zustand der Erektion. All diese Unterschiede sind genetisch bedingt.

## 355. Klar, Sexualtherapeuten sagen immer, daß es auf die Größe nicht ankommt. Darum einmal anders gefragt: Welches Maß ist zu klein?

Was haben Sie vor? Für die Zeugung eines Kindes ist die Anzahl der Spermien entscheidend und nicht die Penisgröße. Zur Beglückung der Partnerin kommt es weniger auf Zentimeter an als auf das Maß an Zuwendung. Und auch bei der Selbstbefriedigung ist nicht die Ausdehnung von Belang, sondern vielmehr die wohlige Erschlaffung.

Wenn es allerdings um den männlichen Stolz geht oder um vermeintliche Zulänglichkeit – nun, das ist wiederum eine Frage der Persönlichkeit, an der sich durch ein Plus von wenigen Zentimetern in der Regel nichts ändert.

Wenn Ihr erigiertes Glied weniger als fünf Zentimeter lang ist, wäre es sinnvoll, einen Arzt zu konsultieren, da eventuell hormonelle oder sonstige Störungen vorliegen könnten. Alles, was fünf Zentimeter übersteigt, dürfte okay sein.

## 356. Lachen Sie nicht, aber mir scheint, mein Penis ist zu groß. Jede Frau, mit der ich schlafe, klagt über Schmerzen. Was soll ich tun?

Eine Vagina kann sich weit genug dehnen, um ein Baby passieren zu lassen. Wenn Ihr Penis nicht größer ist als – sagen wir – ein mittelprächtiges Babybeinchen, dürfte es kaum zu Schwierigkeiten kommen.

Vielleicht versuchen Sie den Koitus zu früh, also bevor die Partnerin erregt und feucht genug ist. Wenn die Feuchtigkeit auch im Erregungszustand nicht ausreicht, sollten Sie Gleitmittel verwenden.

Es mag auch sein, daß Verspannungen bei der Partnerin zu Problemen führen. Sorgen Sie für mehr Lockerheit. Probieren Sie doch auch mal andere Positionen aus, eine seitliche Stellung etwa oder eine Ihrerseits unterlegene.

## 357. Um in Stimmung zu kommen, trinke ich gern ein oder zwei Gläschen, aber mein Arzt sagt, daß Alkohol zu Erektionsproblemen führen könnte. Stimmt das?

Alkohohl betäubt das zentrale Nervensystem, drosselt also auch die psycho-reflektorischen Prozesse, die zur Erektion führen. Der Penis schwillt dann mitunter nicht vollständig an.

Nach ein oder zwei enttäuschenden Erfahrungen dieser Art meinen manche Männer, die die Ursache des Problems nicht erkannt haben, daß sie trinken müssen, um, wie Sie sagen, in Stimmung zu kommen. Und das ist natürlich genau das Verkehrte. Seien Sie froh, bei einem Arzt in Behandlung zu sein, der auf diese Zusammenhänge hinweist.

## 358. Manchmal kommt es vor, daß mein Mann mitten in der Nacht mit einer Erektion aufwacht. Wenn er dann zur Toilette gegangen ist und Wasser gelassen hat, ist die Erektion verschwunden. Muß ich mir Sorgen machen?

Ein gesunder Mann erigiert im Schlaf etwa alle neunzig Minuten. Zur letzten Erektion dieser Art kommt es typischerweise in den frühen Morgenstunden. Manchmal wird der Mann dadurch aufgeweckt, und nicht selten macht sich Harndrang bemerkbar.

Während der Nacht füllt sich die Blase mit Urin und drückt stimulierend auf die Prostata, was zur Folge haben kann, daß sich erotische Szenen in den Traum einschleichen. Dies wiederum führt zur Erektion.

Den Seinen gibt es Amor im Schlaf, und mancher ältere Mann nimmt, erwachend, die seltener gewordene Gelegenheit gern wahr, um mit der Partnerin im übertragenen Sinn zu schlafen.

## 359. In welchem Alter ist mit der Erektion endgültig Schluß?

Die meisten Experten nehmen an, daß das Erektionsvermögen erst mit dem Tod zum Erliegen kommt. Aber auch darüber läßt sich streiten. Woody Allen behauptet nämlich, daß es – von uns allen unbemerkt – auch ein Sexleben nach dem Tod gibt.

Das Erektionsvermögen ist keine Frage des Alters. Allerdings treten im fortgeschrittenen Alter häufig Krankheiten auf, die dieses Vermögen beeinträchtigen, zum Beispiel Herz-Kreislauf-Störungen, Diabetes oder Prostatitis. Bei guter Gesundheit kann ein Mann über Sechzig, Siebzig oder Achtzig durchaus rüstig erigieren.

## 360. Bekannt ist, daß Streß nachteilige Auswirkungen hat. Kann er auch das Erektionsvermögen beeinträchtigen?

Allerdings. Streßmomente in sexuellen Situationen, also Ärger, Betrübtheit, Sorgen oder Leistungsdruck, können die Erregungsfähigkeit einschränken oder den Erektionsreflex außer Kraft setzen.

Jeder Mann wird eine solche Situation schon erlebt haben: Die Partnerin versucht ihn zu erregen, doch er bleibt aus Gram über irgendeine Sache ohne Reaktion. Oder er liegt mit einer Freundin im Bett und hört deren Ex-Gatten die Treppe hochkommen. In einem solchen Fall macht jeder schlapp.

## 361. Kann man eine während des Beischlafs verlustig gegangene Erektion wieder zurückgewinnen? Wie?

Durchaus, sie läßt sich nur nicht willentlich zurückführen. Aber unverhofft kommt oft. Es darf also keine Versagensangst aufkommen, Zerknirschtheit oder Mißmut darüber, daß es mit dem Spaß nun vorbei ist.

Solche Gefühle schleichen sich fast zwangsläufig ein. Der Versuch, darüber hinwegzutäuschen, wird scheitern, weil sich der Körper nicht täuschen läßt. Besprechen Sie das Problem mit der Partnerin bei Gelegenheit (nicht im Bett). Denken Sie daran, wie gut es täte, sie zu umarmen und zu küssen, wenn es erneut zum »Aus-Phall« käme, stellen Sie sich vor, daß es möglich ist, eine solche Enttäuschung mit Sympathie gemeinsam zu verwinden.

Wie sich die Erektion zurückgewinnen läßt? Nicht weiter darüber nachdenken und ungeachtet der Erschlaffung Sex genießen. Dann kommt sie vielleicht zurück, ohne daß Sie es merken.

## 362. Okay, die Erektion zu verlieren ist nicht der Welten Untergang. Aber was soll man in dem Fall tun?

Verlieren Sie nicht auch noch den Humor, bleiben Sie in engem Kontakt zur Partnerin und sprechen Sie Ihre Gefühle ruhig aus. Sind Sie dann beide wieder in Stimmung, schmusen Sie weiter, mit oder ohne Erektion.

Das ist tatsächlich so simpel wie es klingt. Wer aus einem Wurm einen Elefanten macht, hat nur im sprichwörtlichen Sinne Volumen gewonnen.

## 363. Was sind Penisimplantate? Wie funktionieren sie? Für wen kommt so was in Betracht?

Das sind Behelfsmittel, die durch einen chirurgischen Eingriff in den Penis eingepflanzt werden, um eine Erektion zu ermöglichen. Eines dieser Implantate bewirkt eine permanente Versteifung des Glieds, das dann im Normalfall am Bauch anliegt und je nach Gebrauch zurechtgebogen werden muß.

Nach hydraulischem Prinzip funktioniert ein anderes Implantat, das aus Hohlzylindern besteht, die in den Penis eingesetzt und verbunden werden mit einem Flüssigkeitsbehälter im Hodensack. Um zu einer Erektion zu gelangen, drückt der Mann auf das Skrotum und pumpt Flüssigkeit in die künstlichen Schwellkörper.

Penisimplantate sind teuer und riskant, vor allem die hydraulische Variante. Sie muß durchschnittlich alle fünf Jahre ausgewechselt oder instandgesetzt werden. Der chirurgische Eingriff führt zu einer dauerhaften Aufhebung des natürlichen Erektionsvermögens und kommt darum nur für solche Patienten in Frage, die durch Unfall oder Krankheit nicht mehr erigieren können. Bevor man sich für eine solche Radikalkur entscheidet, sollten alle Alternativen gründlich durchdacht sein.

## 364. Was hat es mit diesen neuen Methoden zur Impotenzbehandlung auf sich?

Zur Behandlung von Impotenz werden drei Medikamente verwendet: Papaverin, Phentolamin und Prostaglandin-E. Eines oder eine Mischung dieser Medikamente wird mit einer sehr feinen Injektionsnadel in den Schwellkörper des Penis gespritzt, was zur Folge hat, daß sich nach zehn bis zwanzig Minuten eine Erektion einstellt, die mindestens eine Stunde lang anhält. Für die mentale Erregung muß der Betreffende allerdings schon noch selbst sorgen.

Die erste Behandlung dieser Art wird vom Arzt durchgeführt; er stimmt die Dosierung ab, beobachtet die Reaktionen des Patienten und bringt ihm dann bei, wie er diese Therapie an sich selbst vornehmen kann.

Die erwähnten Medikamente wirken nicht bei allen Männern, und da sie noch relativ neu auf dem Markt sind, ist über ihre langfristigen Nebenwirkungen nur wenig bekannt. Zu rechnen ist mit akuten Problemen wie Schmerzen, Irritationen, Blutdruckschwankungen und Priapismus (schmerzhafte Dauererektion).

Laut Auskunft des jüngsten Kinsey-Reports liegt die Erfolgsrate dieser Behandlungsmethode zwischen 65 und 100 Prozent; zu unerwünschten Nebenwirkungen kommt es bei 2 bis 13 von hundert Fällen, und etwa die Hälfte aller Patienten bricht die Behandlung schließlich ab. Interessanterweise berichten manche Männer davon, daß sich das natürliche Erektionsvermögen nach sechs bis zwölf Injektionen wieder einstellte.

## 365. Bin ich richtig informiert, daß es Erektionen gibt, die sich nicht von selbst zurückbilden? Wie ist das möglich?

Eine solche Dauererektion wird Priapismus genannt (nach Priapus, dem griechischen Fruchtbarkeitsgott; in Bildnissen mit übergroßem Phallus dargestellt). Diese Gliedstarre ist äußerst schmerzhaft, schädigt die Penisgefäße und kann das Erektionsvermögen nachhaltig zum Erliegen bringen. Wer davon betroffen ist, muß dringend in ärztliche Behandlung.

Priapismus steht nicht im Zusammenhang mit sexueller Stimulation. Ursache sind meist Thrombosen oder neurogene Störungen. Aber auch die Anwendung von Medikamenten wie Papaverin kann dieses Krankheitsbild hervorrufen. Es ist darum dringend geboten, die vorgeschriebene Dosierung einzuhalten. Eine Überdosierung nach dem Motto »doppelt hält besser« kann zur Bildung von Blutpfropfen und zum Priapismus führen.

## 366. Manchmal erschlafft das Glied meines Mannes während des Beischlafs. Mache ich irgendwas verkehrt? Was kann ich tun, wenn so etwas passiert?

Erektionsprobleme sind in der Regel nicht durch den Partner verschuldet. Ursache ist meist die emotionale Befindlichkeit des Betroffenen.

Wenn es zur unzeitgemäßen Erschlaffung kommt, rate ich, kein Drama daraus zu machen. Es wäre allerdings ebenso unklug, überhaupt keine Notiz davon zu nehmen. Reden Sie mit Ihrem Mann darüber, wenn sich eine günstige Gelegenheit bietet. »Wo liegt das Problem? Wie können wir gemeinsam für Abhilfe sorgen?« Ein solches Gespräch kann ähnlich ablaufen wie die Verständigung zu Fragen der Kindererziehung oder Haushaltsplanung.

Und sagen Sie Ihrem Mann, daß aus dieser Sache erst dann ein echtes Problem wird, wenn er sich aus Verbitterung oder Wut abwendet.

# 24. Ejakulationsprobleme

Sex ist einer der neun Gründe,
die Hoffnung machen auf eine Reinkarnation.
Die anderen acht sind unwichtig.
– Henry Miller

## 367. Was genau ist eine Ejakulation?

Ejakulation (lat.: Herausschleudern) ist der Ausstoß des männlichen Samens auf dem Höhepunkt der sexuellen Erregung. Physiologisch daran beteiligt sind das Lendenmark, die Beckenmuskeln und verschiedene Drüsen. Die Ejakulation ist wie das Niesen ein Reflex, nur viel angenehmer.

## 368. Sind Ejakulation und Orgasmus zweierlei?

Normalerweise kommt es nicht ohne Orgasmus zur Ejakulation, aber es kann zum Orgasmus kommen ohne Ejakulation.

Es gibt manche, die großes Aufhebens machen um eine klare Unterscheidung. Für den Genießer aber ist das Haarspalterei.

## 369. Woraus besteht die Samenflüssigkeit?

Hauptsächlich aus wässrigem Plasma, das zu 89 Prozent aus Prostata und Samenblase stammt. Andere Drüsen tragen verschiedene Stoffe bei wie Protein, Fructose und Salze. Die Samenflüssigkeit (Sperma) eines geschlechtsreifen Mannes enthält zwischen 120 und 600 Millionen Spermien, die in den Hoden gebildet werden. Das Ejakulat ist schwach alkalisch, um den Säuregehalt der vaginalen Sekretion zu neutralisieren; das ist wichtig, denn die Samenfäden können in saurem Milieu nicht schwimmen.

## 370. Können einem Mann tatsächlich die Hoden weh tun, wenn seine sexuelle Erregung über Stunden anhält, ohne sich zu entladen?

Ja. Das Phänomen hat im amerikanischen Slang sogar einen Namen: *blue balls*. Mit dieser schmerzlichen Erfahrung geht so mancher junge Mann samstags nachts zu Bett. Die völlig harmlose und allmählich abklingende Ursache ist ein Blutandrang in der Leistengegend als Folge sexueller Erregung.

Frauen empfinden mitunter ein ähnliches Unbehagen, was früher unbekannt, weil verschwiegen worden war. Vielleicht wäre es angebracht, analog von *blue lips* zu sprechen.

## 371. Wenn ich ejakuliert habe, gefällt es meiner Frau, die Koitusbewegung fortzusetzen oder meinen Penis zu streicheln, was mir aber unangenehm ist. Empfinden andere Männer ebenso?

Wenn wir über Sexualität reden, reden wir über Reibung. Solange sie der Erregung dient, ist sie willkommen. Im Erregungszustand steigt die Schmerzschwelle, was ein hohes Maß an Reibung erträglich macht.

Ist der Höhepunkt überschritten, sinkt die Schmerzschwelle auf ihr Normalniveau zurück. Der Körper aber ist noch hochsensibilisiert, so daß Stimulation, welcher Art auch immer, als unangenehm empfunden wird.

Die Reaktionen darauf sind von Mann zu Mann verschieden, das heißt mehr oder weniger empfindlich. Sagen Sie Ihrer Frau, daß Sie den Augenblick der Entspannung ohne zusätzliche Stimulation, aber im emotionalen Kontakt zu ihr genießen möchten. Viele Frauen fühlen sich in dieser Situation vom Partner auf Distanz geschoben. Das wäre doch nicht in Ihrem Sinne, oder?

## 372. Ich fürchte, ich komme zu schnell. Was kann ich dagegen tun?

In welcher Hinsicht zu schnell? Um den Höhepunkt der Partnerin abwarten zu können? Wir wissen aber doch, daß die wenigsten Frauen durch Koitus zum Höhepunkt kommen. Also noch einmal gefragt: In welcher Hinsicht zu schnell?

Über dieses vermeintliche Manko klagen viele Männer; Grund dafür ist, daß sie dem Koitus allzuviel Bedeutung beimessen. Paare, die mit Hand, Mund und sonstigen Körperteilen zu lieben verstehen, brauchen keine Stoppuhr zur Messung ihrer Befriedigung.

Die Vermutung liegt nahe, daß eine frühzeitige Ejakulation durch ein Übermaß an Stimulation ausgelöst wird. Dem ist aber nicht so. Die eigentliche Ursache dafür liegt in der Angst vor Unzulänglichkeit, die ein intensives Erleben von Stimulation und Reaktion verhindert.

Sexualtherapeuten empfehlen Männern, die über dieses Problem klagen, für eine gewisse Zeit auf den Koitus zu verzichten. Sie sollen lernen, Sexualität zu genießen ohne den selbstauferlegten Zwang, die Ejakulation hinauszögern zu müssen. Entkrampfend wirken auch tiefes, gleichmäßiges Atmen und langsamere Bewegungen beim Sex. Die vorschnelle (nicht »vorzeitige«) Ejakulation ist nicht nur das geringste, sondern unter allen Sexualproblemen auch das am leichtesten überwindbare.

Groucho Marx hatte offenbar selbst einmal Kummer damit. Ein Freund riet ihm zu einer Desensibilisierungscreme, die, auf den Penis aufgetragen, eine dauerhafte Erektion garantiere. Als sich die beiden wiedertrafen, erkundigte sich der Freund nach dem Erfolg. Groucho antwortete: »Ich kam schon beim Einreiben.«

## 373. Welche konkreten Hilfen können Therapeuten Männern anbieten, die sich eine längere Ausdauer wünschen?

Im allgemeinen kommen zwei Übungen in Betracht, die »stop-start«- und die »squeeze«-Methode. Ziel ist jeweils die frühzeitige Erkennung jenes Punktes, an dem sich die Ejakulation nicht mehr vermeiden läßt. Wer dafür einen Sinn entwickelt, hat die Möglichkeit, willentlich in die

Erregungsphase einzugreifen, auf andere Formen der Stimulation überzuwechseln und seine Konzentration neu auszurichten.

Die »stop-start«-Methode besteht aus folgenden Schritten:

1. Der Mann oder die Partnerin stimuliert das Glied, wobei er sich zu entspannen und auf Genuß einzustellen versucht (was für viele Männer schwerer ist als anzunehmen).
2. Wenn er sich kurz vor dem Höhepunkt wähnt, wird die Stimulation ausgesetzt und eine Pause von einigen Sekunden eingelegt. Die Erregung soll abklingen, ohne daß die Erektion verlorengeht.
3. Die Stimulation wird wieder aufgenommen und erneut bis zu dem noch abwendbaren Punkt vor der Ejakulation vorangetrieben.
4. Nach dreimaliger Unterbrechung wird die Stimulation bis zur Ejakulation geführt, die der Mann nun in vollem Umfang genießen sollte.

Es empfiehlt sich, dieses Muster über einen Zeitraum von zwei Wochen einzuüben – bei zunehmender Intensivierung: von der trockenen zur feuchten Hand, vom zurückhaltenden bis zum leidenschaftlichen Koitus.

Ganz ähnlich ist die »squeeze«-Technik. Hier kommt hinzu, daß der Mann oder die Partnerin nach unterbrochener Stimulation Druck auf den Penis ausüben, und zwar einige Sekunden lang. Dadurch wird der Ejakulationsreflex unterbrochen.

Der Druck darf nicht seitlich, sondern sollte von oben und unten angesetzt werden, zunächst unterhalb der Spitze, später an der Wurzel, was auch beim Koitus möglich ist.

Diese Übung erfordert partnerschaftliche Kommunikation und Kooperation, und gerade darin liegt einer ihrer großen Vorzüge.

## 378. Es ist für mich sehr schwer, während des Geschlechtsverkehrs zu ejakulieren. Was mag Ursache dafür sein? Wie kann ich Abhilfe schaffen?

Ich gehe davon aus, daß Sie bereits verschiedene Stellungen ausprobiert und die für Sie günstigste entdeckt haben. Ihr Problem nennt die Fachsprache *Ejaculatio retardata* (verspäteter Erguß) beziehungsweise *Ejacu-*

*latio deficiens*, wenn der Erguß überhaupt nicht zustande kommt. Ignorieren Sie diese beängstigenden Termini.

Es scheint, daß Ihr Ejakulationsreflex durch irgendeinen Umstand gestört wird. Konsultieren Sie zunächst einmal einen Arzt und lassen Sie sich gründlich untersuchen.

Wenn keine organischen Störungen festzustellen sind, rate ich Ihnen, einen Sexualtherapeuten aufzusuchen, entweder allein oder in Begleitung der Partnerin. Es mag sein, daß Ihr Handicap emotional bedingt ist, durch Ängste oder Wutgefühle ausgelöst wird. Auf keinen Fall sollten Ejakulationsschwierigkeiten auf die leichte Schulter genommen werden. Sie zählen zu den sexuellen Problemen, die nur schwer zu lösen sind.

Wenn Sie nur beim Koitus nicht ejakulieren können, bei der Masturbation aber wohl, scheint – was nicht selten der Fall ist – ein psychisches Problem vorzuliegen.

## 375. Befriedige ich mich selbst, kommt es stets zum Erguß, nicht jedoch, wenn ich mit einer Frau schlafe. Was kann das bedeuten?

Sie sind offenbar kerngesund, wenn Sie masturbierend stets zum Erguß kommen. Ihr Problem ist darum aller Wahrscheinlichkeit nach psychischer Natur. Nach meiner Erfahrung spielen in Fällen wie dem Ihren meist Ängste eine Rolle, Angst vor Intimität, vor leidenschaftlicher Hingabe oder vor dem eigenen Temperament.

## 376. Mein Arzt sagt, daß ich nach der bevorstehenden Prostataoperation mit einer retrograden Ejakulation rechnen muß. Was meint er damit?

Harn- und Samenleiter werden durch ein Ventil voneinander getrennt, um zu verhindern, daß Sperma in die Blase gelangt und bei der Ejakulation Urin mit ausfließt. Ein chirurgischer Eingriff kann dieses Ventil verletzen, was nicht selten zur Folge hat, daß die Samenflüssigkeit retrograd, also in umgekehrter Richtung, abgestoßen wird.

Die Orgasmusfähigkeit bleibt dadurch unbeeinflußt. Für viele betroffene Männer ist das sexuelle Vergnügen ungeschmälert, andere wiederum beklagen einen Mangel. Ein offenes Verhältnis zur Sexualität wird ein solches Handicap zu akzeptieren helfen.

## 377. Der Samenerguß ist bei mir mit Schmerzen verbunden. Was kann der Grund dafür sein?

Ursache ist zumeist eine Infektion der Prostata oder der Urethra. Auch ein Bruch kann zu solchen Schmerzen führen. Sie sollten sich auf alle Fälle ärztlich untersuchen lassen.

## 378. Ejakulieren auch Frauen?

Darüber streitet die Wissenschaft, obwohl es bei einigen Frauen tatsächlich zu einem orgastischen Erguß kommt. Eine Erklärung ist bislang noch nicht gefunden worden. Manche Frauen berichten, daß die Stimulation des sogenannten »G-Punktes« eine solche Ejakulation auslöst.

# 25. Orgasmusschwierigkeiten

> Das ist die Bedeutung des vollkommenen Orgasmus:
> daß erstarrte Energien in Fluß
> geraten und mit dem Universum verschmelzen,
> mit Bäumen und Sternen und Felsen.
>
> – Shree Rajneesh

## 379. Ich bin eine einunddreißigjährige Frau und habe noch nie einen Orgasmus erlebt. Woran liegt das? Was kann ich tun?

Wie Ihnen geht es vielen Frauen. Sexualwissenschaftler schätzen, daß zehn Prozent aller Frauen noch nie zum Orgasmus gekommen sind.

Daß der Orgasmusreflex nicht ausgelöst wird, kann auf neurologische, gynäkologische oder hormonelle Störungen zurückzuführen sein. Für gewöhnlich aber sind physische Gründe dafür anzunehmen, zum Beispiel:

* Angst vorm Versagen oder vor Zurückweisung,
* Angst vor dem Verlust der Selbstbeherrschung,
* Angst vor der Intensität eines Orgasmus,
* Angst vor Intimität, Abhängigkeit oder Vereinnahmung,
* Lusthemmung,
* beobachtendes Warten auf den Höhepunkt,
* Unkenntnis hinsichtlich der körperlichen Reaktionen auf Stimulans,
* traumatische sexuelle Erfahrungen.

Nicht zuletzt können sich auch Beziehungsprobleme orgasmushemmend auswirken, zum Beispiel:

* Feindseligkeit oder Furcht dem Partner gegenüber,
* unterschwellige Machtkämpfe,
* Mangel an Kommunikation,
* Verklemmung auf seiten des Partners,
* die Vorstellung, daß Sex in erster Linie dem Mann zugute kommt,
* Streit über Verhütungsmethoden oder Maßnahmen zum Schutz vor Ansteckung.

Wenn Ihr allgemeiner Gesundheitszustand zu wünschen übrig läßt, sollten Sie einen Arzt aufsuchen. Andernfalls wäre es vielleicht angebracht, einen Sexualtherapeuten zu konsultieren oder Rat einzuholen bei Frauengruppen oder Eheberatungsstellen.

## 380. Ich komme nur mit Anstrengung zum Höhepunkt. Was kann der Grund dafür sein? Was raten Sie mir?

Zur Eingrenzung eines solchen Problems fragt der Therapeut zunächst und typischerweise: »Haben Sie diese Schwierigkeiten nur im Zusammenspiel mit dem Partner oder auch bei der Selbstbefriedigung?« Physiologische oder persönliche Gründe scheiden aus, wenn Sie allein ohne Schwierigkeiten zum Orgasmus kommen. In dem Fall ist die Ursache beim Partner oder in der Beziehung zu suchen.

Fällt es Ihnen aber unter allen Umständen schwer, zum Orgasmus zu kommen, kann ein in der Vergangenheit zurückliegendes Mißhandlungstrauma ursächlich sein oder aber die Scheu vor ekstatischen Ausbrüchen.

Wie auch immer, versuchen Sie sich Klarheit über die Gefühle zum Partner (oder zu Partnern und Partnerschaften allgemein) zu verschaffen, über Ihr Verhältnis zur Sexualität und zu Ihrem Körper. Entlasten Sie sich von dem Druck, zum Höhepunkt kommen zu müssen, indem Sie – gegebenenfalls in Absprache mit dem Partner – für eine Weile bewußt darauf verzichten und sich ganz dem Genuß des Augenblicks hingeben.

## 381. Warum kann ich nur masturbierend ausgipfeln, aber nie im Beischlaf mit dem Partner?

Durch Masturbation zum Höhepunkt zu kommen, fällt den meisten sehr viel leichter, was nicht weiter verwundern kann, zumal Selbstbefriedigung kaum mit verführerischem Aufwand verbunden ist wie der Versuch, den Partner ins Bett zu locken.

Es scheint, daß Sie beim partnerschaftlichen Sex entweder nicht in gewünschter Weise stimuliert werden oder durch Gefühle dem Partner gegenüber blockiert sind, aufgrund von Scheu etwa, Furcht, Kummer, Schuld, Gram oder Verwirrung. Ersteres Problem dürfte relativ einfach aus der Welt zu schaffen sein, es sei denn, der Partner verweigert seine tätige Mithilfe. Trifft letzteres zu, wären ehrliche Selbstreflexion und eine Verbesserung der Kommunikation mit dem Partner angezeigt. Für den Fall, daß Sie damit keinen Erfolg haben, rate ich zur Therapie.

## 382. Wie lange sollte es dauern, bis sich der Höhepunkt einstellt?

Die Zeit bürgt dafür, daß nicht alles auf einmal passiert. Außerdem ist sie relativ, zieht sich in die Länge, wenn Verwandtschaft zu Besuch ist, und scheint in Momenten des Glücks stehenzubleiben.

Entscheidend ist nicht die Frage, wie lange es bis zum Höhepunkt dauern sollte, sondern wie groß das Vergnügen ist in der Zeit bis zum Orgasmus. Allzu sehr auf dieses Ziel fixiert zu sein verdirbt die Freude am Weg dorthin. Wer dagegen die Lust daran in vollen Zügen genießt, mag die orgastische Ankunft, das Ende der Reise bedauern. Ein genußvoller Aufschub ist zeitlich allenfalls durch den Wechsel der Jahreszeiten begrenzt. Was zählen da Minuten?

## 383. Ist es wahr, daß Therapeuten Frauen, die nicht zum Orgasmus kommen, zur Masturbation raten? Warum?

Daß Masturbation zur Einübung des Orgasmus dienen kann, ist in der Sexualtherapie unumstritten. Den Durchbruch zu dieser Erkenntnis erzielten Pioniere der Sexualforschung zu Anfang der siebziger Jahre; sie entwickelten Therapieformen, die dazu angetan sind, daß Frauen mit ihrem Körper vertraut werden, orgasmushemmende Widerstände erkennen und Stimulationstechniken einüben und für gut befinden, die den Höhepunkt ermöglichen.

Eine Frau, die durch Masturbation zum Höhepunkt kommt, kann dem

Partner zeigen, wie sie berührt werden möchte. Sie wird dann auch durch Oralsex oder Koitus mit zusätzlicher Stimulation zum Orgasmus kommen können. Hilfreich sind auch Übungen, die die Sensibilität der Vagina und deren bewußte Wahrnehmung fördern, zum Beispiel die Kegelsche Gymnastik.

## 384. Bei mir ist der Orgasmus immer mit Schmerzen verbunden. Was kann ich dagegen tun?

Sie sollten zum Gynäkologen oder Urologen gehen, denn diese Schmerzen weisen möglicherweise auf eine organische Störung hin, es sei denn, der Grund dafür liegt lediglich in einer nicht zureichenden Sekretion, was zu Irritationen der Schleimhaut führt.

Ursache kann auch ein psychisches Problem sein, eine abwehrende Haltung sexueller Liebe gegenüber, die als schmutzig oder gefährlich erachtet wird, oder gar eine traumatische Mißbrauchserfahrung.

## 385. Ich bin frustriert. Alle Frauen, die ich kenne, sind zu mehrfachen Orgasmen in der Lage. Was kann ich tun, um auch dahin zu kommen?

Vor allen Dingen sollten Sie aufhören, sich mit Ihren Freundinnen zu vergleichen. Bei allem Respekt, vielleicht stapelt die eine oder andere ein bißchen hoch. Wichtiger aber ist die Einsicht, daß es keinen mustergültigen Sex gibt, schon gar nicht, was den mehrfachen Orgasmus angeht.

Wenn Sie zu experimentieren wünschen, fangen Sie mit Atemübungen an. Atmen Sie tief und langsam durch bis zum Orgasmus, und lassen Sie sich von der sexuellen Energie durchströmen, statt sie auszustoßen. Setzen Sie nach dem Höhepunkt die Stimulation fort, auch dann, wenn Sie aufgrund erhöhter Sensibilität nur leichte Berührungen ertragen können. Sobald die Erregung wieder zunimmt, können Sie die Stimulation verstärken.

Und immer tief durchatmen. Vielleicht stellt sich ein zweiter Orgasmus ein.

Wenn Sie aber den Eindruck haben, daß zu viel Mühe ins Spiel kommt, sollten sie sich einen Gefallen tun und das Ansinnen auf den Mehrfachorgasmus vergessen.

## 386. Was ist so schlecht daran, den Orgasmus hin und wieder auch mal vorzutäuschen? Als ich meiner Schwägerin erzählte, daß ich bisweilen simuliere, reagierte sie geradezu schockiert.

Mit der Vortäuschung verzichten Sie auf einen echten Orgasmus. Ihr Partner weiß sich nicht auf Ihre Bedürfnisse einzustellen, und zum Experimentieren ist jede Chance vertan. Überdies wird es mit jedem Mal ein wenig schwerer, von der Schauspielerei abzusehen und Wünsche anzumelden. Soviel zur praktischen Seite.

Den Partner an der Nase herumzuführen beeinträchtigt außerdem das Vertrauensverhältnis.

## 387. Wenn ich nicht komme, fühlt sich mein Mann persönlich beleidigt. Was raten Sie mir?

Sie könnten den Orgasmus simulieren. Doch das wäre ein Fehler. Wie so viele Männer scheint auch Ihr Mann Beweise seiner Liebeskunst nötig zu haben. Er hält sich offenbar für schlecht benotet, wenn Sie nicht zum Höhepunkt kommen, und reagiert entsprechend eingeschnappt.

Sie sollten sich zusammensetzen und darüber reden. Weisen Sie darauf hin, daß Ihr Orgasmus in erster Linie für *Sie* von Interesse ist und nicht den Sinn haben kann, seine Manneskraft zu bestätigen. Seine technische Virtuosität allein reicht nicht aus; Atmosphäre und Befindlichkeit sind mindestens ebenso ausschlaggebend. Erklären Sie ihm, daß Sie sich mißbraucht fühlen, wenn er meint, aus Eigeninteresse in Ihr sexuelles Empfinden investieren zu können.

Hand aufs Herz: Sind Sie selbstinitiativ, was den eigenen Orgasmus angeht, oder erwarten Sie von Ihrem Mann, daß er es »Ihnen besorgt«?

Eine so passive Haltung würde ihn in die von Ihnen zu Recht mißbilligte Rolle drängen und ein beiderseits befriedigendes Zusammenspiel behindern. Geben Sie Ihrem Mann zu verstehen, daß Sie nicht jedesmal zum Höhepunkt kommen müssen und daß der Beischlaf nicht mit seiner Ejakulation beendet ist, sondern Ihnen zu Gefallen fortgesetzt werden kann.

## 388. Ich komme nur ein übers andere Mal zum Orgasmus, was ich an sich nicht weiter tragisch finde. Aber wie soll ich mich verhalten, wenn der Höhepunkt ausbleibt?

Auf keinen Fall sollten Sie sich dafür entschuldigen. Schaut der Partner skeptisch drein, so lächeln Sie ihm zu und schwelgen Sie im erotischen Nachglühen des Beisammenseins. Später können Sie ihm erklären, daß Sie sich wohl fühlen, den Beischlaf genossen haben und nicht darauf erpicht sind, jedesmal zum Orgasmus zu kommen.

Wenn Sie einen festen Partner haben, dem solche Reaktionen zu lau sind, sollten Sie mit ihm ein ernstes Wörtchen reden – außerhalb des Schlafzimmers. Bitten Sie ihn, so akzeptiert zu werden, wie Sie sind. Stellen Sie dem Partner in Aussicht, daß Sie Ihre Bedürfnisse zur gegebenen Zeit anmelden und dann beim Wort genommen werden wollen.

Nehmen Sie sich ein Beispiel an den Frauen, die einem neuen Partner erklären, daß sie beim ersten Mal nur äußerst selten zum Orgasmus kommen, was ihnen aber nichts ausmache.

## 389. Nach dem Orgasmus fühle ich mich oft deprimiert und einsam. Welche Erklärung gibt es dafür? Was kann ich dagegen tun?

Sie werden zugestehen, daß jede nachfolgende Empfindung nur ein Schatten des orgastischen Hochgefühls sein kann. Wir fallen aus der Wolke sieben auf den Boden der Tatsachen zurück. Verständlich, daß sich dann mitunter Wehmut oder Enttäuschung breitmacht. Von manchen wird der

Orgasmus als »kleiner Tod« umschrieben; vielleicht nimmt dieser Ausdruck Bezug auf das nachträgliche Gefühl von Melancholie als Nachhall der Urerfahrung, aus dem »Paradies« vertrieben worden zu sein.

Der postorgastische Blues wird wohl um so trister sein, je problematischer die Beziehung ist. Auf den Orgasmus folgt für manche ein bitteres Erwachen aus dem schönen Traum, wahre Liebe erfahren zu haben.

Was läßt sich tun? Von den folgenden Vorschlägen mag der eine oder andere hilfreich sein:

* Lassen Sie es nach dem Höhepunkt nicht zum abrupten Ende des Beischlafs kommen; bleiben Sie dem Partner oder der Partnerin aufmerksam und durch Liebkosungen verbunden.
* Versuchen Sie das sexuelle Erlebnis in seiner Bedeutung und seinen Folgen realistisch einzuschätzen.
* Vertrauen Sie dem Partner oder der Partnerin Ihre Gefühle an.
* Schlafen Sie nur mit Personen, denen Sie sich eng verbunden fühlen.
* Bedenken Sie, daß Sie mit verschiedenen Partnern unterschiedliche Erfahrungen machen werden, und stellen Sie sich darauf ein.
* Nehmen Sie Notiz von den emotionalen Resultaten Ihrer jeweiligen sexuellen Erfahrungen, und versuchen Sie, daraus zu lernen.

## 390. Mein Partner klinkt beim Orgasmus regelrecht aus und gibt mir das Gefühl, daß ich für ihn in diesem Augenblick nicht mehr existiere. Das ist mir ein Problem. Wozu raten Sie?

Ekstase ist nun einmal ein rauschhafter Zustand der Loslösung von allen vernünftigen Restriktionen, und gerade das macht das profunde Erleben beim Orgasmus aus.

Verständlich, daß Sie das Gefühl haben, im Stich gelassen zu werden, wenn der Partner ohne Sie in kosmische Gefilde davonschwebt. Günstig wäre es, einen Ausgleich zu finden zwischen dem Bedürfnis nach Verbundenheit und der Bereitschaft zur Trennung, die es dem jeweils anderen gestattet, zum eigenen Höhenflug durchzustarten. Vertrauen und Experimentierlust sind dafür Voraussetzung.

Sagen Sie Ihrem Partner, wie sehr Sie seine Aufmerksamkeit und Nähe schätzen, und was bei Ihnen das Gefühl auslöst, im Stich gelassen zu werden. Versuchen Sie das Problem gemeinsam zu lösen; es ist nicht Ihres allein.

# 26. Lustkonflikte

> Die Menschheit erleidet Erdbeben, Epidemien,
> die Schrecken von Krankheit und seelischen Folterungen,
> aber die quälendste aller Tragödien war,
> ist und wird sein die Tragödie im Schlafzimmer.
>
> – Leo Tolstoi

## 391. In unserer Beziehung hat die eine Seite ein stärker ausgeprägtes sexuelles Verlangen als die andere. Geraten auch andere Paare in Streit darüber? Wer entscheidet über das rechte Maß?

Und ob. Darüber wird fleißig gestritten, nicht nur bei Ihnen.

Auch in gutgehenden Partnerschaften ist das Interesse an bestimmten Dingen zumeist ungleich verteilt. Differenzen gibt es nicht nur im Hinblick auf die Auswahl des Fernsehprogramms, sondern eben auch nicht zuletzt, was die sexuelle Bereitschaft angeht. Dummerweise wird allzuoft darüber diskutiert, welches Bedürfnis das »normale« sei, anstatt gemeinsam über einen praktikablen Ausgleich nachzudenken.

Lustkonflikte werden verschärft durch die Orientierung an vermeintlichen Standards, durch Vermengung von Lust und Liebe und Kritik am anderen. Statt zu streiten, sollten sich die Partner lieber als Teamgefährten verstehen, für die es selbstverständlich ist, Probleme gemeinsam und unter Beachtung der jeweiligen Bedürfnisse zur beiderseitigen Zufriedenheit zu lösen. Hilfreich dabei sind Kreativität, Humor, Sympathie und die Fähigkeit zur Kommunikation.

## 392. Woher weiß ich, ob ich frigide bin oder nicht?

Streichen Sie diesen Ausdruck aus Ihrem Wortschatz; er gibt sich wissenschaftlich, ist aber nur beleidigend.

Vielleicht haben Sie eine Lusthemmung, die auf physische oder emotionale Schwierigkeiten zurückzuführen ist. Oder womöglich stehen Sie in einer problematischen Beziehung, in der Konflikte im Schlafzimmer ausgetragen werden. Wenn Sie und Ihr Partner aufgrund libidinöser Differenzen sexuell frustiert sind, empfehle ich Ihnen, Hilfe bei einem Therapeuten oder Eheberater einzuholen.

## 393. Gibt es so etwas wie ein durchschnittliches Verlangen? Oder anders gefragt: Wie oft haben die meisten Paare Sex?

Einen statistischen Mittelwert zu berechnen wäre unsinnig, weil die Varianz viel zu groß ist. Manche Paare haben dreimal im Jahr Sex, andere dagegen dreimal am Tag. Alter, Gesundheit, Wohnverhältnisse – es gibt unzählige Faktoren, die zu diesen enormen Unterschieden führen.

Im allgemeinen, so vermute ich, wird das sexuelle Verlangen der anderen weit überschätzt.

Suchen Sie nicht nach einem Richtwert, wenn Ihnen das Ausmaß Ihrer Lust fraglich ist, oder wenn Sie unzufrieden sind mit der Libido des Partners. Über Ihre Bedürfnisse wissen Sie am besten Bescheid.

## 394. Mein Mann weiß genau, wieviel mir am Sex liegt. Warum verweigert er mir das Vergnügen?

In dem Kinofilm *Annie Hall* kündigt die von Diane Keaton dargestellte Figur an, daß sie ihre Therapie abbrechen wird. Ihr Freund, gespielt von Woody Allen, antwortet: »Das tust du nur, um mir eins auszuwischen.« Darauf sie: »Typisch, du beziehst alles nur auf dich; was für mich und mein Leben wichtig sein könnte, interessiert dich keinen Deut.« Wir wissen, daß diese Beziehung scheitert.

Ich gehe davon aus, daß ihr eheliches Zuhause kein Kriegsschauplatz ist und daß Ihr Mann mit seiner Weigerung nicht die Absicht verfolgt, Ihnen eins auszuwischen. In diesem Fall lautet die Frage: Warum verweigert er sich? Vielleicht hat er keine Lust am Sex allgemein oder am Sex mit Ihnen, vielleicht hat er gesundheitliche Probleme, oder womöglich leidet er unter einem Trauma.

Ein offenes Gespräch mit ihm wird vielleicht zum Vorschein bringen, welche Gründe hinter seiner Weigerungshaltung stecken. Wenn Sie vor einem solchen Gespräch zurückschrecken, oder wenn er nicht Auskunft geben kann, wäre es angebracht, eine Eheberatung in Anspruch zu nehmen.

## 395. Bei mir schwankt das Verlangen im Verlauf meines Menstruationszyklus. Ist das bei anderen Frauen auch der Fall? Wenn ja, an welchen Tagen haben sie die größte Lust?

Viele Frauen berichten von solchen zyklusbedingten Lustschwankungen, die wahrscheinlich zurückzuführen sind auf hormonelle Veränderungen oder Begleiterscheinungen wie Kopfschmerzen, Müdigkeit und dergleichen.

Der Zeitpunkt erhöhter Erregbarkeit ist von Frau zu Frau verschieden. Wenn Sie für sich Bescheid wissen, wäre es klug, Sie weisen Ihren Partner darauf hin. Dann könnten Sie gemeinsam auf ihre lustvolleren Tage hin planen und Rücksicht darauf nehmen, daß es für Sie auch weniger günstige Tage gibt.

## 396. Ich liebe meine Frau, aber über die Jahre ist mein sexuelles Verlangen nach ihr verlorengegangen. Was soll ich tun?

Sie reißen ein uraltes Problem an, für dessen Lösung es leider kein Patentrezept gibt. Schon vor einigen Jahrhunderten bemerkte der Marquis de Luc de Clapiers: »Das Schwerste auf der ganzen Welt ist der Körper des Gesponses, den man nicht mehr begehrt.«

Die Erosion des Verlangens hat viele Gründe: angehäufter Frust, neue Bedürfnisse oder auch hormonoelle Veränderungen. Aber die heikleren Ursachen liegen zumeist tiefer. Manche Menschen fürchten Intimität und Hingabe, und diese Furcht beeinflußt auch das Verlangen. Andere sehen sich angesichts der Alterungserscheinungen des Partners mit der eigenen Hinfälligkeit konfrontiert und flüchten psychologisch, indem sie sexuelles Verlangen verleugnen.

Diese oder ähnliche Konflikte durch einen Partnerwechsel lösen zu wollen ist kurzsichtig und eine Form von Kapitulation, denn unbewältigte persönliche Probleme werden schließlich auch das sexuelle Verlangen nach dem neuen Partner zersetzen. Therapie oder andere Arten von »Seelsorge« sind unerläßlich für einen nötigen Einstellungswandel.

Ehrliche Gespräche mit der Partnerin können hilfreich sein und Veränderung herbeiführen. Wahrscheinlich fühlt Ihre Frau ähnlich wie Sie. Wie dem auch sei, es wird ihr bestimmt viel daran liegen, von Ihnen begehrt zu sein. Wie wäre es, wenn Sie partnerschaftlich und kreativ an das Problem herangehen, sich etwas Neues einfallen lassen, Berührungen, Verlockungen oder Spielsachen, die dem Sex eine zusätzliche Würze geben? An der Liebe mangelt es wahrscheinlich nicht, wohl aber an Einfällen, die das Liebesspiel wieder interessanter machen.

## 397. Ich bin stocksauer, wenn ich Lust habe, mein Partner aber nicht. Fühlt sich in einer solchen Situation jeder so beiseite geschoben? Wie kann ich dieses Gefühl überwinden? Wie gehen andere damit um?

Wie Sie empfinden wohl die meisten, und »beiseite geschoben« zu sein ist eine geläufige Umschreibung dieses Eindrucks.

Aber warum empfinden wir weniger kraß, wenn uns der Tennispartner versetzt oder ein Bekannter den Vorschlag zu einem Spaziergang ablehnt? Verspüren wir Lust, und der Partner sagt »Nein, danke«, sind wir gekränkt. Warum? Weil wir der Mär aufsitzen, daß, wer sich wirklich liebt, auch stets zur Liebe bereit sein muß. Wenn uns der andere nicht jederzeit begehrt, zweifeln wir an unserer Begehrlichkeit oder seiner Liebe.

Ich habe häufig mit Leuten zu tun, die unter sexueller Ablehnung leiden. Sie schleppen einen Wust von Zurückweisungserfahrungen aus der

Kindheit mit sich herum, und sooft ihr Verlangen nicht erwidert wird, kommt die Stimme aus dem Off: »Kinder, die was wollen, kriegen eins auf die Bollen.«

Wir haben alle den infantilen Wunsch nach unverzüglicher Befriedigung unserer Bedürfnisse. Daß wir von dieser Haltung Abstand nehmen, gehört zum Erwachsenwerden und ist Voraussetzung für das Funktionieren einer Partnerschaft.

## 398. Ich habe gelesen, daß Partner, die beiderseits beruflich sehr eingespannt sind, Termine für gemeinsamen Sex verabreden sollten. Ist so eine Planung nicht lusttötend?

Vielleicht verwechseln Sie, was ein unverbindliches kleines Spiel sein sollte, mit einem Projekt von ernster Bedeutung. Die Planung eines Tête-à-tête beginnt mit trockenem Humor und endet nach Möglichkeit mit feuchter Erregung. Wenn sich der verabredete Zeitpunkt nähert, und Sie stellen fest, daß Ihnen die rechte Stimmung fehlt, dürfte es ein leichtes sein, die Verabredung zu verschieben. Falsch wäre es, ein Muß daraus zu machen und sich unter Leistungsdruck zu setzen.

Viele scheuen vor Sex-Dates zurück, weil sie sich nicht auszusprechen trauen, wozu sie im stillen durchaus Lust haben, und warten lieber eine geeignete Gelegenheit ab.

Sex zu verabreden ist nicht notwendig, aber ein Lichtblick im Terminkalender. Wenn Sie und Ihr Partner spontan genug sind, können Sie vorrükken bis auf »Los« und die Prämie einheimsen.

## 399. Wie kann ich das sexuelle Interesse meines Partners steigern?

Mag sein, daß es Ihr Partner gern sieht, wenn Sie im Haushalt oder Garten die Ärmel hochkrempeln und seine Aufgaben miterledigen, aber auch noch seine Lust auf Vordermann zu bringen, wird Ihnen bei allem Eifer wohl nicht gelingen.

Wenn Ihr Partner in dieser Hinsicht eine Veränderung wünscht (was nicht der Fall zu sein scheint), wäre es falsch, Sie funkten ihm dazwischen. Er würde Ihren Einsatz als Kontrollversuch und Einmischung werten.

Sie könnten allerdings aufmerksam beobachten, was das sexuelle Interesse Ihres Partners anspricht, und für passende Anregungen sorgen. Außerdem könnten Sie ihn dazu ermutigen, über alles, was ihn bedrückt, offen zu reden, denn Ihr sexueller Konflikt hat womöglich Ursachen, die nicht im Bett zu suchen sind. Aber lassen Sie sich von einem Therapeuten gesagt sein: Den Sexualtrieb eines anderen frisieren zu wollen schafft Ärger.

## 400. Mein Mann hat einen extremen Sexfimmel. Wie kann ich ihn mäßigen?

Sie könnten ihn mit Nonstop-Sex zur Erschöpfung bringen, aber wahrscheinlich steht Ihnen danach nicht der Sinn.

Wie äußert sich dieser »extreme Sexfimmel«? Ist Ihr Mann unempfänglich für Ihre Bedürfnisse? Haben Sie den Eindruck, daß er beim Sex emotional abwesend ist oder daß er Ihnen im Bett oder sonstwo zu wenig Beachtung schenkt? Redet er in unangemessener Form über Sex; kommt er immer wieder darauf zu sprechen?

Vielleicht hat er öfter Appetit, als ihnen lieb ist? Aber vielleicht würden auch Sie häufiger an Sex interessiert sein, wenn die vorauf gestellten Fragen für Sie geklärt wären?

Ihn zu verunglimpfen hilft nicht weiter. Er muß wissen, was Sie stört, was Ihnen gefällt, und unter welchen Umständen Sie nach Sex verlangen. Denken Sie gemeinsam darüber nach, wie sich solche Umstände gestalten lassen.

Wenn Sie jedoch unter keinen Umständen Lust auf und Gefallen am Sex mit Ihren Mann haben können, wäre eine therapeutische Beratung angezeigt.

## 401. Ich habe mich in eine tolle Frau verliebt. Sie ist als Kind mißbraucht worden und sträubt sich gegen Sex. Wird sie sich jemals von diesem Trauma erholen und ein normales Interesse am Sex entwickeln können?

Das hängt sehr davon ab, ob sie bereit ist, Hilfe anzunehmen. Die Heilung von einem solchen Trauma ist therapeutisch möglich, aber oft mit großen seelischen Schmerzen verbunden.

Sexueller Mißbrauch in der Kindheit ist häufig Ursache für eine stark ausgeprägte Lusthemmung. Wer davon betroffen ist, verbindet mit Sexualität quälende Erinnerungen, setzt sich gegen Lust zur Wehr und vermag es nicht, ihr nachzugeben.

Wenn sich Ihre Freundin mit ihrer Opferrolle abgefunden hat, steht Veränderung kaum in Aussicht. In dem Fall wird sie wohl mit jedem Mann sexuelle Konflikte haben.

## 402. Ich finde, es wäre fair, wenn auch meine Frau hin und wieder einmal selbst sexuell initiativ würde. Aber sie meint, das sei mein Bier, zumal ich ja die Lust dazu hätte. Wer hat recht?

Keiner von Ihnen. Fairneßappelle sind in diesem Fall genausowenig angebracht wie der Rückzug in eine »Das ist nicht mein Problem«-Haltung. Die Initiative zum Sex bietet jedem Menschen die Gelegenheit, sich selbst und seinen Sinn für Nähe zum Ausdruck zu bringen. Wem Initiative ein Problem ist, entgeht das Vergnügen, das daraus erwächst.

Setzen Sie sich mit folgenden Fragen auseinander: Was hindert Ihre Frau daran, häufiger und selbstbewußt die Initiative zu ergreifen? Was hindert Sie daran, in Geduld abzuwarten, daß Ihre Frau initiativ wird?

Wenn es aber über diese Fragen hinaus in Ihrer Beziehung keinen Grund zur Klage gibt, sollten Sie es dabei bewenden lassen. Vielleicht hilft Ihnen folgender Gedanke: Statt selbst initiativ zu werden, gefällt es Ihrer Frau womöglich besser, Sie durch Verlockung oder heimliche Hinweise zur Initiative einzuladen.

## 403. Früher gab es zwischen uns oft Streit, wenn das sexuelle Verlangen nicht übereinstimmte. Heute kommt es kaum mehr zu Umarmungen oder Küssen, obwohl wir uns nach wie vor lieben. Was sollen wir tun?

So wie Ihnen ergeht es vielen Paaren. Der lustgehemmtere Partner scheut die Berührung, weil er fürchtet, sie könnte als Einladung zum Sex mißverstanden werden. Sehnsüchtig reagiert die lustvollere Seite auf jede Berührung mit sexuellem Verlangen, was die Furcht des anderen bestärkt.

Der Mangel an Berührung und Umarmung schadet einer Beziehung weit mehr als der Mangel an Sex. Auf beiden Seiten kommen Gefühle der Isolation auf und hoffnungslose Wut angesichts der Kluft, die zwischen ihnen aufgegangen und scheinbar nicht mehr zu überbrücken ist.

Um diese Pattstellung aufzubrechen, muß der lustvollere Partner demonstrieren, daß seine Annäherungsversuche ohne sexuelle Absicht sind. So kann allmählich der gehemmtere Partner Vertrauen zurückgewinnen und sich auf Berührungen einlassen. Damit ist gleichzeitig die Voraussetzung geschaffen für Gespräche über bestehende Probleme, und vielleicht läßt sich darüber eine Atmosphäre schaffen, die eine Wiederaufnahme sexueller Beziehungen ermöglicht.

## 404. Mein Partner will mir einfach nicht glauben, wenn ich sage, daß ich für Sex zu müde bin. Was soll ich machen?

Müdigkeit ist ein vollkommen hinreichender Grund für die Verweigerung von Sex, der weder hinterfragt, kritisiert oder gar zum Vorwurf gemacht werden sollte. Aber kann es sein, daß Ihr »Ich bin zu müde« eine Ausrede ist und den wahren Grund verschleiert, nämlich: »Ich habe keine Lust auf das, was mich unbefriedigt läßt?« In diesem Fall wäre der Unmut Ihres Partners verständlich.

Vielleicht ist es an der Zeit, daß Sie sich Klarheit darüber verschaffen, welchen Stellenwert Sexualität in Ihrem Leben einnimmt. Jedenfalls rate ich dringend: Unterlassen Sie es, einem Konflikt auszuweichen durch den Vorwand der Müdigkeit. Sie und Ihr Partner sollten auf die sexuellen

Wünsche des jeweils anderen angemessen zu reagieren lernen. Wenn nicht am Koitus, so sind Sie vielleicht sehr viel mehr interessiert an Umarmungen, Küssen und dergleichen. Lassen Sie Ihren Partner wissen, worauf Sie Lust haben, statt mit einer knappen Bemerkung jeden körperlichen Kontakt abzulehnen.

## 405. Meine Partnerin fühlt sich persönlich verletzt, wenn ich Nein zum Sex sage. Wie soll ich mich verhalten?

Daß Ihre Partnerin so empfindet, ist doch verständlich, oder? Sie mögen Ihr Nein nur auf den Sex beziehen, doch Sie wird darin auch eine Absage an ihre Person heraushören.

Es ist eine Kunst, Sexualität abzulehnen, ohne dem Werbenden ein ungutes Gefühl zu vermitteln. Dabei kommt es darauf an, trotz sexueller Lustlosigkeit emotional Anteil zu nehmen am begehrenden Partner.

# 27. Vergewaltigung und Nötigung

Je länger ich lebe,
desto deutlicher wird mir bewußt,
daß uns nicht ausreichen kann,
was unseren Vätern gut genug war.
– Oscar Wilde

## 406. Wie oft kommt es zu Vergewaltigungen? Die Schätzungen, von denen ich gehört habe, gehen sehr weit auseinander.

Das Fehlen genauer Zahlen hat zwei Ursachen. Erstens, Vergewaltigung ist eines der am seltensten zur Anzeige gebrachten Verbrechen. Aus Furcht und Scham meiden rund 90 Prozent aller Opfer den Weg zur Polizei. Zweitens, der Tatbestand der Vergewaltigung wird unterschiedlich definiert. Dabei wäre er im Grunde ganz einfach zu fassen: Wenn eine Frau Nein sagt oder zum Neinsagen nicht imstande ist (weil sie zum Beispiel getrunken hat), handelt es sich um Vergewaltigung.

Im vergangenen Jahr wurden der Polizei 100.000 Vergewaltigungen gemeldet. Wir müssen davon ausgehen, daß die tatsächliche Anzahl der Delikte zwei- bis zehnmal höher liegt.

## 407. Wieso vergewaltigen Männer Frauen? Haben sie ihren Sextrieb nicht mehr unter Kontrolle, wenn sie z. B. aufreizend gekleidete Frauen sehen?

Für gewöhnlich wird bei einer Vergewaltigung Sexualität als Waffe eingesetzt, die darauf abzielt zu unterwerfen, zu verletzen, zu demütigen oder Rache zu nehmen. Sexuelle Lust spielt nur insofern eine Rolle, als für manche Täter Gewalt sexuell stimulierend wirkt. Vergewaltigungsopfern ist niemals eine Mitschuld anzulasten, und seien sie noch so aufreizend gekleidet.

## 408. Wer tut so etwas Schreckliches? Sind diese Menschen krank?

Viele Vergewaltiger sind in der Tat psychisch krank; es fehlt ihnen an Selbstbeherrschung, ihr Realitätssinn ist gestört, ihr Verhalten unberechenbar und launischen Impulsen unterworfen. Andererseits scheinen viele Vergewaltiger in Beruf und Alltag gut zurechtzukommen. Sie sind nicht selten gut beleumundet und auch dem späteren Opfer vor der Tat als achtbar bekannt. Nach Ansicht von Sexualwissenschaftlern kennzeichnet Vergewaltiger oft folgendes Profil:

- aggressives Verhalten,
- häufig aus sozioökonomisch benachteiligten Verhältnissen stammend,
- oft unter dreißig Jahre alt,
- keine ungewöhnlichen Triebstrukturen,
- von Drogen oder Alkohol abhängig,
- unter Minderwertigkeitskomplexen leidend.

Hinzu kommt, daß für Vergewaltiger Sex und Masturbation typischerweise mit Schuldgefühlen behaftet sind.

Der Umstand, daß so viele Vergewaltigungen von mehr oder weniger »normalen« Männern begangen werden, sollte uns zum Nachdenken anregen über das, was wir heranwachsenden Jungen im Hinblick auf Sexualität und Macht beibringen.

## 409. Ist es nicht so, daß der Konsum von Pornographie, insbesondere die Darstellung der Frau als freiverfügbares Sexobjekt, zur Vergewaltigung anstiftet?

Mir liegen keine wissenschaftlichen Erkenntnisse vor, die diese in der Öffentlichkeit oft geäußerte Behauptung belegen würden. Sogar die von Ronald Reagan eingerichtete Untersuchungskommission konnte keine Belege dafür finden, daß der Konsum von Pornographie antisoziales Verhalten begünstigt.

Jährlich finden rund 20 Millionen Amerikaner Gefallen an expliziten Magazinen und Filmen. Die überwiegende Mehrheit von ihnen ist unbescholten. In europäischen Ländern, wo weitestgehend Freizügigkeit herrscht, was Vertrieb und Konsum von Pornographie angeht, ist die Anzahl der Vergewaltigungsfälle signifikant geringer als in den Vereinigten Staaten.

Ja, viele Vergewaltiger konsumieren Pornographie. Aber sie trinken auch Kaffee und Kuchen und schauen sich Wiederholungen der »Cosby Show« an. Daß das eine oder andere zum Sexualdelikt anstiftet, wird niemand ernstlich behaupten. Vielmehr ist anzunehmen, daß sexuelle Repression – wozu eben auch das Verbot von erotischem Material gehört – gewalttätiges Verhalten begünstigt. Nicht die sexuelle Erregung schadet der Psyche des Menschen, sondern Verstrickung in Schuld- und Schamgefühle.

Übrigens, das Magazin *Cosmopolitan*, die Fernsehserie »Denver«, Rambo, Heftchenromane und die Modeindustrie kolportieren zum Teil sehr viel wirkungsvoller die abträgliche Vorstellung von der Frau als Sexualobjekt.

## 410. Mit Verlaub, meinen Sie nicht auch, daß manche Frauen Vergewaltigung geradezu provozieren durch die Art, wie sie sich kleiden oder gebärden?

Sie unterstellen, daß manche Menschen darauf aus sind, gedemütigt, geschlagen, an Leib und Seele bedroht, mit Geschlechtskrankheiten infiziert, gegen ihren Willen geschwängert oder gar ermordet zu werden. Ein solcher Irrglaube trägt allerdings nicht unmaßgeblich dazu bei, daß in unserem Land so oft vergewaltigt wird.

Von Frauen zu verlangen, sich in Kleidung und Gebaren zugeknöpft zu zeigen, hieße, ihnen die Verantwortung für männliches Verhalten zuzuschieben, und das kann nicht angehen. Angenommen, Sie tragen ein T-Shirt der »Red Sox«, geraten unter aggressive Fans der gegnerischen

Mannschaft und werden verdroschen; würden Sie sagen: »Das geschieht mir recht«?

## 411. Wenn es unvermeidbar zur Vergewaltigung kommt, wäre es dann nicht besser, die Frau versuchte, sich zu entspannen und nach Möglichkeit vielleicht sogar Gefallen daran zu finden?

Also hören Sie mal... Vergewaltiger sind gewiß keine sanften, rücksichtsvollen Liebhaber, denen die Befriedigung ihrer Opfer am Herzen läge. Im Gegenteil, erzwungener Sex ist ein brutaler Gewaltakt in der Absicht, Schmerzen zuzufügen und zu demütigen.

Selbst wenn die Frau willfährig zu sein versuchte, würde ihr das nicht helfen. Die meisten Vergewaltiger sind an Dominanz und Kontrolle interessiert; sie mißhandeln ihre Opfer, ob diese sich wehren oder nicht. Wie würden Sie auf die Empfehlung reagieren, für den Fall, daß Sie zusammengeschlagen werden, doch nach Möglichkeit Gefallen daran zu finden?

## 412. Ich bin verwirrt. Wieso erregt mich beim Masturbieren die Vorstellung, vergewaltigt zu werden?

Eine Phantasie zu genießen kommt beileibe nicht dem Wunsch nach Verwirklichung gleich. Was wir an ihr schätzen, ist gerade der Abstand zur Realität.

Vergewaltigungsphantasien sind ohne Schmerz und Angst, frei von den entsetzlichen Umständen der tatsächlichen Gewalttat. Die Vorstellung konzentriert sich vielmehr auf maskuline Macht, auf die Entbindung von Verantwortung, auf ein absurdes Vertrauen und läßt Ungewißheit nur in einem Maße zu, das die Erregung steigert. Hinzu kommt das Wissen darum, daß diese Bilder jederzeit ausgeblendet werden können. Sie haben mit konkreter Vergewaltigung ganz und gar nichts zu tun.

## 413. Es wird mitunter behauptet, daß schon Jungen und Mädchen lernen, Vergewaltigung zu akzeptieren, wenn nicht sogar damit zu rechnen. Was ist an dieser Behauptung dran?

Bedenken Sie, was jungen Menschen über Sexualität und Geschlechtsrollen beigebracht wird:

* Ob eine Frau zum Sex bereit ist, zeigt sie an ihrer Kleidung.
* Der männliche Geschlechtstrieb ist letztlich nicht zu kontrollieren.
* Frauen, die Lust auf Sex zum Ausdruck bringen, sind lasterhafte Luder (ihnen steht es vielmehr zu, sich zu sträuben, egal, ob sie an Sex interessiert sind oder nicht).
* Nimmt eine Frau teure Geschenke von einem Mann an oder läßt sie sich von ihm aushalten, so »schuldet« sie ihm Sex.
* Es ist männlich, Frauen zu verführen; eine widerspenstige Frau »schwach« zu machen, gilt als große Leistung.
* Frauen haben im Grunde kein Interesse am Sex; sie wollen »genommen« werden.

Eine Gesellschaft, die wie die unsrige solche Vorstellungen nicht nur billigt, sondern auch noch hochhält, bietet den besten Nährboden für sexuelle Gewalt. Kein Wunder, daß nach einer Studie, die vor nicht allzu langer Zeit an einem der besten Colleges Amerikas unter Studenten *und* Studentinnen durchgeführt wurde, die überwiegende Mehrheit aller Befragten darin übereinstimmte, daß eine Frau unter bestimmten Umständen dem Mann Sex schulde.

## 414. Ich bin vor sechs Monaten vergewaltigt worden und immer noch am Boden zerstört. Darf ich hoffen, mich jemals davon zu erholen?

Ja, aber es liegt noch eine schwere Wegstrecke vor Ihnen. Wahrscheinlich hadern Sie mit sich selbst, leiden unter Schuld- und Schamgefühlen, wissen mit Ihrer Wut nicht wohin, haben widerstrebende Empfindungen in bezug auf Nähe und Intimität und ein gestörtes Verhältnis zur Sexualität.

Unabhängig davon, ob Sie die Tat angezeigt haben oder nicht, rate ich Ihnen, in Kontakt zu treten mit einer Selbsthilfe- oder Therapiegruppe, die Sie darin unterstützt, Ihre Gefühle zu verstehen und zu akzeptieren, Ihre Wut produktiv umzusetzen und zur Unbefangenheit im Umgang mit anderen zurückzufinden.

Vergewaltigt worden zu sein macht Sie nicht schlecht, dumm oder gar aussätzig. Aber wie jedes Traumaopfer bedürfen Sie der Hilfe, um Ihr Leben wieder in den Griff zu bekommen.

## 415. Ich bin vor einigen Monaten vergewaltigt worden. Als ich meinem damaligen Freund davon berichtete, wurde er schrecklich wütend, schrie und beleidigte mich. Das gab mir den Rest. Wie läßt sich dieses Verhalten erklären?

Solche Reaktionen sind leider nicht ungewöhnlich. Daß sie sich erklären lassen, entschuldigt sie nicht.

Mag sein, daß wir uns für modern halten, aber unser Rollenverhalten geht auf uralte Vorbilder zurück. Eine urtypische Vorstellung vom Mann ist die des Beschützers *seiner* Frau. Wird ihr Gewalt angetan, glaubt der Mann, in seiner wichtigsten Aufgabe gefehlt zu haben, was für ihn eine große Schmach bedeutet. Die objektive Wirklichkeit – also die Tatsache, daß er nicht hat einschreiten können – ist emotional ohne Belang. Er empfindet Schuld, Ohnmacht und Unzulänglichkeit. Paradoxerweise fühlt er sich durch den Gewaltakt unmittelbar betroffen und in seiner Männlichkeit herabgesetzt.

Wie kommt es zu der von Ihnen beschriebenen Reaktion? Die Wut, die zum Ausbruch kommt, gilt dem eigenen Versagen, richtet sich aber gegen die Frau, die tragischerweise ein weiteres Mal Opfer wird. Ihr die Schuld zu geben ist lediglich der Versuch des Mannes, den gefürchteten Vorwurf seiner Unzulänglichkeit abzuwehren.

## 416. Ich bin diejenige, die vergewaltigt wurde. Aber mein Mann sagt, daß auch er Gefühle habe, auf die Rücksicht zu nehmen sei. Wie kommt er dazu, seine Empfindungen mit meinen zu vergleichen?

Das tut er doch nicht. Auch er ist betroffen und leidet, wofür er um Verständnis bittet. Daß Sie ihn emotional aufrichten, kann er in dieser Situation nicht ernstlich von Ihnen erwarten, aber es ist doch gut für Sie zu wissen, sein Mitgefühl zu haben. Die traditionelle männliche Haltung – etwa nach dem Motto: »Ich habe mich im Griff; kümmern wir uns jetzt ausschließlich um dich« – ist letztlich destruktiv.

Ob Gefühle angemessen sind oder nicht, sollten wir nicht zu beurteilen versuchen. Stellen Sie sich vor, Ihr Mann würde vor Ihrem Kummer die Augen verschließen, um sein Gemüt zu schonen. Das wäre unangemessen.

## 417. Meine Freundin wurde vergewaltigt. Ich bin wie gelähmt. Was ich auch sage oder tue, erscheint mir sinnlos. Wie sollte ich mich verhalten?

Nehmen Sie mit Ihrer Freundin Hilfe von außen in Anspruch. Holen Sie beim Gesundheitsamt, bei der Familienberatung, bei der Polizei oder kirchlichen Stellen Informationen ein; suchen Sie gegebenenfalls juristischen und medizinischen Beistand und informieren Sie sich darüber, wo Hilfsprogramme für Vergewaltigungsopfer durchgeführt werden.

Sie und Ihre Freundin werden sich wahrscheinlich zunächst einmal richtig ausweinen müssen. Man hat ihr Gewalt angetan – und damit nicht zuletzt auch Ihrer Beziehung. Darum sollten Sie die Sache gemeinsam durchstehen.

Seien Sie sanft, sorgend und aufmerksam. Nehmen Sie Ihre Freundin in den Arm, wenn ihr danach zumute ist – und nur dann. Versuchen Sie keine therapeutischen Alleingänge, sondern sorgen Sie lieber dafür, daß die notwendigen Hilfsmaßnahmen zustande kommen.

## 418. Meine Freundin ist vergewaltigt worden, hat die Tat aber nicht zur Anzeige gebracht, weil sie vor der polizeilichen Vernehmung zurückschreckt. Was hätten Sie ihr geraten?

Ihre Freundin hat leider allen Grund zur Sorge, da die Strafverfolgung in Sachen Vergewaltigung reichlich rückständig ist. Die Verhöre von Vergewaltigungsopfern sind taktlos, wenig einfühlsam und mitunter zotig. Meist sind es Männer, die die Fragen stellen und das Protokoll aufnehmen.

Die Gerichte verschärfen das Problem dadurch, daß sie die Aussage der Frau anzweifeln und ihr Sexualleben breittreten, wobei es manchmal den Anschein hat, als habe eine sexuell aktive Frau ihren Anspruch auf Schutz vor Gewalttaten verwirkt.

Zum Glück macht sich eine Veränderung zum Besseren bemerkbar. Vergewaltigungsopfer können und sollten darauf bestehen, von weiblichen Polizeibeamten vernommen und von Ärztinnen untersucht zu werden. Wenn eine Entscheidung für oder gegen eine Anzeige ansteht, gilt es abzuwägen zwischen den Schrecken der Strafverfolgungsprozedur und den möglicherweise noch schlimmeren Folgen von Schuldkomplexen, die entstehen könnten, wenn die Tat totgeschwiegen wird.

## 419. Seit meiner Vergewaltigung habe ich jede Lust am Sex verloren. Wird sie je zurückkommen?

Fast alle Vergewaltigungsopfer notieren den Verlust ihres sexuellen Interesses. Machen Sie sich keinen Vorwurf daraus; sie haben dieses Problem nicht zu verantworten.

Einen wichtigen Beitrag zur sexuellen Rekonvaleszenz leistet fachgerechte Therapie. Konsultieren Sie möglichst bald einen Psychotherapeuten oder andere Stellen, die auf diesem Gebiet erfahren sind.

## 420. Was läßt sich unternehmen, damit die erschreckend hohe Anzahl von Vergewaltigungen in diesem Land abnimmt?

Zunächst einmal müssen wir unsere falschen Vorstellungen von den Ursachen der Tat revidieren und darauf erkennen,

* daß Frauen keine Mitschuld treffen kann;
* daß sie keinesfalls darauf aus sind oder durch Kleidung und Gebaren dazu ermutigen;
* daß Vergewaltigung ein Akt der Gewalt ist und nicht aus sexueller Leidenschaft geschieht.

Darüber hinaus müssen wir junge Männer dazu erziehen, daß sie in ihrem sexuellen Verlangen niemals Druck auf eine Frau ausüben und ein »Nein« unumwunden akzeptieren. Gleichfalls ist jungen Frauen beizubringen, daß über ein einmal ausgesprochenes »Nein« kein Zweifel aufkommen, geschweige denn verhandelt werden darf. Ebenso wichtig ist es, daß wir das sexuelle Interesse junger Frauen anerkennen und ihnen die Freiheit zugestehen, »Ja« zu sagen. Nur so lassen sich Mißverständnisse ausschließen.

## 421. Vergewaltigung ist ein schreckliches Thema. Warum muß so lang und breit darüber geredet werden?

Um die Öffentlichkeit aufzuklären, um die Gefahren zu erkennen, um den Opfern Schuld- und Schamgefühle zu nehmen, um auf gesellschaftliche und erzieherische Maßnahmen zur Verhinderung hinzuwirken.

## 422. Wie ist es möglich, daß eine Frau vom eigenen Ehemann vergewaltigt wird?

Vergewaltigung in der Ehe wird leider immer noch nicht als strafwürdige Tat geahndet. Nach wie vor kommt jene überkommene Auffassung zum Zuge, wonach das verheiratete Paar eine sogenannte sexuelle Ehepflicht zu erfüllen habe, die notfalls eben auch durch Zwang einzufordern sei.

Unsere Vorstellungen von Ehe und Sex haben sich mittlerweile geändert. Eheleute sind weitestgehend als gleichberechtigt anerkannt; ihr jeweiliger Anspruch auf Selbstbestimmung wird nicht länger bestritten. Gleichzeitig setzt sich die Auffassung durch, daß Sexualität nur in gegenseitigem Einverständnis und zur Befriedigung beider Seiten stattfinden darf.

Der Ehevertrag ist keine Lizenz zur sexuellen Ausbeutung. Beide Teile haben Anspruch auf Schutz vor unerwünschter Sexualität (das gilt im übrigen für alle, nicht zuletzt für Kinder, Prostituierte, Strafgefangene, Obdachlose oder psychisch Kranke).

Jeder Mann, der eine oder seine Frau zu ungewollter Sexualität zwingt, sollte als Vergewaltiger strafverfolgt werden.

## 423. Ich habe davon gehört, daß es in Gefängnissen nicht selten zu Vergewaltigungen unter Männern kommt. Haben solche Taten immer einen homosexuellen Hintergrund?

Nein. Es geht bei diesen aggressiven Akten meist um Dominanz und Unterwerfung, um Machtverteilungskämpfe in der Hierarchie der Gefängnisinsassen. Opfer sind in der Regel Neuzugänge oder Schützlinge solcher Personen, die mit dem Täter in Konkurrenz stehen.

Viele dieser Vergewaltiger sind ausgesprochen schwulenfeindlich. Mit der Tat versuchen sie nur ihre Macht und damit ihre »Männlichkeit« unter Beweis zu stellen. An solchen Beispielen wird deutlich, wie unsinnig es ist, die Sexualität eines Menschen am Gebrauch seiner Geschlechtsorgane festzumachen.

Während die Öffentlichkeit in zunehmendem Maße aufmerksam wird und reagiert auf den sexuellen Mißbrauch von Frauen, herrscht nach wie vor tiefes Schweigen angesichts der Zustände in Gefängnissen, wo tagtäglich Männer von Männern vergewaltigt werden.

## 424. Ist vergewaltigten Frauen die »Pille danach« zu empfehlen?

Der Schock einer Vergewaltigung kann bei Frauen zu einer spontanen Ovulation führen, was die Gefahr einer ungewollten Schwangerschaft drastisch erhöht, falls es zum Koitus gekommen ist.

Um dieser Gefahr vorzubeugen, können Frauen bis zu zweiundsiebzig Stunden nach der Tat ein hochdosiertes Präparat synthetischen Östrogens einnehmen. Die dadurch eingeleitete Menstruation ist meist mit Ekel und Brechreiz verbunden. Bei manchen Frauen kommt es dennoch zur Schwangerschaft. Für die Frucht besteht dann aufgrund der extremen Hormonbehandlung das Risiko einer Mißbildung.

# 28. Sexualtherapie

Psychotherapie ermöglicht uns die Korrektur von
Fehlern durch die Beichte elterlichen Fehlverhaltens.
– Laurence J. Peter

## 425. Wie geht es eigentlich zu bei einer Sexualtherapie?

Gesprächig, sehr gesprächig. Unaufdringlich, diskret. Im großen und ganzen geht es um folgendes:

* um Informationen über körperliche und emotionale Zusammenhänge;
* um die Möglichkeit der Aussprache seitens des Patienten;
* um Verbesserung der partnerschaftlichen Kommunikation im Hinblick auf die jeweiligen Bedürfnisse, Wünsche, Gefühle und zum Zweck der Konfliktlösung;
* um die Klärung der Ziele sexueller Interaktion;
* um Überprüfung und Veränderung persönlicher Einstellungen (religiöser, familiärer, politischer usw.), die der sexuellen Entfaltung im Wege stehen;
* um die Heilung emotionaler Wunden und
* um die Lösung von Beziehungsproblemen.

Wie ist all dies zu erreichen? Durch Hilfestellung, die es dem Patienten leichter macht, offen und ehrlich über Sexualität zu reden und Verhaltens- oder Reaktionsmuster zu erkennen, durch die er am sexuellen Genuß gehindert wird. Wir versuchen, in der Vergangenheit Hinweise zu finden, die das gegenwärtige Verhalten erklären, und untersuchen die gegebenen Kommunikationsstrukturen, die Machtverteilung und die Relevanz sexuellen Austauschs in einer Beziehung.

Je nach Situation finden diese Gespräche individuell statt oder unter Beteiligung des Partners.

## 426. Welche Probleme hilft eine Therapie zu bewältigen?

Sexuelle Erfahrung ist das Produkt zweier Prozesse, nämlich der körperlichen und seelischen Entwicklung. Über die dabei auftretenden Schwierigkeiten versucht die Sexualtherapie hinwegzuhelfen.

Sie kann physiologische oder reflektorische Störungen (zum Beispiel Erektions-, Ejakulations- oder Orgasmusprobleme) zu lindern versuchen wie auch psychodynamische Komplikationen, bedingt durch Triebhemmungen, Phantasien, Wut, Ängste, Schuldgefühle, Traumata oder sexuelle Verunsicherung.

Sexualtherapie ist jedoch keine Alchemie. Ihre Möglichkeiten sind begrenzt, insbesondere in Zusammenarbeit mit Patienten, die sich nicht helfen lassen wollen oder aufgrund gravierender psychischer Störungen anderer, nämlich psychiatrischer Hilfe bedürfen.

## 427. Worin unterscheidet sich Sexualtherapie von Eheberatung? In welchen Fällen sollte ich diese oder jene in Anspruch nehmen?

Sowohl Sexualtherapie als auch Eheberatung versuchen, Heilung und Wandel zu ermöglichen. Sie verwenden ähnliche Methoden und verfolgen ähnliche Ziele. Im Grunde läßt sich keine klare Trennung ziehen; beides sollte Hand in Hand gehen. Angenommen, es stellt sich heraus, daß Lustkonflikte zurückzuführen sind auf persönliche Machtkämpfe, so ist zur weiteren Behandlung eine Eheberatung angezeigt. Oder womöglich sind chronische Ehestreitigkeiten Ausdruck unbewußter, sexueller Frustrationen auf seiten des einen Partners oder beider Eheleute; in solchen Fällen ist eher eine Sexualtherapie vonnöten.

Wenn es also in Ihrer Ehe in sexueller Hinsicht kaum Probleme gibt, aber scheinbar unlösbare Konflikte anderer Art, wäre eine Eheberatungsstelle die richtige Adresse. Leiden Sie vor allem unter sexuellen Schwierigkeiten, so konsultieren Sie einen Sexualtherapeuten. Aber wundern Sie sich nicht, wenn die Behandlung an anderer Stelle fortzusetzen ist. Wo Sie mit der Therapie beginnen, ist nicht so wichtig; Hauptsache, sie erfahren kompetente Hilfe.

## 428. Wie erfolgreich ist eine Sexualtherapie?

Der Erfolg hängt natürlich maßgeblich von den Fähigkeiten und Erfahrungen des Therapeuten ab, vor allem aber von der Therapierbarkeit des Problems. Frühzeitige Ejakulation oder Orgasmusdefizite lassen sich zum Beispiel relativ einfach behandeln; in über fünfzig Prozent der Fälle kann eine deutliche Verbesserung erzielt werden. Tiefgreifende Lustkonflikte oder Ejakulationsdefekte sind andererseits nur schwer, aber immerhin bis zu einem Drittel der Fälle zu beheben.

Ohne die Bereitschaft zur Mitwirkung seitens des Patienten ist allerdings jeder therapeutische Versuch vergebens. Eine Behandlung ist anstrengend, oft schmerzhaft, nicht zuletzt kostspielig und zeitaufwendig. Also: Wie vieler Sexualtherapeuten bedarf es, um eine Glühbirne auszuwechseln? Einer reicht, aber die Glühbirne muß sich auswechseln lassen wollen.

## 429. Wie finde ich den richtigen Sexualtherapeuten? Mein Arzt kann mir nicht helfen.

Arztpraxen sind als erste Adresse immer gut; allerdings tun sich viele Mediziner schwer, wenn der Patient auf sexuelle Probleme zu sprechen kommt. Aufgeschlossener sind Gynäkologen und Urologen. Können die Ihnen nicht weiterhelfen, werden sie bestimmt einen guten Therapeuten empfehlen können. Verläßliche Auskünfte erhalten Sie auch beim Gesundheitsamt, von Eheberatern oder Geistlichen.

## 430. Worauf soll ich bei der Auswahl eines Therapeuten achten?

Zunächst einmal sollte er oder sie professionellen Standards genügen, selbstbewußt und zielstrebig auftreten, vertraut sein mit Ihren Problemen und auf eine gründliche psychologische und medizinische Ausbildung verweisen können.

Ausbildung und Reputation allein können jedoch nicht dafür garantieren, daß der Therapeut mit Fragen der Sexualität auch wirklich unbefangen umzugehen versteht. Ein Nachweis für diese Fähigkeit ist nicht so leicht einzuholen. Achten Sie auf seine/ihre Körpersprache und auf die Art, wie er/sie über Sex redet, ob Sympathie zu erkennen ist oder auch Sinn für Humor.

Entscheidend ist, wie Sie auf die Person des Therapeuten ansprechen, und ob Sie glauben, mit ihr zurechtkommen zu können. Bei der »Sichtung« von Therapeuten kommt es also darauf an, die eigenen Gefühle sprechen zu lassen, bei der Auswahl schließlich auf das Vertrauen in die eigenen Gefühle. Für viele Patienten ist schon dieses Auswahlverfahren ein wichtiger erster Teil der Therapie.

## 431. Ich hätte eine Therapie bitter nötig. Wäre es besser, ich ginge allein oder mit meiner Frau?

Sie werden bestimmt wie die meisten sexuell unzufriedenen Menschen eine Ahnung davon haben, wo das Problem liegt: bei Ihnen, beim Partner oder in der Beziehung. Jeder vierte Fall, der zu mir in die Praxis kommt, hat den Partner im Schlepptau und meint: »Kümmern Sie sich mal um ihn/sie. Er/sie hat Probleme.«

Ob Sie allein oder in Begleitung Ihrer Frau kommen, ist im Grunde nicht so wichtig. Gegen Ende der ersten Sitzung wird wahrscheinlich schon deutlich geworden sein, wie die Therapie zu gestalten ist. Mitunter entspreche ich dem Wunsch des Patienten, den Partner mit einzubeziehen. Doch oft entscheide ich auch dagegen.

Es ist günstig, wenn zur ersten Sitzung beide Partner erscheinen. Der Therapeut bekommt so einen Einblick in das Verhältnis von beiden. Auch wenn er dann mit nur einer Seite die Behandlung fortsetzt, kann er auf den anderen Partner und die Art der Beziehung Bezug nehmen.

Wenn es Dinge gibt, die Sie vor Ihrer Frau lieber verbergen würden, gehen Sie besser allein. Wenn nicht oder wenn Sie unentschlossen sind, bitten Sie sie um Begleitung.

## 432. Obwohl es um unser Sexleben schlecht bestellt ist, sträubt sich mein Mann gegen eine Therapie. Wie kann ich ihn umstimmen?

Erklären Sie ihm, warum Sie eine Therapie für nötig erachten: nicht um ihn auf Vordermann zu bringen oder um den Nachweis zu führen, daß die Probleme von ihm ausgehen, sondern weil Sie am gemeinsamen Glück und an einer Verbesserung der sexuellen Beziehung interessiert sind.

Wenn sich Ihr Mann mit diesen Zielen einverstanden erklärt, aber dennoch eine Therapie ablehnt, fragen Sie ihn, wie er statt dessen eine Veränderung bewirken will. Wenn er abzuwiegeln versucht und Ihre Unzufriedenheit billigend in Kauf nimmt, liegt wahrscheinlich mehr als nur ein sexuelles Problem vor.

Aber vielleicht willigt er in eine Eheberatung ein. Vielleicht fühlt er sich wohler, wenn er entscheiden darf, welche Maßnahme zu treffen ist. Kein Problem. Hauptsache, er findet den Weg in die Praxis eines Spezialisten. Alles weitere ergibt sich im Verlauf der Behandlung.

Sollte er sich aber weiterhin stur stellen, rate ich dazu, daß Sie allein zur Therapie gehen, Ihrem Kummer und Ihrer Wut Luft machen und an sich selbst arbeiten.

## 433. Meine Frau will mit mir zur Sexualtherapie, was mich sehr irritiert. Wieso verlangt sie das von mir?

Das müssen Sie Ihre Frau schon selbst fragen. Offenbar ist Ihre Frau unzufrieden. Daß Sie nicht wissen warum, weist auf jenen Mangel an Kommunikation hin, der den meisten Sexualproblemen zugrunde liegt. Kommunizieren zu lernen ist das Therapieziel schlechthin.

## 434. Ich bin sehr religiös. Kann Sexualtherapie hilfreich für mich sein?

Wahrscheinlich. Vielleicht überrascht es Sie, daß etliche Sexualtherapeuten ehemalige oder amtierende Kirchenleute sind. Außerdem, eine theologische Ausbildung sollte zum Rüstzeug eines guten Therapeuten gehören.

Patienten in ihrem Sosein zu respektieren ist Grundsatz unserer Zunft. Alter, Gesellschaftsschicht, kulturelle Herkunft und religiöser Hintergrund sind Merkmale, auf die wir besondere Rücksicht nehmen. Wir folgen keiner Rezeptanleitung und hüten uns davor, alles über einen Kamm zu scheren.

Jede Religion unterstützt die eine oder andere Form sexuellen Ausdrucks. Ich versuche, mit meinen Patienten darauf hinzuwirken, daß sie ihre jeweiligen Glaubenssätze auf ihre persönliche Situation kreativ anzuwenden verstehen. Gleichwohl bleibt die kritische Überprüfung und Korrektur individueller Auffassungen zur Sexualität ein fundamentaler Bestandteil von Therapie; das schließt religiös motivierte Vorbehalte nicht aus. Wenn Sie sich durch Ihren Glauben am sexuellen Genuß gehindert sehen, liegt ein ernsthaftes Problem vor.

## 435. Unser Sexualtherapeut stellt sehr detaillierte Fragen zu unserem Sexleben. Ist das in Ordnung?

Ich denke doch. Natürlich muß jede dieser Fragen einem therapeutischen Zweck untergeordnet sein und sollte niemals voyeuristische Neigungen des Therapeuten bedienen. Beispiel: Wenn mir eine Patientin anvertrauen würde, daß sie mit Manuel Noriega geschlafen habe, wäre es unangebracht von mir zu fragen, wie er denn im Bett so sei. Neugier, so verständlich sie auch manchmal sein kann, hat in einer Therapie nichts zu suchen.

Relevant und darum legitim wäre allerdings die Frage: »Wie fühlen Sie sich dabei, mit einer dermaßen anrüchigen Person sexuell zu verkehren?« Es käme geradezu einer Nachlässigkeit des Therapeuten gleich, diese Frage nicht zu stellen. Ich empfehle Ihnen dringend, sprechen Sie das Unbehagen an, das manche Fragen bei Ihnen auslösen.

## 436. Wir brauchen Hilfe, doch eine Therapie ist uns zu teuer. Was können wir in Form von Selbsthilfe unternehmen?

Sie haben recht: Sexualtherapie ist teuer. Versicherungen kommen für die Kosten nicht auf, weil sie Sexualität für Luxus halten – eine Milchmädchenrechnung, wenn man die gesundheitlichen Folgeschäden sexueller Frustration bedenkt: Alkoholismus, Drogenabusus, Depression und Bluthochdruck, um nur einige zu nennen.

Selbsthilfe in Sachen Sex kann nicht schaden. Der Büchermarkt bietet dazu eine Vielzahl von ratgebender Literatur an.

Verbringen Sie täglich wenigstens drei Minuten damit, dem Partner aufmerksam und vorbehaltlos zuzuhören. Und versuchen Sie beim Sex zu entspannen, tief durchzuatmen und konzentriert auf die Empfindungen Ihres Körpers zu achten.

# Bibliographie


Anand, Margo, *Tantra oder: Die Kunst der sexuellen Ekstase* (München 1995).

Barbach, Lonnie, *For Yourself: Die Erfüllung der weiblichen Sexualität* (Frankfurt/Berlin/Wien 1977).

dies., *Mehr Lust: Gemeinsame Freude an der Liebe* (Reinbek 1990).

Blumstein, Philip und Schwartz, Pepper, *American Couples* (New York 1983).

Calderone, Mary und Johnson, Eric, *The Family Book About Sexuality* (New York 1989).

Castleman, Michael, *Sexual Solutions* (New York 1989).

Clark, Don, *The New Loving Someone Gay* (Berkeley, CA 1987).

Comfort, Alex, *Freude am Sex* (Frankfurt/Berlin/Wien 1979).

Dodson, Betty, *Liberation Masturbation* (New York 1974).

dies., *Sex for One: Die Lust am eigenen Körper* (München 1995).

Farrell, Warren, *Warum Männer so sind, wie sie sind* (München 1991).

Friday, Nancy, *Wie meine Mutter* (Frankfurt/M. 1979).

dies., *My Secret Garden* (New York 1983).

Gochros, Jean, *When My Husband Comes Out of the Closet* (Binghamton, NY 1989).

Gordon, Sol und Gordon, Judith, *Raising a Child Conservatively in a Sexually Permissive World* (New York 1989).

Hartman, William und Fithian, Marilyn, *Jeder Mann kann* (Frankfurt/Berlin/Wien 1991).

Hite, Shere, *Frauen und Liebe. Der neue Hite-Report* (München 1991).

dies., *Hite-Report. Das sexuelle Erleben des Mannes* (Bindlach 1990).

Kahane, Deborah, *No Less a Woman* (New York 1990).

Kensington Ladies' Erotica Society, *Ladies' Own Erotica* (Berkeley, CA 1984).

Klein, Marty, *Über Sex reden: Heimliche Wünsche, verschwiegene Ängste* (Reinbek 1991).

Ladas, Alice, et al., *The G-Spot* (New York 1983).

Larue, Gerald, *Sex and the Bible* (Buffalo, NY 1983).

Lawrence, Jr., Raymond, J., *The Poisoning of Eros* (Roanoke, VA 1990).

McIlvenna, Ted, et al., *The Complete Guide to Safe Sex* (Beverly Hills, CA 1987).

Metzger, Deena, *Tree* (Berkeley, CA 1990).

Nelson, James, *Between Two Gardens* (New York 1983).

Nin, Anaïs, *Little Birds* (New York 1979).

Ramsdale, David Alan und Dorfman, Jo Ellen, *Sexual Energy Ecstasy* (Playa del Rey, CA 1985).

Reinisch, June, *Der neue Kinsey-Institute-Report: Sexualität heute* (München 1991).
Satir, Virginia, *Kommunikation, Selbstwert, Kongruenz* (Paderborn 1990).
Starr, B. D. und Weiner, M. B., *Liebe und Sexualität in reiferen Jahren* (Bern/München 1982).
Steinberg, David, *Erotic by Nature* (North San Juan, CA 1988).
Wells, Carol, *Sex beginnt im Kopf* (München 1991).
Whipple, Beverly und Ogden, Gina, *Safe Encounters* (New York 1989).
Zilbergeld, Bernie, *Männliche Sexualität* (Forum für Verhaltenstherapie und psychologische Praxis, 1993).
ders. und Lazarus, Arnold, *Mindpower* (Boston 1987).

## Zusätzliche Lektüre

Adams, Jane, *Sex and the Single Parent* (New York 1978).
Boston Women's Health Collective, *The New Our Bodies Ourselves* (New York 1984).
Carrera, Michael, *Sex: The Facts, the Acts, and Your Feelings* (New York 1981).
Cassell, Carol, *Die Sehnsucht nach dem siebten Himmel* (Reinbek 1986).
Gordon, Sol und Snyder, Craig, *Personal Issues in Human Sexuality* (Boston 1986).
Haeberle, Erwin, *Die Sexualität des Menschen* (Berlin 1985).
Leight, Lynn, *Raising Sexually Healthy Children* (New York 1990).
McBride, Will, *Zeig mal!* (Wuppertal 1979).
Morin, Jack, *Anal Pleasure and Health* (Burlingame, CA 1981).
Yates, Alayne, *Sex Without Shame* (New York 1978).